栄養科学イラストレイテッド

基礎栄養学

編／田地陽一

第4版

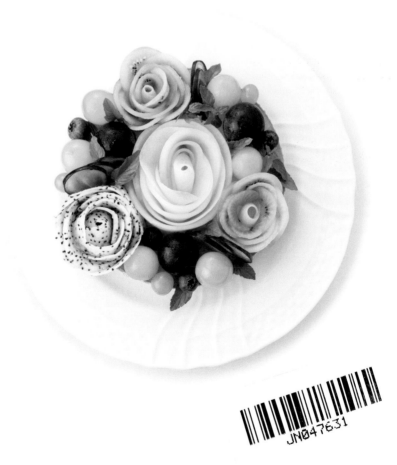

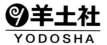

羊土社
YODOSHA

第4版の序

　本書は平成24年（2012年）にはじめて発行され，おかげさまで多くの方々からご支持をいただいてきた．初版発行から7年のときを経て，令和という新しい時代に第4版を発行できることを心より感謝したい．

　基礎栄養学は，「栄養とは何か，その意義について理解する」ために非常に重要な科目である．管理栄養士・栄養士養成教育において栄養学を学ぶうえで，文字通りその基礎・土台となる根幹科目である．本書は「テキスト（教科書）」と「演習版ノート」の2冊セットにすることにより，効果的に学習することを狙った「栄養科学イラストレイテッド」のテキスト（教科書）版である．本書は全10章からなり，国家試験のガイドラインに完全に対応した内容となっている．巻末には「日本人の食事摂取基準（2020年版）」も付表として示してあるので参照してほしい．各章の冒頭に，まずその章で学ぶべき「重要ポイント」と章全体をイメージできる「概略図」を示した．章末には内容の理解を確認するための「チェック問題」を用意している．さらに，その章で学んだ知識が，臨床の現場でどのように活かされるのかをイメージできるよう「臨床栄養への入門」を加えた．また，姉妹版の「演習版 基礎栄養学ノート 第4版」とセットで使用することで，さらに効率よく学習できるよう作成してあるので，活用をおすすめしたい．

　この本の最大の特徴は「わかりやすさ」にこだわった点である．私は，本書が読者の皆さんの目標実現の一助となることを願っている．そこで私の好きな言葉を2つここに記したい．

　「高い目標をもつこと．その目標に見合った努力をすること．最後の最後まであきらめないこと．その目標は，きっと実現されるであろう」

　「人生における幸運（ラッキー）とは誰のところにも訪れるわけではない．それはチャンスに対して準備ができている者のところにだけ訪れるのである」

　最後に，本書をまとめるにあたり多大なお力添えをいただいた羊土社編集部の，今城葉月氏，田頭みなみ氏に深く感謝申し上げます．

2019年12月

執筆者を代表して

田地 陽一

栄養科学イラストレイテッド

基礎栄養学

第4版

第 **4** 章 炭水化物の栄養 田地陽一，坂本友里 68

Column

■正誤表・更新情報

https://www.yodosha.co.jp/textbook/
book/6509/index.html

本書発行後に変更，更新，追加された情報や，訂正箇所の
ある場合は，上記のページ中ほどの「正誤表・更新情報」
を随時更新しお知らせします.

■お問い合わせ

https://www.yodosha.co.jp/
textbook/inquiry/other.html

本書に関するご意見・ご感想や，弊社の教科書
に関するお問い合わせは上記のリンク先から
お願いします.

執筆者一覧

※所属は執筆時のもの

■ 編 者

田地　陽一　　　　　　　　東京家政大学栄養生理学研究室 教授
たち　よういち

■ 執 筆 (掲載順)

田地　陽一　　　　　　　　東京家政大学栄養生理学研究室 教授
たち　よういち

深津　佳世子（佐々木）　　共立女子大学家政学部食物栄養学科 教授
ふかつ　かよこ (ささき)

木村　万里子　　　　　　　神戸女子大学家政学部管理栄養士養成課程 准教授
きむら　まりこ

坂本　友里　　　　　　　　東京家政大学家政学部栄養学科 助教
さかもと　ゆり

永井　俊匡　　　　　　　　高崎健康福祉大学健康福祉学部健康栄養学科 准教授
ながい　としただ

大口　健司　　　　　　　　椙山女学園大学生活科学部管理栄養学科 教授
おおぐち　けんじ

寺島　健彦　　　　　　　　常葉大学健康プロデュース学部健康栄養学科 准教授
てらしま　たけひこ

石田　淳子　　　　　　　　金城学院大学生活環境学部食環境栄養学科 准教授
いしだ　じゅんこ

海野　知紀　　　　　　　　東京家政学院大学人間栄養学部人間栄養学科 教授
うんの　とものり

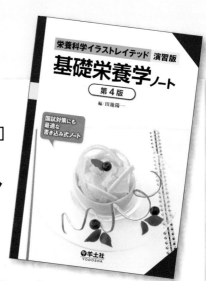
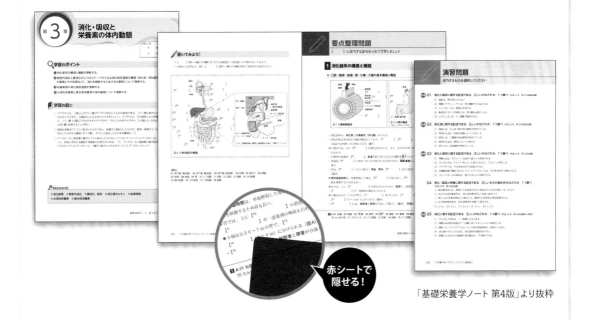

栄養科学イラストレイテッド

基礎栄養学

第4版

第1章 栄養の概念

Point

1. 栄養の定義を理解し,「栄養」と「栄養素」の違いを明確にする.
2. 三大栄養素と五大栄養素がどのようにはたらくのか理解する.
3. 三大栄養素の大部分は,生体内のどこにたどり着くのか理解する.
4. 栄養学の歴史を知り,必要なことを覚える.
5. 遺伝子多型とはどのようなものか知り,栄養素に対する応答の個人差を理解する.
6. 遺伝子多型と,生活習慣病発症との関連を理解する.

概略図 ヒトの栄養概念

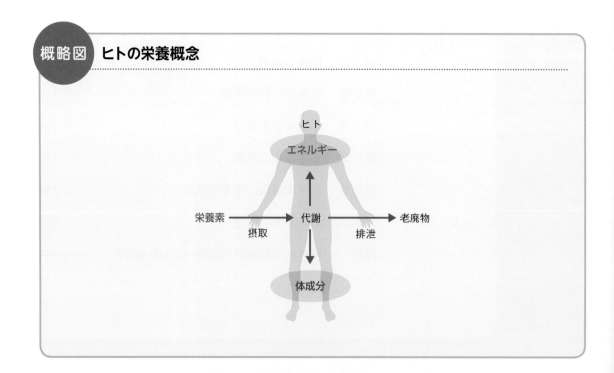

1 栄養の定義

A. 栄養とは

栄養学における「栄養」の定義は，一般的に使われている「栄養」という言葉と多少意味が異なるかもしれない．これについてきちんと説明しよう．

われわれヒトは，物質を外界から摂取し，消化・吸収する．その後，体内でエネルギー源として使用したり，体の材料として用いたりした後，不要な物質を老廃物として排泄している．こうした生命活動の営みすべてを**栄養**という．この際，摂取される物質を**栄養素**という．つまり「**栄養**」とは，食物として「**栄養素**」を摂取して，その成分をエネルギー源や体成分（体の構成成分）に利用することである．したがって，**栄養学**とは，「栄養素」のみについて学ぶ学問ではない．栄養素の分類やはたらき，おのおのの栄養素の消化・吸収，体内での代謝，老廃物の排泄に至るまでのすべてを学ぶものである．ヒトの栄養概念を概略図に示した．ここで用いられている「代謝」とは，生体内における物質の化学反応である．栄養素が，エネルギーに変化することや，体の構成成分に変化することをいう．

B. 栄養素の種類とはたらき

ヒトが代謝を営むために外界から体内へ摂取する物質を**栄養素**という．栄養素は食物に含まれており，ヒトは食物を摂取することで栄養素を得ている．栄養素は，次の5つに大別される．①糖質，②脂質，③たんぱく質，④ビタミン，⑤ミネラル（無機質）である．これらを**五大栄養素**という．さらに，①糖質，②脂質，③たんぱく質は体内で燃焼して，**エネルギー（ATP：アデノシン三リン酸）**をつくり出すことができるため熱量素，または**三大栄養素**（エネルギー産生栄養素）といわれる．おのおのの栄養素がどのようにはたらくのかを図1に示した．このうち，**エネルギー源として重要なのは，糖質と脂質である．たんぱく質は主に，体成分となる．ビタミンとミネラル（無機質）は，体内の代謝を円滑に進めるための調節因子**としてはたらくが，三大栄養素に比べてケタ違いに微量で効果を有している．

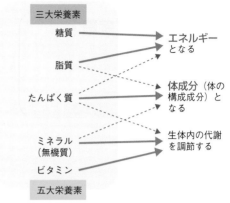

図1 三大栄養素と五大栄養素のはたらき
➡：主なはたらき
┄▶：二次的なはたらき

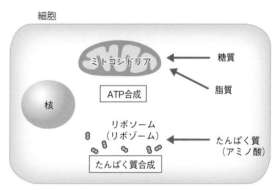

図2 三大栄養素と細胞内小器官

C. 三大栄養素はどこにたどり着くのか

食事で摂取する栄養素の大半は三大栄養素である糖質，脂質，たんぱく質である．これらの栄養素は，消化・吸収を経て体内のどこにたどり着くのであろうか．これは重要なことであるが，一般にはあまり知られていない．消化・吸収後，各栄養素は，血流にのって全身の細胞にたどり着く．その後，**糖質，脂質**の大部分は**ATP**合成の材料となるため**ミトコンドリア**にたどり着く．また，**たんぱく質**は，アミノ酸となり，**体たんぱく質合成**の場である**リボソーム（リボゾーム）**へ大部分がたどり着き，体たんぱく質に再合成されるのである．図2にそのイメージを示した．三大栄養素のたどり着く場所として，しっかりと覚えておいてほしい．

A. 栄養学の歴史

栄養学の発展に貢献した人物を表1に年表風にまとめた。表は、①エネルギー代謝に関する発見・貢献、②たんぱく質に関する発見・貢献、③ビタミンに関する発見・貢献、④その他に分類し、色別に示してある。表に載せた人物について、以下に解説したい。

1) 三大栄養素の発見

1827年イギリス人の**プラウト**は、食品から糖、油、卵白様物質の3つを分離し、糖質、脂質、たんぱく質の**三大栄養素**の概念を提唱した。さらに彼は胃酸の検出にも成功している。

2) エネルギー代謝に関する発見・貢献

食物から生きるためのエネルギーを得ることは、ヒトが生命を維持するうえで最も重要なことの1つであろう。エネルギー代謝に関する研究は、1777年フランス人の**ラボアジェ**によりはじめられた。彼は物質の燃焼が、空気中のO_2による酸化分解であると証明した。その後、ヒトの呼吸も燃焼と同様に熱を発生することを発見する。このことは栄養学上重要なエネルギー代謝研究へと発展することになる。

その後、1902年**ルブナー（ルブネル）**は、1gあたりの消費熱量を、糖質4.1 kcal、脂質9.3 kcal、たんぱく質4.1 kcalと定めた。さらに彼は、**特異動的作用**（specific dynamic action：**SDA**）[※1]の発見にも成功している。その1年後、1903年にアメリカ人の**アトウォーター**は、1gあたりの消費熱量を、糖質4 kcal、脂質9 kcal、たんぱく質4 kcalとわかりやすく整数で定めた。これは**アトウォーター係数**と呼ばれ、現在も使用されている。

1905年ドイツ人の**クヌープ**は、脂肪酸のβ位が酸化されるという、β**酸化説**を提唱した。そのβ酸化の生成物である**アセチルCoA**は、1952年に**リネン**によ

り発見されている。

1916年アメリカ人の**デュボア兄弟**は、身長と体重から体表面積を求める式を考案し発表している。

1921年**マイヤーホフ**、**エムデン**、コリ夫妻らの研究により**解糖系**が明らかにされた。その後1937年にドイツ生まれのイギリス人である**クレブス**により**クエン酸回路**（TCA回路、トリカルボン酸回路、クレブス回路）が発見された。

3) たんぱく質に関する発見・貢献

1836年に**ブサンゴー**は、**窒素平衡の概念**を提唱した。この発見により摂取した窒素量と排泄された窒素量を比較することによって、食品たんぱく質の栄養価測定が可能となった。1838年に**ムルダー**が、動物性成分をたんぱく質（protein）と名前をつけ、結果的にこれが**たんぱく質（protein）の命名**となった。1840年**リービヒ**は、食品中の窒素はほとんどがたんぱく質由来であることを見出し、食品たんぱく質の栄養価は窒素の含有量に基づくものとした。

1883年**ケルダール**は、たんぱく質を硫酸分解する窒素定量法を開発した。これにより、窒素出納法によるたんぱく質の栄養価測定が容易になった。

1936年**ローズ**は、不可欠アミノ酸（必須アミノ酸）としての**スレオニン（トレオニン）**を発見し、8種類の**不可欠アミノ酸必要量**を確定した。

4) ビタミンに関する発見・貢献

ビタミンの研究史は、**脚気**[※2]の原因解明にはじまる。1884年日本の海軍軍医であった**高木兼寛**は、航海中の食事改善により脚気を予防できることをつきとめた（図3A）。これは後のビタミンB_1発見に貢献することになる。彼は、後に東京慈恵会医科大学を創設する。また、1897年オランダ人の**エイクマン**は、白米飼育で脚気になったニワトリが、米ぬか摂取で回復することを確認する。この発見も後のビタミンB_1発見に貢献することになり、彼はノーベル賞を受賞している。1911年に**鈴木梅太郎**は、米ぬかから抗脚気成分の**オリザニン（粗ビタミンB_1）**を発見し（図3B）、その1年後の1912年

※1　**特異動的作用（SDA）**：食物を摂取することによって消化機能が活発にはたらき、そのことでエネルギー消費が発生すること。現在では**食事誘発性熱産生**（diet induced thermogenesis：**DIT**）と呼ばれることの方が多い。p.36の第2章 ※9参照。

※2　**脚気**：ビタミン欠乏症の1つであり、ビタミンB_1の欠乏によって全身倦怠感や食欲不振をきたす疾患である。重症化すると心不全や末梢神経障害を引き起こし、最悪の場合は死に至る。食糧不足であった戦時中は、脚気による死者も多かった。心不全によって下肢のむくみが、神経障害によって下肢のしびれが起きることから脚気と呼ばれた。

表1 栄養学の歴史

西暦	人物	事柄
1777	ラボアジェ	物質の燃焼が, 空気中のO_2による酸化分解であると証明 ヒトの呼吸も燃焼と同様に熱を発生することを発見
1827	プラウト	三大栄養素の概念を提唱 胃酸の検出
1836	ブサンゴー	窒素平衡の概念を提唱
1838	ムルダー	たんぱく質 (protein) の命名
1840	リービヒ	食品中の窒素はほとんどがたんぱく質由来であることを発見
1844	ベルナール	脂肪を脂肪酸とグリセロールに分ける作用が膵液にあることを発見 (リパーゼ発見に貢献)
1880	ムンク	脂肪酸は吸収中に中性脂肪となりリンパ管に入ることを発見
1883	ケルダール	たんぱく質を硫酸分解する窒素定量法を開発
1884	高木 兼寛	海軍軍医として航海中, 食事改善により脚気を予防できることを発見 (ビタミンB_1発見に貢献)
1897	エイクマン	白米飼育で脚気になったニワトリが, 米ぬか摂取で回復することを確認 (ビタミンB_1発見に貢献), ノーベル賞受賞
1902	ルブナー (ルブネル)	1 gあたりの消費熱量を, 糖質4.1 kcal, 脂質9.3 kcal, たんぱく質4.1 kcalと定めた 特異動的作用 (SDA) の発見
1903	アトウォーター	1 gあたりの消費熱量を, 糖質4 kcal, 脂質9 kcal, たんぱく質4 kcalと定めた (アトウォーター係数)
1905	クヌープ	脂肪酸のβ酸化を発見
1911	鈴木 梅太郎	抗脚気成分のオリザニンを米ぬかから発見 (粗ビタミンB_1の発見)
1912	フンク	ビタミンの命名, ビタミンB_1の発見
1916	デュボア兄弟	身長と体重から体表面積を求める式を考案
1917	マッカラム	ビタミンA, ビタミンD (1925年) の発見
1920	佐伯 矩	日本ではじめての栄養研究所設立, 現在の国立健康・栄養研究所の創始者
1921	マイヤーホフ, エムデン	解糖系の発見 (コリ夫妻らも解糖系の発見に貢献)
1929	バー夫妻	必須脂肪酸の解明
1936	ローズ	必須アミノ酸8種類の必要量を確定, スレオニン (トレオニン) の発見
1937	クレブス	クエン酸回路, 尿素回路 (オルニチン回路) の発見
1952	リネン	アセチルCoAの発見
1962	ニール	倹約遺伝子仮説を提唱

☐ エネルギー代謝に関する発見・貢献, ☐ たんぱく質に関する発見・貢献, ☐ ビタミンに関する発見・貢献, ☐ その他

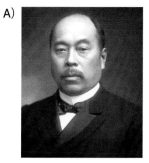

A)

高木 兼寛 (日本)
1849-1920

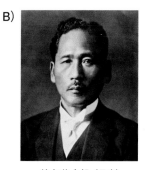

B)

鈴木 梅太郎 (日本)
1874-1943

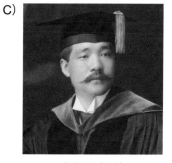

C)

佐伯 矩 (日本)
1876-1959

図3 栄養学の発展に貢献した日本人

写真提供：A) 東京慈恵会医科大学, B) 第一三共株式会社, C) 佐伯栄養専門学校

にフンクが米ぬかから抗脚気因子を抽出し，**ビタミン**と**命名**した．ビタミンB_1という名前は，後につけられることになるが，事実上これが**ビタミンB_1の発見**といってよいだろう．

アメリカ人の**マッカラム**は，1917年に**ビタミンA**を，1925年に**ビタミンD**を発見し，ビタミンの発見に大きく貢献した．

5) 栄養学上重要なその他の発見・貢献

1844年**ベルナール**は，膵液に脂肪を脂肪酸とグリセロールに分ける作用があることを発見し，**リパーゼ**の存在を示唆した．1880年**ムンク**は，脂肪酸は吸収中に中性脂肪となりリンパ管に入ることを発見した．

日本の**佐伯矩**は，1920年内務省栄養研究所を設立した．これは現在の**国立健康・栄養研究所**であり，日本の栄養学研究の礎を築いたといえる（図3C）．

1929年**バー夫妻**は，**必須脂肪酸**を解明している．

1962年**ニール**は，**倹約遺伝子仮説**（25ページ 3-D も参照）を提唱した．これは，基礎代謝や食事誘発性熱産生を低下させる遺伝子の存在を示唆したものであった．33年後の1995年に**アドレナリンβ_3受容体**の遺伝子多型が，脂肪組織の脂肪分解やエネルギー代謝に変化を及ぼすことが明らかにされ，彼の仮説を強く支持する報告となった．

B. 欠乏症と過剰症

現在の日本には食べ物が十分に存在する．しかし，全世界をみれば，世界人口73億人のうち，10億人近い人々が，食糧不足に陥っている．約7人に1人の割合で食べ物が足りないのである．特に発展途上国の子どもたちにみられる栄養失調症は深刻である．その代表例として**クワシオルコール（クワシオルコル）**と**マラスムス**がある．クワシオルコールは総エネルギーに加え，特に**たんぱく質の欠乏**により起こる．典型的な症状は，**腹部の膨張**である（図4A）．マラスムスは，総エネルギーの不足によるエネルギー欠乏症である（図4B）．典型的な症状は，著しい体重減少を伴う衰弱である．

栄養素の欠乏症や過剰症はほかにも多数存在するが，これについては各栄養素の章で述べることとする．

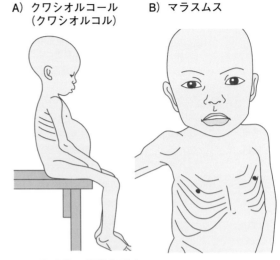

A）クワシオルコール　　B）マラスムス
（クワシオルコル）

図4　代表的な栄養失調症

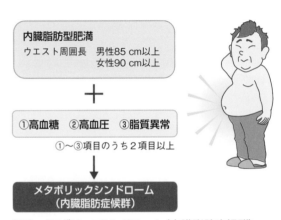

図5　メタボリックシンドローム（内臓脂肪症候群）

C. メタボリックシンドローム・生活習慣病

1) メタボリックシンドローム（内臓脂肪症候群）

高血圧症，脂質異常症，糖尿病などの生活習慣病は，それぞれの病気が別々に進行するのではなく，おなかのまわりの内臓に脂肪が蓄積した**内臓脂肪型肥満**が大きくかかわるものであることがわかってきた．内臓脂肪型肥満に加えて，高血糖，高血圧，脂質異常のうちいずれか2つ以上をあわせもった状態を，**メタボリックシンドローム（内臓脂肪症候群）**といい，生活習慣病の一歩手前の状態であるといえる（図5）．

厚生労働省は近年の全国調査で，40〜74歳の男性の2人に1人，女性の5人に1人がメタボリックシン

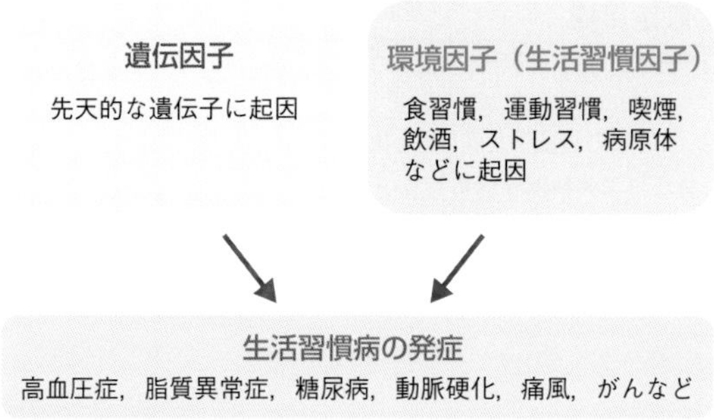

遺伝因子
先天的な遺伝子に起因

環境因子（生活習慣因子）
食習慣，運動習慣，喫煙，飲酒，ストレス，病原体などに起因

生活習慣病の発症
高血圧症，脂質異常症，糖尿病，動脈硬化，痛風，がんなど

図6　生活習慣病

表2　目標とするBMIの範囲（18歳以上，男女共通）

年齢（歳）	目標とするBMI（kg/m²）
18〜49	18.5〜24.9
50〜64	20.0〜24.9
65〜74	21.5〜24.9
75以上	21.5〜24.9

文献1をもとに作成

ドロームとその予備軍だったと発表している．驚くべき多さである．メタボリックシンドロームは，まだ病気ではないし，自覚症状もない．しかし，食事療法や運動療法を行わず放置しておくと将来，脳や心臓の血管に病気を起こす確率は，メタボリックシンドロームでない人と比べて2〜3倍高くなることが報告されている．

2）生活習慣病

生活習慣病とは，「食習慣，運動習慣，休養，喫煙，飲酒などの生活習慣が，その発症・進行に関与する疾患群」と定義されている．実際の発症には生活習慣だけではなく，先天的な体質，つまり遺伝子の影響も大きく関与している．その概念図を図6に示した．代表的な疾患としては，**高血圧症，脂質異常症，糖尿病，動脈硬化**，痛風，がんなどがある．現在，日本人の死因の約3分の2が生活習慣病である．かつては加齢とともに発症・進行すると考えられて「成人病」と呼ばれていたが，若い人でも発症し，子どもの頃からの悪い生活習慣の蓄積がその発症に大きくかかわっていることがわかり，1996年に，生活習慣病という名称に変わった．

発症のベースに肥満が関与している場合が多く，メタボリックシンドロームは生活習慣病の予備軍である．したがって，その予防と治療には，正しい食習慣の確立が不可欠であり，栄養士，管理栄養士の果たす役割は大きい．

D. 食事摂取基準

食事摂取基準とは，ヒトが健康を維持し，問題なく日常生活を営むために，国（厚生労働省）が策定するエネルギー摂取量や栄養素摂取量の基準である．現在，日本人の食事摂取基準は5年ごとに改定されており，「**日本人の食事摂取基準（2020年版）**」[1]は2024年度まで使用される．

食事摂取基準に示されている数値は，習慣的な摂取量を**1日あたり**に換算して示してある．現在の食事摂取基準（2020年版）は，栄養素欠乏症だけでなく，生活習慣病予防ならびに過剰摂取による健康障害にも対応するために摂取量の範囲が示されている．

「日本人の食事摂取基準（2015年版）」からエネルギーの指標は，これまで使われてきた推定エネルギー必要量からBMI（body mass index）をメインで用いることに変わった．エネルギーの摂取量および消費量のバランス（エネルギー収支バランス）の維持を示す指標として，BMIが採用されたが（表2），エネルギー必要量の概数が必要であることから，これまで使われてきた推定エネルギー必要量を参考表（付表4）として示すことになった．

表3に，栄養素に関して設定されている指標を示した．**推定平均必要量**（estimated average requirement：EAR），**推奨量**（recommended dietary allowance：RDA），**目安量**（adequate intake：AI），**耐容上限量**（tolerable upper intake level：UL）の概念図を図7に示した．

図7に示されていないものとして**目標量**（tentative dietary goal for preventing life-style related diseases：DG）という指標がある．目標量とは，長期間にわたる調査研究の結果に基づいて求められたものであり，生活習慣病の一次予防を特に重視し，これに対応するために設定された指標である．高血圧症，脂質異常症，脳卒中，心筋梗塞，胃がんなどの一次予防に

第**1**章　栄養の概念

表3 日本人の食事摂取基準（2020年版）における栄養素の設定指標

推定平均必要量（EAR）	ある母集団における平均必要量の推定値．ある母集団に属する50％の人が必要量を満たすと推定される1日の摂取量
推奨量（RDA）	ある母集団のほとんど（97～98％）の人々において1日の必要量を満たすと推定される1日の摂取量
目安量（AI）	推定平均必要量および推奨量を算定するのに十分な科学的根拠が得られない場合に，特定の集団の人々がある一定の栄養状態を維持するのに十分な量
耐容上限量（UL）	健康障害をもたらす危険がないとみなされる習慣的な摂取量の上限を与える量
目標量（DG）	生活習慣病の発症予防を目的として，特定の集団において，その疾患のリスクや，その代理指標となる生体指標の値が低くなると考えられる栄養状態が達成できる量として算定し，現在の日本人が当面の目標とすべき摂取量

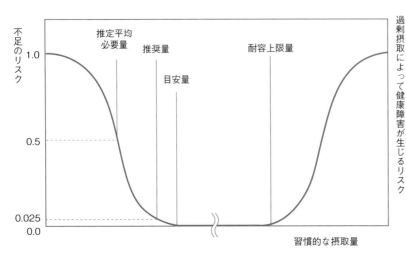

図7 食事摂取基準の各指標の概念

縦軸は，個人の場合は不足または過剰によって健康障害が生じる確率を，集団の場合は不足状態にある者または過剰摂取によって健康障害を生じる者の割合を示す．文献1より引用

的を絞り，栄養素の種類は，脂質（脂肪酸），コレステロール，炭水化物，食物繊維，カルシウム，ナトリウム（食塩），カリウムについて設定されている．

食事摂取基準の詳細は，巻末に付表として示してあるので参考にしてほしい．

3 遺伝形質と栄養の相互作用

同じ食生活を送っていても，太りやすい人とそうでない人がいる．同じような生活習慣ですごしてきても，生活習慣病に罹りやすい人とそうでない人がいる．この点に関してわれわれ人間は平等ではない．こうした個人差は，各人がもっている体の設計図の違いによる．

この体の設計図の解明に関する研究は，この20年ほどの間に急速に進んだ．1990年から13年間にわたり行われた**ヒトゲノムプロジェクト（ヒトゲノム計画）**は，ヒトの全遺伝子配列の解明をめざして行われた国際共同プロジェクトであった．このプロジェクトの成果は，多くの疾患に対する治療や予防を飛躍的に進歩させている．1人ひとりの体質が異なることを把握したうえで，個人別のオーダーメイドな医療がスタートしている．

A. 体の設計図であるDNA，遺伝子，ゲノム

1）DNAと遺伝子

DNA（deoxyribonucleic acid：デオキシリボ核酸）と遺伝子が同一のものと思っている人は多いと思うが，同一ではない．DNAも遺伝子も体の設計図としてのはたらきをもっている点については同じであるが，やはり同一ではない．その違いを概念図として**図8**に示した．DNAは，4種類の**塩基**と呼ばれる材料（アデニン：A，グアニン：G，チミン：T，シトシン：C）で主に構成されるひも状の物質である．このひも状の物

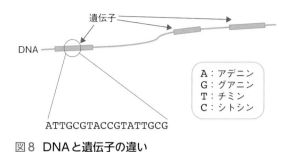

図8 DNAと遺伝子の違い

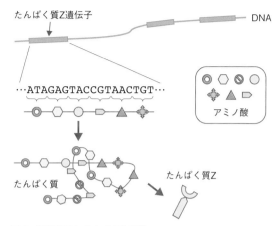

図9 遺伝子からたんぱく質へ

質は体の設計図としての情報をもっているが，ひものすべてが設計図になっているわけではない．実際に設計図として意味をもつ領域は非常に少なく限定されている．この，体の設計図としてのはたらきをもつ領域を**遺伝子**という．非常に長いひもの中に遺伝子は点在している．1つ1つの遺伝子はおのおの別々のたんぱく質の構造を決める設計図になっている．例えば，インスリンというたんぱく質をつくるための遺伝子領域のことをインスリン遺伝子といい，グルカゴンというたんぱく質をつくるための遺伝子領域のことをグルカゴン遺伝子という．

2）ゲノム

ヒトの体は多数の細胞からできているが，これらの細胞はもともと1個の受精卵に由来する．1個の受精卵が細胞分裂することにより2個，4個，8個，16個，32個と増え多数の細胞となり，体をつくっている．細胞分裂が起こる際，核の中に格納されているDNAは2倍に複製され，それぞれの細胞に全く同じDNAが分配されている．したがって，全身の細胞はすべて同一のDNAと遺伝子をもっているのである．

1つの細胞の核に含まれるDNAは1.8 mもあり，格納している容積に対してあまりにも長い．そのため，複製つまりコピーを行うにあたって扱いやすいように46本に分断されている．これらを**染色体**という．この46本の染色体の半分である23本は，父親から受け継いでいる．残りの23本は母親から受け継いだものである．そのため染色体は対をなしており23対存在する．この染色体の中には多数の遺伝子が含まれている．遺伝子1つ1つはたんぱく質の部品をつくるための設計図にすぎず，ヒトの体1人分をつくるのに必要な遺伝

情報のセットを**ゲノム**という．片親からもらっている23本の染色体の情報量が1セットのゲノムである．つまり，1個の細胞にはゲノムが2セット存在する．

3）遺伝子やゲノムはなぜ体の設計図といえるのか

ヒトの体の骨格となる骨や筋肉の大部分は**たんぱく質**でできている．そのたんぱく質の形を決めているのが遺伝子の配列であり，その集合体がゲノムである．したがって，遺伝子やゲノムは体の設計図であるといえるのである．図9に遺伝子からたんぱく質の形が決められる際の流れを示した．遺伝子内の塩基配列は3つで1つの意味をもっており，たんぱく質の材料となる**アミノ酸**という部品の種類を指定している．この塩基配列の指示に従いアミノ酸は横に並び結合し，ひも状に伸びていく．アミノ酸が結合したひもは，伸びていくに従って次第に絡まり合ってくる．各アミノ酸の粒はお互いに引っ張り合う力をもっているからである．そして伸び続けるうちに，ひもは立体的な構造をもつようになる．立体的な構造をもつと体内で機能しうる物質となる．こうしてできたものが，**たんぱく質**である．設計図となる遺伝子の塩基配列が同一ならば，何度つくらせても同じように絡まり合い，同じ立体構造をもつ．この信じがたいほどの正確さが，われわれヒトの体をつくるために必要なことであり，体内で常に行われているのである．

B. 遺伝子多型とは

1）遺伝子多型の概念

　ヒトゲノムプロジェクトが行われる前までは，ホルモンのインスリンや筋肉たんぱく質のミオシンのように生命維持に不可欠なたんぱく質は，すべてのヒトで同じ構造をしていると考えられていた．つまり言い換えると，設計図である遺伝子も生命維持に不可欠なものはすべてのヒトで同一だと考えられていた．しかし，研究の進行に伴ってそれらの**遺伝子配列内に個人差が存在する**ことが明らかとなったのである．それらの遺伝子配列の個人差が原因で**直接病気の発症に結びつく**場合と，**体質の差**ですむ場合があることもわかった．

　遺伝子多型とは，簡単にいうと先天的に遺伝子内に存在する塩基配列の個人差のことである．図10に遺伝子多型が体質の差を生じるメカニズムを示した．図の左側は図9で示した遺伝子からたんぱく質がつくられる流れを示してある．例えばたんぱく質Z遺伝子内の配列，左から7番目の塩基TがAに置き換わる遺伝子多型が存在したとしよう．すると，あるアミノ酸（◯）が配列されていたものが，別のアミノ酸（▲）に置き換わることになる．すると，近くに存在しているアミノ酸同士の引き合う力が変化し，その部分のアミノ酸とアミノ酸の距離が変わることになる．距離が少し変わると，その部分の立体構造，

つまり形が微妙に変化するのである．この変化は，そのたんぱく質全体のはたらきを壊してしまうほどのものではないが，はたらきの程度には影響を及ぼすことになる．仮にこうした変化が消化酵素たんぱく質に起こったとする．100％の活性をもつものに対して，遺伝子多型の影響により形が微妙に変化して20％活性が下がる．結果として80％しか活性をもたないといったことが起こりうる．それが消化能力の低下という**体質**として表に現れるのである．

　ここで補足しておきたいことがある．説明したように遺伝子多型はたんぱく質の機能変化や体質の違いを引き起こす．しかし，**遺伝子多型のすべてが，たんぱく質の機能変化や体質の違いを引き起こすわけではない**ということである．**遺伝子多型のなかには，たんぱく質の機能変化にも体質の違いにも影響を与えないものも存在する**．これを理解するためには生化学の正しい知識が必要となるが，ここでは一番簡単な例を用いて端的に述べておこう．DNAの中で体の設計図として実際に機能する領域を遺伝子ということはすでに述べた．しかし，実は遺伝子配列の中にも実際には使われない領域が存在する．これを**イントロン**という．逆に遺伝子配列の中で実際にたんぱく質の設計図になる領域を**エクソン**という．図11にイントロンとエクソンのイメージを模式的に示した．このイントロン内に存

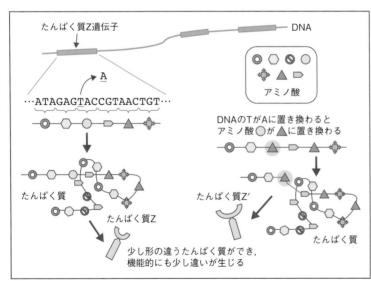

図10　遺伝子多型と体質の差

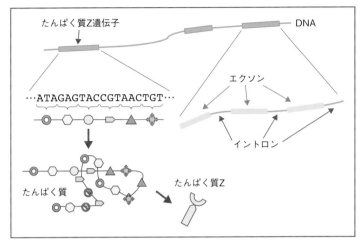

図11 イントロン（遺伝子内で設計図にならない配列）とエクソン

在する配列の個人差も遺伝子多型である．しかし，設計図として使われないため，たんぱく質の機能変化にも体質の違いにも影響を与えないものが大部分を占めるのである．ただ詳細に言及すると，イントロン内に存在する遺伝子多型のなかには体質に影響を与えるものも稀に存在する．前述したようにイントロン内に存在する遺伝子多型は，たんぱく質の形には影響を与えない．しかし，細胞内でつくられるたんぱく質の量を変化させることがあるため，体質に影響を与えるものもあるのである．

2）遺伝子多型と稀なバリエーション

　生命維持に不可欠なたんぱく質の遺伝子配列は，万人がほとんど同じだが，そのなかに個人差が存在することはすでに述べた．遺伝子内に配列の違いが生じることを**遺伝子変異**という．先ほど説明した遺伝子多型とは，遺伝子変異の存在がヒトの集団の1％以上にみられる場合をいう（図12）．言い換えれば，100人に1人以上その遺伝子変異が存在する状態である．もっと具体的に例をいうと，100人中20人や30人が遺伝子変異をもつことも少なくない．このような遺伝子変異の場合，それが直接病気の発症に結びつくケースは皆無といってよい．つまり，**体質の差**ですむ．これが**遺伝子多型**である．しかし，体質の差ですむといっても「糖尿病に罹りやすい体質」，「高血圧になりやすい体質」という形で現れてくる場合も多くあるため，軽視することはできない．また，**遺伝子多型の出現頻度は人種によって異なる**．例えば，糖尿病に罹りやすくなる遺伝

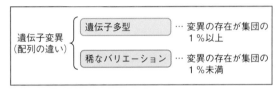

図12 遺伝子多型と稀なバリエーション

子多型の1つは，白色人種では多くみられるが，黄色人種ではほとんどみられないといったことがよくある．

　一方，遺伝子変異の存在がヒトの集団の1％未満の場合を**稀なバリエーション**という（図12）．**稀なバリエーションは直接病気の発症に結びつく**場合が少なくない．この**稀なバリエーション**という言葉はまだすべての専門家からコンセンサス（合意）を得られているわけではなく，統一した言い方が決まっていないのが実情である．

3）遺伝子多型の種類

　遺伝子多型は大別して4種類ある（図13）．ある程度のまとまった数の塩基配列が，入り込む「挿入」，抜け出る「欠失」，同じ配列が何度もくり返され，人によってそのくり返しの数が異なる「くり返し」，そして1つの塩基だけが別の塩基に置き換わる「**一塩基多型**」である．一塩基多型のことを**遺伝子一塩基多型**（single nucleotide polymorphism：SNP：スニップまたはsingle nucleotide polymorphisms：SNPs：スニップス）ともいい，最も多く存在する遺伝子多型である．したがって，人の体質を左右するうえで**最も重要な遺**

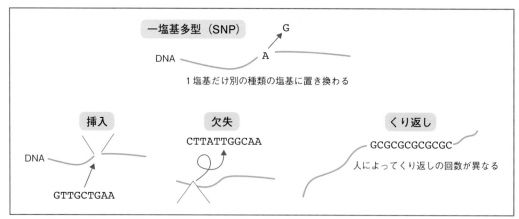

図13　遺伝子多型の種類

伝子多型は，遺伝子一塩基多型（SNP：スニップ）である．ヒトゲノムの中には，300〜1,000塩基配列に1つはSNPが存在することがわかっている．

C. 生活習慣病と遺伝子多型

　生活習慣病は，先天的な体質と食習慣などの環境が複雑に絡み合って発症に至る疾患である．その先天的な体質を決めているのが遺伝子多型である．主な生活習慣病と遺伝子多型を表4に示した．生活習慣病の発症に影響を及ぼす遺伝子多型の具体例をおのおの3つ示したが，これらをすべて覚える必要はない．臨床栄養学を学ぶ際，脂質異常症の発症に関連するLPL（リポたんぱく質リパーゼ），LDL受容体，アポCⅡは覚えることになるであろう．それよりも，むしろここで強調しておきたいことがある．**各生活習慣病の発症に関**

連する遺伝子多型は1つではなく，複数，しかも多数存在するということである．1つ1つの遺伝子多型の影響力はそれほど強いものではない．遺伝子多型は複数が同時に影響し合い，生活習慣も絡み合って発症に至るのである．このような疾患のことを多因子疾患と呼ぶこともある．

表4　主な生活習慣病と遺伝子多型

糖尿病	TCF7L2（転写因子7様2：T細胞だけに発現する遺伝子転写因子の1つ），インスリン受容体，アディポネクチンなど多数
脂質異常症	LPL（リポたんぱく質リパーゼ），LDL受容体，アポCⅡなど多数
高血圧症	ATP2B1（カルシウム輸送ATP分解酵素），SLC39A8（金属イオン輸送体），ACE（アンジオテンシン変換酵素）など多数

Column

お酒に強い人と弱い人の違い

　遺伝子多型がさまざまな体質の違いを生むことは本文中で述べたが，お酒に強い人と弱い人の違いもこれによるところが大きい．摂取したアルコールは，アルコール脱水素酵素（alcohol dehydrogenase：ADH）によってアセトアルデヒドに変化する．さらにアセトアルデヒドはアルデヒド脱水素酵素（aldehyde dehydrogenase：ALDH）によって酢酸となる．酢酸はアセチルCoAとなりエネルギー源として利用される．

　お酒を飲みすぎたときに発生する顔面紅潮，頭痛，悪心，嘔吐などの症状の原因物質は，アセトアルデヒドである．したがって，お酒に強いか弱いかを決める要因はアセトアルデヒドを分解するALDH活性の強弱によって決まるといってよい．ALDHにはアセトアルデヒドが低濃度のときからはたらくALDH2と，高濃度にならないとはたらかないALDH1がある．お酒に強いか弱いかを決める最も重要な要因は，このALDH2活性の強弱であるといわれている．つまり，ALDH2遺伝子多型を調べれば，お酒に強いか弱いかがわかるのである．

D. 倹約（節約）遺伝子仮説

ヒトが誕生し，現在に至るまでの歴史のなかで，食べるものが十分にかつ安定的にあった時期は少ない．ヒトは，食物の供給が不安定で厳しい自然環境のなかを生き抜いてきた．こうした厳しい食環境のなかでは，少ないエネルギー量で生存でき，体内に効率よく脂肪を蓄えられる体質の方が生存に有利であった．つまり，エネルギーを倹約（節約）できる体質をもった者が生き残ってきたのである．このようにエネルギーの倹約に有利な体質を生む遺伝子を**倹約遺伝子**という．食べ物が極端に少ない時期に生き残ってきた人々の子孫であるわれわれの体にも倹約遺伝子が獲得され残っている．

この倹約遺伝子仮説を最初に唱えたのはアメリカ人のニールであった．現在までに倹約遺伝子として，**アドレナリン β_3 受容体遺伝子，UCP1（脱共役たんぱく質）遺伝子，PPARγ（ペルオキシソーム増殖剤活性化受容体）遺伝子**などが確認されている．驚くべきことに，ニールが倹約遺伝子仮説を提唱した1962年には，これらの遺伝子群は1つも発見されていなかった．それが30年以上の時を経て次々に発見され，彼の主張の妥当性が証明されたのである．

1）アドレナリン β_3 受容体

アドレナリン β_3 受容体は，アドレナリンの受容体の1つである．アドレナリンは，脂肪組織に存在する**ホルモン感受性リパーゼ**を活性化し，脂肪燃焼を促進する．アドレナリン β_3 受容体遺伝子内に存在する多型の片方の型をもつと，アドレナリンの作用が細胞内に伝達されにくくなる．そのため脂肪の燃焼が起こりにくくなり，肥満になりやすくなる．

2）UCP1（脱共役たんぱく質）

UCP1は，主に褐色脂肪組織に存在し，エネルギーを熱に変換するはたらきをしている．UCP1遺伝子多型の一方のタイプは，エネルギーを熱に変換しにくく，体が冷えやすいうえに太りやすいのである．

3）PPARγ（ペルオキシソーム増殖剤活性化受容体）

PPARγの理解は非常に難しいが，簡単に述べたい．PPARγは脂質代謝に関与する種々の遺伝子発現を調節し，脂肪酸の β 酸化を促進させるはたらきがある．このため，遺伝子内の多型は脂肪の燃焼しやすい体質とそうでない体質をつくり出すのである．

オーダーメイド医療

　ヒトゲノムプロジェクト終了後，遺伝子の多型と発現の解析技術が飛躍的に進歩してきていることから，ゲノム情報の医療，創薬への直接の貢献が現実となってきている．今後，ゲノム研究が進むことによってもたらされるメリットは以下の4点にまとめることができる．

①病気を起こすメカニズムが分子レベルで解明される．

②病気を起こす原因をターゲット（標的）とした新しい診断法や治療法，治療薬が開発される．

③同じ病名の疾患であっても，その背景となる発症メカニズムの違いが分子レベルで明らかとなり，それらの違いを考慮に入れた薬剤の使い分けなどの医療の個別化（オーダーメイド化）が可能となる．

④各個人の病気に対する罹りやすさ（易罹患性）のリスク判定に基づき，リスクを避けた生活をとることによって，病気の予防，発症の遅延が可能になる．

以上のように医療にもたらす波及効果は絶大なもののように思える．

　食事療法などにおけるこれまでの栄養処方は，必要な摂取エネルギーや栄養素が症状や病態に従って平均的に誰に対しても同じように示されるのが一般的であった．ここで述べている「同じように」という意味は，「個人の体質までは考慮に入れないで」という意味である．ところが，これまで述べてきたようにヒトゲノムプロジェクトの終了を受けて個人の体質に関する情報が整理されてくると，より各個人に適合した栄養処方が求められるようになるかもしれない．なぜなら同じエネルギーを摂取しても，人によってその体内における受けとめ方は大きく異なるからである．同じ体重で同じ病態の2人の患者に対し，同じエネルギーを摂取させた場合でも，患者Aはうまく減量に成功したが，患者Bは全く成功しないといったことが起こりえる．また，ビタミンなどの特定の栄養素が不足してその栄養素を同量摂取させた場合でも，患者Aには十分な量であったが，患者Bには足りなかったということになる．未来の栄養処方は，遺伝子診断を行ったうえで個人の体質にぴったり合った「オーダーメイド」なものが求められる時代が来るかもしれない．

　現在，ヒトゲノムプロジェクトが終了し，オーダーメイド医療の到来が予想されはじめてから約20年が経過している．しかし，オーダーメイド医療が普及したかというと，当初予想されたほどのスピードでは普及していないのが現実である．今後，遺伝子検査に基づきオーダーメイド医療やオーダーメイド栄養処方が広く行われる日が来るか否かは未知数である．どちらにしても，「太りやすい，太りにくい」「生活習慣病に罹りやすい，罹りにくい」などの体質の違いを生む根拠が，遺伝子多型のなかに存在することを正しく理解しておくことは必要である．それに基づき，適切な栄養指導や栄養教育が行われる必要性があることだけは間違いないことである．

文　献

1）「日本人の食事摂取基準（2020年版）」（厚生労働省「日本人の食事摂取基準」策定検討会報告書）

2）「Nブックス　改訂 基礎栄養学」（林 淳三／監），建帛社，2010

3）「基礎栄養学　栄養素のはたらきを理解するために」（川端輝江／著），アイ・ケイコーポレーション，2011

4）「健康・栄養科学シリーズ　基礎栄養学 改訂第3版」（奥 恒行，柴田克己／編），南江堂，2010

5）「栄養科学イラストレイテッド　生化学 改訂第2版」（薗田 勝／編），羊土社，2012

第1章 チェック問題

問 題

☐ ☐ **Q1** 「栄養」と「栄養素」の違いを文章で説明せよ.

☐ ☐ **Q2** 五大栄養素を答えよ.

☐ ☐ **Q3** 三大栄養素は,おのおの生体内のどこにたどり着くのか答えよ.

☐ ☐ **Q4** 日本で最初に栄養研究所(現在の国立健康・栄養研究所)を設立した人物を答えよ.

☐ ☐ **Q5** 総エネルギーに加え,特にたんぱく質の欠乏により起こる栄養失調症を何というか答えよ.

☐ ☐ **Q6** エネルギーの倹約に有利な体質を生む遺伝子を何というか答えよ.またその具体例を1つ以上答えよ.

解答&解説

A1 ヒトは,物質を外界から摂取し,消化・吸収する.その後,体内でエネルギー源として使用したり,体の材料として用いたりした後,不要な物質を老廃物として排泄している.こうした生命活動の営みすべてを「栄養」という.この際,摂取される物質を「栄養素」という.

A2 糖質,脂質,たんぱく質,ビタミン,ミネラル(無機質).

A3 糖質と脂質はミトコンドリア,たんぱく質はリボソーム(リボゾーム)にたどり着く.

A4 佐伯矩.

A5 クワシオルコール(クワシオルコル).

A6 倹約遺伝子.アドレナリン β_3 受容体遺伝子,UCP1遺伝子,PPARγ 遺伝子など.特にアドレナリン β_3 受容体遺伝子は覚えておいてほしい.

本書関連ノート「第1章 栄養の概念」でさらに力試しをしてみましょう! Note

第2章 食物の摂取

Point

1. 満腹感はどのように生じるのか，空腹感と食欲の違いは何か，またそれぞれの意味は何かを理解する．

2. 摂食調節のしくみと摂食調節物質について，摂食中枢・満腹中枢など古くからの概念から，レプチンやグレリンなどの新しい概念まで理解する．

3. サーカディアンリズムの特徴と，さまざまな因子の日内変動，規則正しい摂食の必要性について理解する．

概略図　摂食調節の主なメカニズム

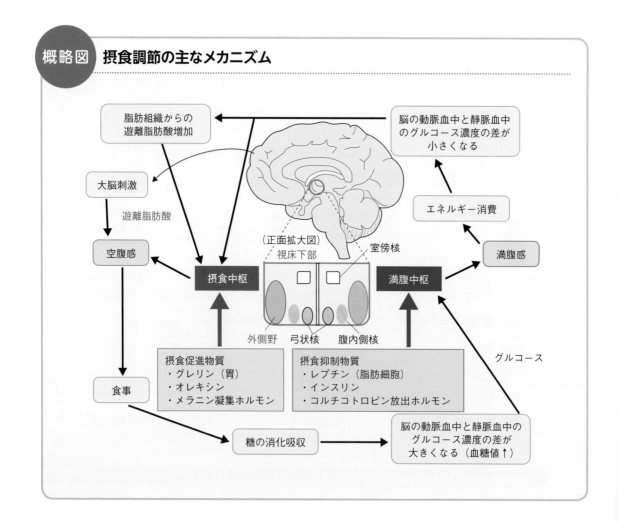

1 満腹感・空腹感と食欲

摂食（＝食べること）は，すべての動物に共通する，生命活動の基本である．摂食が正常に行われなければ，身体にさまざまな弊害が現れるため，個々に見合った適正な量と質の食物を摂取することは非常に大切である．そのために，摂食調節のしくみはもともと身体に備わっている．例えば，食事をし続けてしばらくすると，それ以上は食べたくなくなる（＝満腹感）．また，反対に一定時間以上食事をしないでいると，食べずにはいられなくなる（＝空腹感）．身体に備わっている摂食調節のしくみとは，どのようなものなのだろうか．

A. 満腹感

食事の際に満腹感を感じる理由の1つは，**胃壁の伸展**の刺激が脳に伝わるからである．胃が食物で充満すると，胃壁が伸展し，胃に分布している迷走神経[※1]が刺激され，それが脳に伝わり，満腹感を生み出す．水分で胃を満たすことによって一時的な満腹感を得ることができるのはこのためである．

しかし一方で，例えばラットにおいて迷走神経を切除しても摂食量が変化しないことが知られている．この事実は，重要な満腹の刺激が別にもあることを示している．それが血中グルコース濃度（血糖値）の上昇である．食物中の糖類が分解・吸収されて血糖値が上昇すると，血液によって運ばれたグルコースが脳に到達して満腹感が生まれる．具体的には，**脳の動脈の血中グルコース濃度が静脈の血中グルコース濃度に比べて高い場合**[※2]，**それを視床下部（図1）[※3]にある満腹中枢が感知し，満腹感を生じる**[1]と考えられている（満腹中枢の位置は31ページ図4参照）．血糖値が十分に上昇するより早く食べてしまう「早食い」が過食を招くのはこのためである．胃壁の伸展による満腹刺激がすみやかで一時的であるのに対して，血糖値上昇による満腹刺激は食事開始後15分くらいからはじまり，約2時間持続するといわれている．

このように，**胃壁の伸展と血糖値上昇という種類の**

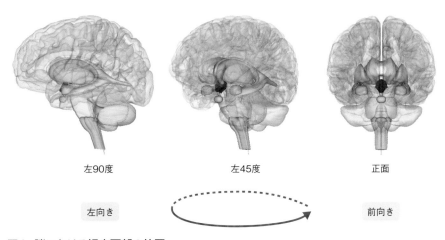

左90度 左45度 正面

左向き 前向き

図1 脳における視床下部の位置
視床下部を赤で示した．大脳に囲まれた間脳にある．摂食行動，体温調節，性行動，情動行動の調節をつかさどる中枢．また自律神経の最高中枢でもある（解剖図は "BodyParts3D, © ライフサイエンス統合データベースセンター licensed under CC 表示 継承2.1 日本" を利用し著者が作成）

※1 **迷走神経**：脳（延髄）の側面から起こる太い神経で，頸部，胸部，腹部の内臓に分布している．腹部では，胃，腸，肝臓，膵臓，脾臓，腎臓などの臓器に分布しており，そのはたらきの調節を行っている．副交感神経で最大のものである．

※2 **脳の動脈の血中グルコース濃度が静脈の血中グルコース濃度に比べて高い場合**：マイヤーが1955年，脳の動脈血中のグルコース濃度Aと静脈血中のグルコース濃度Vの差 Δ（A－V）が，小さければ摂食が誘発され

（つまり摂食中枢が刺激され），大きければ摂食は停止される（つまり満腹中枢が刺激される）と説明した．これを**糖定常説**という．

※3 **視床下部**：間脳（視床の前下方）にある大きさ 10×16×12 mm の小さな部分．大脳から出た指令を行動に移す司令官の役割をもつ．自律機能の最高中枢である．特に摂食行動，体温調節，性行動，情動行動の調節をつかさどる中枢である．また，下垂体ホルモンの分泌調節も行う．

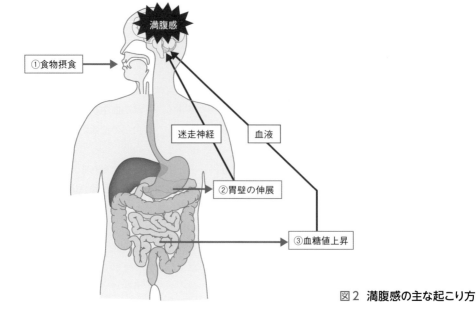

図2　満腹感の主な起こり方

異なる2つの刺激は，それぞれ自然に食事の量と質の限度を決める役割を担っている（図2）．

　脳の動脈血中のグルコース濃度から静脈血中のグルコース濃度を引いた値は大きくなり，血中インスリン濃度は上昇し，血中の遊離脂肪酸濃度が低くなることで満腹感を生じる．

B. 空腹感

　空腹感とは，生命維持のために備わった不快感を伴う感覚である．基本的に空腹感は，動脈血中のグルコース濃度が下がり，動脈血中と静脈血中のグルコース濃度の差が小さくなると現れる．また，血中の遊離脂肪酸の増加も刺激となる．しかし，空腹感の発生のしくみは満腹感ほど単純ではない．**胃壁が伸展しておらず，血糖値が上昇していない状態は空腹感を生み出すために必要であるが，それだけでは不十分である**．空腹を忘れてなにかに熱中してしまうことは，よく経験することである．また食後十分に時間が経っていても健康状態，精神状態により空腹感を生じないこともある．空腹感発生のためには，満腹感以上にさまざまな条件や刺激が関与している．

　空腹感に伴い，動脈血中のグルコース濃度から静脈血中のグルコース濃度を引いた値は小さくなり，血中

表1　空腹時と満腹時の体内動態

	空腹時		満腹時
脳の動脈血中グルコース濃度から静脈血中グルコース濃度を引いた値	小さい	◀──▶	大きい
血中遊離脂肪酸濃度	高い	◀──▶	低い
血中インスリン濃度	低い	◀──▶	高い
満腹中枢ニューロン活動	活動性低い	◀──▶	活動性高い
摂食中枢ニューロン活動	活動性高い	◀──▶	活動性低い

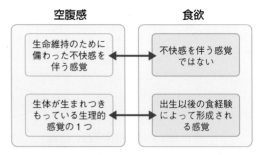

図3　空腹感と食欲の違い

インスリン濃度は低下し，血中の遊離脂肪酸濃度は上昇する．空腹時と満腹時の体内動態を表1に示す．

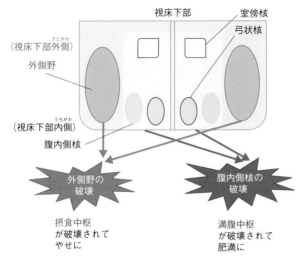

図4 中枢の摂食調節－古くからの考え方
文献2, 3をもとに作成

C. 食欲

生活のなかでは空腹感と食欲（＝食べたいと思うこと）を同じものととらえる場合もあるが，実際には**空腹感と食欲は同じではなく全く異なるもの**である（図3）．空腹感がなくても食欲にかられる場合もある．逆に空腹感があっても食欲が生じない場合もある．空腹感とは不快感を伴う感覚であると先に述べたが，食欲とは不快感を伴う感覚ではない．また**食欲は，出生以後の食経験によって形成される感覚**であるといわれるが，それに対して空腹感は，生体が生まれつきもっている生理的感覚の1つである．

食欲の発生を決定している主な要因はなんであろうか．

食欲は，生体の内部環境の変化や生理的変化によっても影響を受けるが，心の状態によっても影響を受ける．食欲は，基本的には**脳の視床下部にある摂食中枢と満腹中枢を含む神経回路網**（本章2-A参照）によってコントロールされているのは明らかである．しかし，人間の食欲全体を制御している最高司令塔は，視床下部よりさらに上の**大脳皮質の前頭葉**に存在し，高次元な精神活動を営む部位にあると考えられている．前頭葉にはさまざまな感覚情報を伝える神経のネットワークが形成されており，食欲はこれらの神経のはたらきに大きく影響される．したがって食欲は，**視覚，聴覚，嗅覚，触覚，味覚**を介した食物刺激や食物に関する想像・

記憶によって大脳が刺激を受けることが発生の要因となることも多い．また，**強いストレスは食欲を低下させる**．精神的に不安定なときには，いわゆる「拒食症」や「過食症」など食欲の増減につながることも多い．

また，食前の**アルコール摂取**は胃液の分泌を亢進させ，**食欲を増進させる**．

2 摂食量の調節

A. 中枢の摂食調節

摂食行動が，脳の**視床下部**を中心とした神経回路網によって調節されていることは，1940年頃からネコやラットを用いた動物実験によって知られていた．視床下部の内側部を破壊すると動物は過食し肥満に至り[2]，外側部を破壊すると摂食量が減りやせ細った[3]．この結果より，視床下部の腹内側核を**満腹中枢**，外側野を**摂食中枢**と呼ぶようになった（図4）．

現在では，腹内側核，弓状核，室傍核を含む視床下部の内側部が満腹中枢の役割を担うと考えられている．満腹中枢は摂食を止め，摂食中枢は摂食を起こさせる中枢である．これら摂食にかかわる中枢の領域は，自律神経系の中枢ともなっており，また視床下部には体

温調節，飲水調節，性行動，情動行動などの中枢があるほか，内分泌中枢もある．したがって摂食行動はこれらの機能と大きく関係している．

空腹になると摂食中枢がはたらいて摂食行動を開始し，満腹状態になると満腹中枢が摂食中枢を抑制して摂食を中止させる．満腹中枢と摂食中枢は，吸収されたグルコース，脂肪酸，アミノ酸などの血中濃度に反応して摂食量を調節している[4]．**グルコース**は摂食中枢の神経に作用するとその活動を**抑制**し（グルコース感受性ニューロン），**満腹中枢**の神経（グルコース受容性ニューロン）に作用すると活動を**促進**する[1]．遊離脂肪酸の場合は逆に反応し，遊離脂肪酸によって**摂食中枢**の活動は**促進**，**満腹中枢**の活動は**抑制**される．これらの反応は，摂食後に血糖値が上昇し，空腹時に遊離脂肪酸濃度が上昇することとよく合致している（概略図）．

B. 末梢の摂食調節

末梢のエネルギーバランスを伝える特に重要な代謝物質は**グルコース**である．先に述べた通り，グルコースは視床下部に直接作用して摂食調節を行うことが知られている．

消化管は，物理的および化学的受容器により摂取した食物の量と組成を感知し，その情報を中枢に伝える．また，**肝臓**にはグルコースセンサーが存在し，吸収されたエネルギー量がモニターされ，それが迷走神経を経て視床下部に伝えられる[5]．摂食に伴って，消化管ホルモンが分泌されるが，その多くは摂食量に影響を及ぼす．十二指腸や空腸の細胞から分泌される**コレシストキニン**は，短時間であるが強い摂食抑制作用を示す．膵臓のランゲルハンス島から分泌される**インスリン**は，食後の血糖値上昇時に分泌が高まり，摂食を抑制する．膵臓から分泌される**エンテロスタチン**も特に高脂肪食の摂食抑制作用を有する．このように消化器系は，吸収された栄養素が脳に運ばれるまでに，迷走神経や消化管ホルモンを介して摂食量を調節している．

さらに消化管ホルモン以外のホルモン[※4]も，摂食に影響を及ぼす．女性ホルモンである**エストロゲン**は，摂食抑制作用をもち，閉経後の女性でみられる肥満はエストロゲンの分泌低下が原因の1つであると考えられている．また，副腎皮質から分泌されるコルチゾールなどの**グルココルチコイド**は，摂食を促進する作用をもつ．

C. 摂食調節物質

これまでにあげてきたホルモンは，摂食調節以外の作用をメインにもつホルモンであるが，摂食調節およびエネルギー代謝の作用をメインにもつホルモンも存在する．その代表的なものが**レプチン**である．1994

※4　**ホルモン**：血液によって運ばれて，分泌された場所から離れたところに存在する標的細胞や標的器官に作用する物質．

Column

レプチンは，夢のやせ薬!?

脂肪，ときくと，ダイエットの敵！健康の敵！みたいに思っている読者はいないだろうか？そう，ひと昔前までは，脂肪細胞は単なる「エネルギーの貯蔵庫」だと思われていた．しかし近年，脂肪細胞からは重要なホルモン（＝アディポサイトカイン）が分泌されていることがわかったのである．そのホルモンの1つが，体内のやせ薬といわれる"レプチン"である．

レプチンは，重度の肥満を示すマウス「ob/obマウス」（英語の「肥満した＝obese」に由来）の肥満遺伝子（ob遺伝子）がつくることのできないたんぱく質として見つかった．なんと，ob遺伝子に由来するたんぱく質を人工的につくって肥満マウスに投与した結果，食欲が抑制され，エネルギー消費が増大し，脂肪組織が劇的に減少し，体重も減少したのである．そこで，1995年，ロックフェラー大学のフリードマンらは，そのホルモン（たんぱく質）を，ギリシャ語で「やせ」を意味する「レプトス（leptos）」からとって，「レプチン（leptin）」と名付けたのであった．

はたして，レプチンはわれわれ人類を，肥満から救ってくれる夢のやせ薬になるのだろうか？？答えは，ノーである．最近，肥満者は血中レプチン濃度が上昇しているのにもかかわらず，作用不足であることがわかってきた．レプチンは増えすぎると効かなくなるのだ．つまり人類は，昔からのレプチンが効く生理的濃度を超えて，遺伝子が想像しなかったほどに，飽食になってしまったということなのかもしれない．

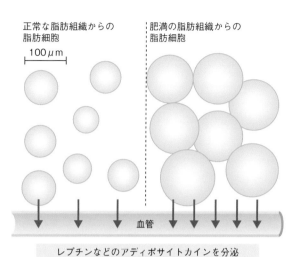

正常な脂肪組織からの　肥満の脂肪組織からの
脂肪細胞　　　　　　　　脂肪細胞

100 μm

血管

レプチンなどのアディポサイトカインを分泌

図5　レプチンは脂肪細胞から分泌される

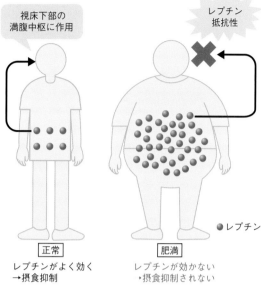

視床下部の
満腹中枢に作用

レプチン
抵抗性

●レプチン

正常　　　　　　　　　　　肥満
レプチンがよく効く　　　　レプチンが効かない
→摂食抑制　　　　　　　　→摂食抑制されない

図6　レプチン抵抗性

年，遺伝性肥満ob/obマウスは正常なレプチンをつくれないことから肥満を起こしているということが明らかになったのである[6]（前ページのコラム参照）．レプチンは，**脂肪組織から分泌されるアディポサイトカイン（アディポカイン）**[※5]の一種で，血中へと分泌されるホルモンである（図5）．

血中へと分泌されたレプチンは，視床下部へと作用し，**摂食を抑制すると同時にエネルギー消費を促進させる**はたらきをもつ．余分なエネルギー蓄積を防ぎ，体重を低下させる．レプチンの分泌量は脂肪組織の量に比例する．体脂肪率の高い人ほど血中レプチン濃度が高いという報告がある[7]．しかし，体脂肪率の高すぎる肥満者はレプチンが効かなくなっている**レプチン抵抗性**の状態にある（図6）．健康な状態を逸脱して高脂肪食を摂食し続けると，やがてレプチンが視床下部で効かなくなり食欲が促進されるうえ，エネルギー消費も低下し，糖尿病などの生活習慣病を引き起こす．

また，**グレリン**は1999年に発見された**摂食を促進**するはたらきをもつホルモンである[8]．グレリンはレプチン作用に拮抗することが知られている．グレリンは胃から分泌され，その刺激は血流を介さず迷走神経によって脳に伝わり，視床下部へと伝えられる．最近では，拒食症などの摂食障害の治療にグレリンが用いられ，効果を上げている．

1998年に発見された**オレキシン**は，**摂食を促進すると同時にエネルギー消費も促進させる**はたらきをもつ**神経ペプチド**[※6]である．摂食調節に関連する神経ペプチドは数多く発見されている（表2）．オレキシンは視床下部から分泌されると，交感神経を促進させ，また筋肉における糖代謝速度を非常に大きく上昇させることがわかっている．オレキシンが分泌されないと，ナルコレプシーという突然眠ってしまう病気や，肥満，糖尿病を引き起こすことが知られる[9]．

視床下部から分泌される**コルチコトロピン放出ホルモン（副腎皮質刺激ホルモン放出ホルモン：CRH）**はストレス時に分泌が増加し，摂食を抑制させる作用を

[※5]　**アディポサイトカイン（アディポカイン）**：脂肪（＝アディポ）細胞から分泌される生理活性物質の総称．近年，生活習慣病との関連が指摘されている．アディポサイトカインは，糖脂質代謝・摂食・インスリン抵抗性・血液凝固系・炎症などに影響を及ぼすことによって生体のエネルギー恒常性に大きな役割を果たしている．**善玉アディポサイトカイン**と呼ばれる

アディポネクチンやレプチンなどと，**悪玉アディポサイトカイン**と呼ばれるTNF-αやインターロイキン6などがある．

[※6]　**神経ペプチド**：アミノ酸が数個から数十個つながった分子をペプチドという．このうち神経ペプチドとは，ペプチドでできた神経伝達物質のことをいう．

表2 主な摂食調節物質

種類	摂食抑制物質	摂食促進物質
ホルモン	レプチン インスリン コレシストキニン エンテロスタチン エストロゲン グルカゴン様ペプチド-1（GLP-1）	グレリン グルココルチコイド
神経ペプチド	コルチコトロピン放出ホルモン（CRH） α-メラニン細胞刺激ホルモン（α-MSH） 甲状腺刺激ホルモン放出ホルモン（TRH）	オレキシン ニューロペプチドY メラニン濃縮ホルモン（MCH） アグーチ関連たんぱく質（AGRP）
モノアミン	セロトニン ヒスタミン ドーパミン	ノルアドレナリン（ノルエピネフリン）
代謝物質	グルコース	遊離脂肪酸

もつ. ストレス時の食欲不振にはこのCRHと, セロトニンが関与している.

主な摂食調節物質について分類しながらあげると, モノアミン[7]では, **セロトニン, ヒスタミン, ドーパミン**は摂食抑制作用を示し, **ノルアドレナリン（ノルエピネフリン）** は摂食促進作用を示す. ペプチドホルモンでは, **コルチコトロピン放出ホルモン（CRH）, レプチン, α-メラニン細胞刺激ホルモン（α-MSH）, 甲状腺刺激ホルモン放出ホルモン（TRH）, グルカゴン様ペプチド-1（GLP-1）** は摂食抑制作用を示し, **ニューロペプチドY, メラニン濃縮ホルモン（MCH）, アグーチ関連たんぱく質（AGRP）, オレキシン, グレリン**は摂食促進作用を示す. 摂食に関連する神経ペプチドは, **視床下部**のさまざまな部位の神経細胞でつくられるものが多い. 摂食調節物質について, ホルモン, 神経ペプチド, モノアミン, 代謝物質に分類して, 表2にまとめた.

3 食事のリズムとタイミング

A. 日内リズムと栄養補給

身体には, 体温や代謝などを一定に保つホメオスタシス（恒常性）とは別に, 変化していく環境に順応するための機能として, 一定時間ごとに生命リズムを刻む体内時計が備わっている.

約24時間周期で変動するリズムのことを, **日内リズム, 日内変動**または**サーカディアンリズム（概日リズム）**[8]という. ヒトを含むほとんどすべての生物に存在している. そして, そのサーカディアンリズムをつかさどる遺伝子群を, **時計遺伝子**という. 生体内の代謝, 体温, 血圧, ホルモン分泌, 神経活動, 睡眠と覚醒, 摂食・摂水行動などさまざまな生理現象に約24時間周期の変化が認められる. 時計遺伝子は, これらの生理学的, 行動学的なサーカディアンリズムを規定している. **サーカディアンリズムは, 主に光による明暗の刺激により形成されることが知られているが, 光の**

※7 **モノアミン**：中性アミノ酸のカルボキシ基が取られてアミノ基を1個もつ構造になった物質. 生理的なはたらきをもつので, **生理活性アミン**ともいう.
※8 **サーカディアンリズム**：「サーカディアンリズム（circadian rhythm）」は英語で, 約24時間周期の生理現象をいう.「サーカ」はラテン語で「約」,

「ディアン」は「日」の意味である. ヒトではもともと約25時間の周期であるが, これを光など外界の刺激により約24時間周期に修正している. 新生児には, サーカディアンリズムが形成されていない. 生後3〜4カ月でサーカディアンリズムが形成される.

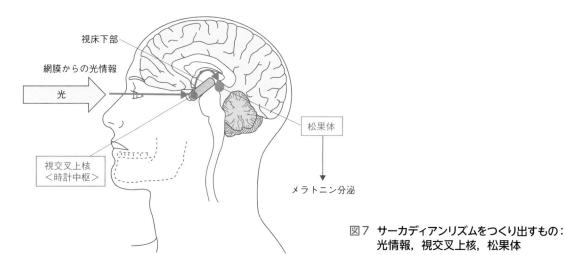

図7　サーカディアンリズムをつくり出すもの：
　　　光情報，視交叉上核，松果体

ほかに気温の変動や食事などの影響も受ける．

　哺乳類において，生体リズムをつかさどる時計中枢は視床下部の視交叉上核（しこうさじょうかく）に存在することが知られており，末梢組織のリズムを同調させている．視交叉上核を破壊された動物では，規則正しい睡眠・覚醒のリズムがなくなる．視交叉上核は光の情報を目の網膜から受け取るので，このことからも光はサーカディアンリズムにとって重要な情報であることがわかる．また，時計遺伝子は，視交叉上核においてのみではなく，さまざまな末梢組織においても発現していることが知られている．視交叉上核は，光の情報を松果体（しょうかたい）へ伝えていると考えられている（図7）．

　松果体は，概日リズムを調節するホルモンであるメラトニンを分泌する．光情報は，メラトニンの分泌を抑制する．したがって，**松果体からのメラトニン分泌は明暗の周期に依存して，昼間に低下し夜間に上昇するサーカディアンリズムを示す**．メラトニンやセロトニンは眠りを誘い，食欲を抑制する．**コルチゾールな**どのグルココルチコイドの分泌は，規則正しい食事のサイクルによってサーカディアンリズムを形成し，朝目覚めた後に最も上昇し，休息期の深夜に最も低下する．**体温**は早朝に最も低く，夕刻午後4〜6時頃に最も高くなる．その体温差は約1度である．**血圧**も早朝に低く，夕刻に最も高くなる．体温，（収縮期）血圧，コルチゾール濃度，メラトニン濃度のサーカディアンリズムを図8に示す．

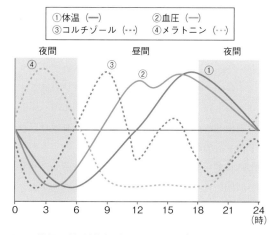

図8　体温，（収縮期）血圧，コルチゾール濃度，メラトニン濃度のサーカディアンリズム

　成長ホルモンは，夜，入眠直後に高くなる．明暗をあまり感じない新生児であっても，体内時計による生体リズムは形成される．また，夜行性動物における酸素消費量は，昼間に動く動物とは逆で，昼間に低く夜間に高くなる．**消化酵素**の活性は，明暗よりも食事時間に同調して日内変動する．ほとんどの場合，消化酵素活性は摂食時に上昇する．このように，サーカディアンリズムのような生体リズムは，明暗だけではなく食事・睡眠のタイミングにも非常に影響を受けやすい．

　身体内部の時間と環境時間との間に大きな違いを生じた場合には，環境時間と同調するまでに時間がかか

る．時差ボケや昼夜交代勤務制による昼夜リズムの変動がこれにあたるが，**環境時間に合わせた規則正しい食事によって回復が早められる**ことが知られている．食事のためにくり返される咀嚼（そしゃく）や嚥下（えんげ），消化液や消化管ホルモンの分泌，消化酵素の合成，消化管の蠕動運動（ぜんどう），血糖値の上昇やインスリンの分泌，などが体内における物質代謝と連動し，これらがそれぞれ生体リズムの形成に深くかかわっている．規則正しい食事によって，サーカディアンリズムを規則正しく維持することが，健康的な生体のホメオスタシスを維持するうえで重要である．

B. 夜食・欠食

不規則な明暗周期や食生活，身体的や社会的なストレスは，生体リズムを乱し，生体の不調をきたす．特に，**夜食や欠食**など不規則な食事は，内臓疾患の原因となることが多い．

遅い時間に夜食を食べる習慣は，サーカディアンリズムを乱し，睡眠不足へと導き，レプチンの低下・グレリンの上昇を引き起こす．そしてエネルギー摂取過剰・脂肪の蓄積へとつながり，**肥満やメタボリックシンドロームの誘因**となることが考えられる．また，摂取エネルギー量が同じ場合には，睡眠直前，つまり夜遅い時間に食べた場合の方が，より体重増加が大きいことが知られている．これは，寝る前の食事が食事誘発性熱産生（DIT）[※9]の消費エネルギーを減少させるからである．食事誘発性熱産生とは，食後，体熱として

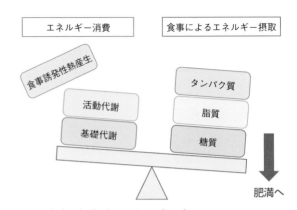

図9 夜食・欠食時のエネルギーバランス
夜食や欠食は食事誘発性熱産生を減少させ，エネルギー消費量を減らす結果，肥満へと導く

エネルギーが消費されることをいい，通常摂取エネルギーの約10％に相当する．この熱産生により体温が上昇すると満腹中枢が刺激され満腹感を引き起こす．

また，夜食が翌日の朝食の欠食につながる場合も多い．欠食も食事誘発性熱産生による消費エネルギーを減少させ，合計で同じエネルギー摂取量であったとしても，脂肪を蓄積しやすいのである．

ヒトのエネルギー消費は，基礎代謝，活動代謝，食事誘発性熱産生の3つに大きく分けられる．夜食・欠食は食事誘発性熱産生を減少させることで，結果としてエネルギーバランスを肥満へと傾けることになると考えられる（図9）．

※9 **食事誘発性熱産生**：食事誘発性産熱，食事誘導性熱産生ともいう．食事を摂った後，体熱となってエネルギーが消費されることをいう．たんぱく質のみを摂取した場合は摂取エネルギーの約30％，糖質のみの場合は約6％，脂質のみの場合は約4％が体熱となって消費される．実際にはこれらの混合なので平均すると1日の摂取エネルギーの約10％程度の消費とされる．夜型生活や夜食・欠食は，この消費を少なくし，太りやすくする．p.16の第1章※1参照．

いよいよはじまったレプチン補充療法について

レプチンは脂肪組織から分泌される善玉アディポサイトカインで，生体が生きていくのに必要なエネルギーの摂取（つまり「食べること」）と，どのように使うか（つまり「代謝」）を調節している．この章のコラムで，『レプチンは，夢のやせ薬！？』と書いたが，たしかにレプチンは通常，食欲を抑制し，エネルギー消費を上げるはたらきにより，過剰なエネルギーの蓄積を防ぐ役割を担っている．しかし，レプチンは単に過剰なエネルギー蓄積＝肥満を防いでいるだけではない．体のエネルギーバランスや代謝を正常に保つことで，糖尿病や脂質異常症などさまざまな生活習慣病を防いでくれたり，また免疫力をアップさせたりもしてくれるのである．

そのレプチンが2011年より，病院で治療に使われるようになった．自己注射で皮下に投与して用いる．えっ！？ 私も使いたい！…って今思っただろうか．実は「脂肪萎縮症」という病気に対する先進医療（薬事法非承認）として承認されたのである．脂肪萎縮症と

は，脂肪組織がなくなってしまったり，減ってしまったりする病気である．え？ なんでやせている人に必要なの？？ と思った読者もいるかもしれない．脂肪が少なすぎると，脂肪組織から分泌されるレプチンも極端に減ってしまう．脂肪萎縮症は，脂肪の減少に伴って糖尿病や脂質異常症，非アルコール性脂肪肝などさまざまな代謝異常をきたし，寿命も30〜40歳とされる難病なのである（2015年に厚生労働省の指定難病となった）．京都大学での臨床試験では，脂肪萎縮症の患者12人を対象として，レプチン投与開始後およそ1週間で全員血糖値も中性脂肪値も著しく改善した．現在でも治療は引き続き行われていて，最長で9年間，大きな副作用もなく治療が継続しているそうである．そして，その効果が認められ，レプチン製剤は2013年には世界ではじめて，わが国において正式に薬事承認されたのである．

レプチンは，夢のやせ薬というより，夢の代謝改善薬，なのかもしれない．

文　献

1）Mayer J：Regulation of energy intake and the body weight：The glucostatic theory and the lipostatic hypothesis. Ann N Y Acad Sci, 63：15-43, 1955

2）Hetherington AW & Ranson SW：Hypothalamic lesions and adiposity in the rat. Anat Rec, 78：149-172, 1940

3）Anand BK & Brobeck JR：Hypothalamic control of food intake in rats and cats. Yale J Biol Med, 24：123-140, 1951

4）Oomura Y, et al：Glucose and osmosensitive neurons of the rat hypothalamus. Nature, 222：282-284, 1969

5）Oomura Y, et al：Neural network of glucose monitoring system. J Auton Nerv Syst, 10：359-372, 1984

6）Zhang Y, et al：Positional cloning of the mouse obese gene and its human homologue. Nature, 372：425-432, 1994

7）中尾一和：肥満の分子機構—レプチンを中心に．「肥満の科学　日本医学会シンポジウム記録集」，36-44，2003

8）Kojika M, et al：Ghrelin is a growth-hormone-releasing acylated peptide from stomach. Nature, 402：656-660, 1999

9）Sakurai T, et al：Orexins and orexin receptors：a family of hypothalamic neuropeptides and G proteincoupled receptors that regulate feeding behavior. Cell, 92：573-585, 1998

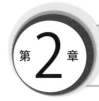

問 題

- □ □ **Q1** 満腹感を生じさせるために重要な2つの要因をあげよ.
- □ □ **Q2** 空腹感が生じるとき,血中の遊離脂肪酸濃度はどうなるか.
- □ □ **Q3** 摂食抑制作用をもつ物質を3つ以上あげよ.
- □ □ **Q4** 摂食促進作用をもつ物質を3つ以上あげよ.
- □ □ **Q5** サーカディアンリズムを形成するために最も重要な刺激は何か.

解答&解説

A1 胃壁の伸展,脳動脈血の血糖値(血中グルコース濃度)の上昇である.

A2 空腹になると,脂肪組織が分解されて,血中の遊離脂肪酸濃度が**上昇する**.

A3 脂肪組織から分泌されるアディポサイトカインである**レプチン**,視床下部から分泌される神経ペプチドである**コルチコトロピン放出ホルモン(CRH)**,**α-メラニン細胞刺激ホルモン(α-MSH)**,**甲状腺刺激ホルモン放出ホルモン(TRH)**,モノアミンである**セロトニン**,**ヒスタミン**,**ドーパミン**,十二指腸や空腸の細胞から分泌される消化管ホルモンである**コレシストキニン**,膵臓のランゲルハンス島 β 細胞から分泌される**インスリン**,女性ホルモンである**エストロゲン**,代謝物質である**グルコース**など.

A4 胃から分泌される消化管ホルモンである**グレリン**,視床下部から分泌される神経ペプチドである**オレキシン**,**ニューロペプチド Y**,**メラニン濃縮ホルモン(MCH)**,副腎髄質ホルモンでモノアミンである**ノルアドレナリン(ノルエピネフリン)**,副腎皮質ホルモンである**コルチゾール**などのグルココルチコイド,代謝物質である**遊離脂肪酸**など.

A5 光による明暗の刺激である.

本書関連ノート「第2章 食物の摂取」でさらに力試しをしてみましょう！ Note

第3章 消化・吸収と栄養素の体内動態

Point

1. 消化器系の構造と機能を理解する.

2. 管腔内消化と膜消化の2つのステージからなる消化吸収過程の概要（消化液・消化酵素の種類とその性質など），消化を調節するさまざまな要因について理解する.

3. 栄養素別の消化吸収過程を理解する.

4. 水溶性栄養素と疎水性栄養素の体内動態について理解する.

概略図　消化・吸収と栄養素の体内動態

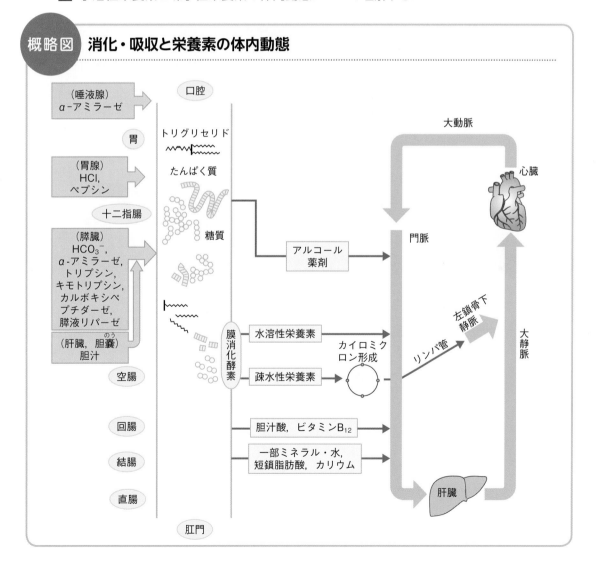

私たちが口から取り入れた食物は，体を貫く全長約9ｍの管の中で砕かれ，消化液と混ざりながら，しだいに下方に送られる（図1）．消化器系は，食物を体に取り込みやすい形まで細かく分解し，栄養成分を体内に取り込むはたらきをする器官系のことである．

消化管は，**自律神経**[※1]や消化管ホルモンを介して調節されており，一般に**副交感神経（迷走神経など）**の興奮によって消化液分泌や消化管運動が亢進され，逆に**交感神経**によって抑制される．

A. 口腔・咽頭・食道・胃・小腸・大腸の 基本構造と機能

消化器系は，**消化管**と**付属器官（消化腺）**からなる．消化管は，**口腔**，**咽頭**，**食道**，**胃**，**小腸**（十二指腸，

空腸，回腸），**大腸**（盲腸，結腸，直腸）の順に構成され，消化腺には，**唾液腺（耳下腺，舌下腺，顎下腺），肝臓，胆嚢**，および**膵臓**がある．唾液腺からは唾液が口腔内に分泌され，肝臓・胆嚢からは胆汁が，膵臓からは膵液が胆汁と合流して十二指腸に分泌されている（図1）．

消化管壁は基本的に共通の構造をしており，**粘膜**[※2]，**筋層**[※3]，**漿膜**[※4]（食道では外膜）の3層からなる（図2）．

1）口腔

食物は，口腔内で**咀嚼**される（かみ砕かれる）と同時に，唾液と混和される．咀嚼は，唾液分泌を高め，酵素との反応の機会を増やし，口腔内での消化を促進させる．口腔内では，主に糖質の消化が行われる．また，わずかだが一部脂質の消化も行われる．

2）咽頭

口腔内の食塊を，**咽頭**，**食道**を経て胃に送り込む過程を**嚥下**という．これは，咽頭粘膜の触刺激による反

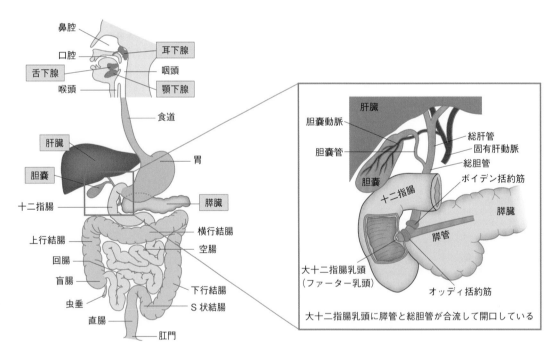

図1 消化器系の構造
▨ は付属器官（消化腺）

射運動で，反射の中枢は延髄にある．嚥下の際は，軟口蓋が鼻腔への，喉頭蓋が喉頭（前方）への通路を閉じることによって，食塊が気管に入ることなく，咽頭から食道を経て胃に送られる（図3）．

3）食道

食道は，咽頭と胃をつなぐ長さ約25 cmの管であり，**蠕動運動**（図4）[5]により食塊を胃に運ぶ．

4）胃

食道を通過した食塊は，胃に運ばれて一時的に貯留される．胃は，**噴門**（入り口部分），**胃底**，**胃体**，**幽門**（出口部分）に分けられ（図5），食塊が入ると約1.2〜1.4 Lに広がる．食塊は，蠕動によって噴門から幽門へと送られるが，幽門部の括約筋が閉じたまま蠕動運動がくり返されることで，胃液（pH 1〜2）と混和・撹拌され，pHが下がり半流動体の胃内容物（糜粥，消化粥）になる．その後，胃内容物は少量ずつ十二指腸

に送り出される．酸性の胃内容物が十二指腸に送られると，腸-胃反射が起こり，胃の運動は抑制される．

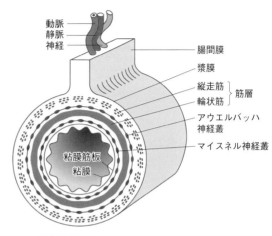

図2　腸管断面図

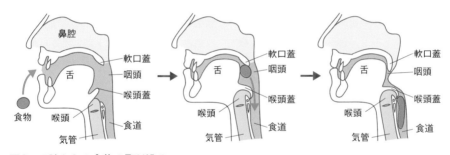

図3　口腔からの食物の取り込み

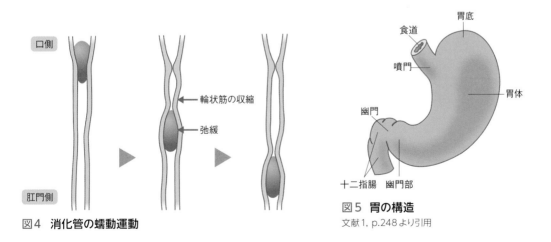

図4　消化管の蠕動運動

図5　胃の構造
文献1，p.248より引用

※5　**蠕動運動**：消化管を構成する平滑筋の収縮波が徐々に内容物を移行させる運動は，分節運動，蠕動運動，振り子運動に分けられる．その調節は，アウエルバッハ神経叢とマイスネル神経叢を介して行われる．

胃内容物が胃に滞留する時間（**胃内滞留時間**）は，食物の種類と量によるが，単独摂取した場合，糖質が最も短く，ついでたんぱく質の順である．脂質は胃の運動を抑制するため滞留時間が最も長い．

胃では，主にたんぱく質の消化が行われるが，**脂質**も一部消化される．また，胃内は強酸性のため，食物を殺菌する作用がある．そのほか，アルコールや一部薬剤の吸収も行われる．

5）小腸

小腸は長さ6〜7 mの管で，**十二指腸**（約25 cm），**空腸**（2〜3 m），**回腸**（3〜4 m）に分けられる．消化吸収の90％以上が小腸で行われる．

十二指腸には，**総胆管**と**膵管**が合流して開口し（図1），膵臓から分泌された膵液と，肝臓でつくられて胆嚢で濃縮された胆汁が一緒に注ぎ込まれ，消化がさかんに行われる．消化の大半は十二指腸と空腸上部でほぼ完了する．

小腸の粘膜には**輪状ひだ**があり，その表面には**絨毛**と呼ばれる高さ1 mmの小突起が存在する（図6）．絨毛の内部には毛細血管とリンパ管が分布しており，吸収された物質の輸送を行っている．絨毛は単層の上皮細胞によって構成され（吸収細胞が90％以上を占める），さらにその表面は隙間なく高さ1 μmの小突起（微絨毛）でおおわれている．小腸管腔の表面積は，**輪状ひだと絨毛・微絨毛**の形成によって約**600倍**に増大し，吸収効率が著しく高まっている．絨毛は，吸収のさかんな空腸上部で特に発達している．

6）大腸

大腸は長さ1.6 mの消化管の最終部である．**盲腸**，**結腸**，**直腸**に分けられ，結腸は，さらに**上行結腸**，**横行結腸**，**下行結腸**および**S状結腸**に分けられる．大腸では主に水分の吸収と糞便の形成が行われ，ミネラルの一部も吸収される．また，**腸内細菌**[※6]が多く生息しており，未消化物の発酵分解を行っている．

B. 肝臓の構造と機能

1）肝臓の構造

肝臓は，成人において重量が約1.5 kgある人体最大の物質代謝の中心臓器であり，胆汁を産生する消化腺でもある．肝臓は，肝細胞から構成される肝小葉が多数集まってできており，血液が**門脈**[※7]と**肝動脈**から流れ込み，**肝静脈**（肝臓上部に出る）から流れ出て，下大静脈に注いでいる（図7）．

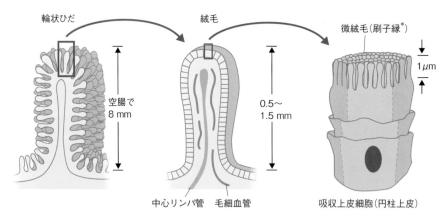

輪状ひだ　　　　　　　絨毛　　　　　　　微絨毛（刷子縁*）

空腸で
8 mm

0.5〜
1.5 mm

1 μm

中心リンパ管　毛細血管

吸収上皮細胞（円柱上皮）

図6　小腸壁の構造
*刷子縁：小腸や尿細管上皮細胞では直径と長さが一定の微絨毛が密に規則正しく配列しており，刷子縁（brush border）と呼ばれている．
文献2より引用

[※6] **腸内細菌**：健康な成人の消化管には，細菌が固形物1 gあたり，胃では10^5以下，十二指腸では10^3以下，空腸では10^4以下，盲腸から結腸で10^{11}程度存在している．腸内細菌の多くは嫌気性細菌であり，大腸内容物の湿重量の約50％を占める[3]．

[※7] **門脈**：膵臓，胃，小腸，大腸などの消化管からの静脈血を合流し，肝臓へ流入する血管のことである．門脈血には，栄養素，不要物および有害物質などが溶けており，肝臓で化学的処理が行われる．

2）肝臓の機能

　肝臓の機能は，栄養素の代謝・貯蔵，解毒，胆汁の生成・分泌など，生命維持にとってきわめて重要なものばかりである（表1）.

2 消化・吸収と栄養

　体内食物中の栄養素の多くは高分子化合物であり，体液（血液またはリンパ液）中に取り込まれるためには低分子化される必要がある．消化管を下方に移送されながら体内に取り込まれやすい形まで分解される過程を**消化（digestion）**といい，消化物（低分子）が体液に取り込まれる過程を**吸収（absorption）**という.

　消化は，咀嚼や消化管運動による**物理的消化（機械的消化）**，消化酵素による**化学的消化**，大腸内の腸内細菌による**生物学的消化**の3つに大別される．また，消化・吸収の過程は，消化管内で行われる**管腔内消化（中間消化）**と，小腸微絨毛膜表面で行われる**膜消化（終末消化）**の2つのステージに分けて考えられる（図8）.

A. 水溶性栄養素

　水溶性の糖質，たんぱく質，水溶性ビタミン，ミネラル（無機質）は，酵素作用により，最小構成単位あるいはそれに近い形まで消化され，腸管から吸収される（表2）.

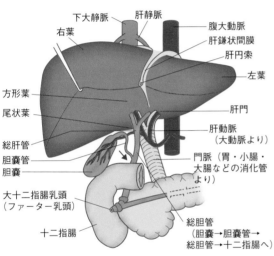

図7　肝臓の構造
➡：胆汁

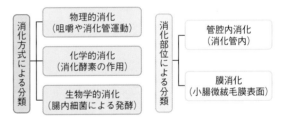

図8　消化の分類

表1　肝臓の主な機能

栄養素の代謝・貯蔵	糖質	・グルコースからグリコーゲンを合成する ・グリコーゲンをグルコースに分解する ・乳酸やアミノ酸などからグルコースを生成する（糖新生）
	たんぱく質	・アルブミン，プロトロンビン，フィブリノーゲンなどを合成する ・アンモニア（アミノ酸の分解産物）から尿素を生成する
	脂質	・脂肪酸の合成・分解を行う ・トリグリセリド，リン脂質，コレステロールを合成する
	ビタミン	・脂溶性ビタミン，葉酸，ビタミンB_{12}などを貯蔵する ・ビタミンDを活性化する
	ミネラル	・鉄，銅，コバルトなどを貯蔵する
解毒		・有害物質を無毒化（解毒）し，胆汁中に排泄する
胆汁の生成		・胆汁色素（ビリルビン），胆汁酸などからなる胆汁を合成する

表2　水溶性栄養素の吸収形態

栄養素	吸収時
糖質	単糖類（グルコース，フルクトース，ガラクトースなど）に分解されてから吸収される.
たんぱく質	アミノ酸，ジペプチド，トリペプチドの形で吸収される．ただし，アミノ酸とジペプチド・トリペプチドでは輸送体や共輸送物質が異なる.
水溶性ビタミン	たんぱく質と結合しているものは，遊離型になって吸収される． ビタミンB_{12}の吸収には，胃から分泌される内因子との結合が必要であり，回腸から特異的に吸収される．葉酸（ポリグルタミン酸型）は，**モノグルタミン酸**に分解されてから吸収される.
ミネラル（電解質）	イオン化した状態で吸収される. 3価鉄（Fe^{3+}）は，**2価鉄（Fe^{2+}）**に還元されてから吸収される.

B. 疎水性栄養素

　疎水性栄養素は，**胆汁酸で乳化されてエマルション**[※8]を形成した後，脂質分解酵素（膵液リパーゼやコレステロールエステラーゼなど）の作用を受ける．その結果生じた脂肪酸，2-モノアシルグリセロール，コレステロールなどは，胆汁酸と**ミセル**[※9]を形成する．これは，微絨毛膜に到達したところで解離し，脂質成分のみが吸収され，胆汁酸は回腸に至ってはじめて積極的に吸収される．

　脂溶性ビタミン（A，D，E，K）も，胆汁酸とミセルを形成し，脂質とともに吸収される．このため，脂溶性ビタミンの吸収は，脂質の摂取量に左右される．

3　消化過程（分泌源別の酵素・活性化・基質・終末産物）の概要

　唾液腺，舌腺，胃腺，膵臓，肝臓などの消化腺は，**外分泌腺**[※10]ともいわれる．外分泌腺は，食物による物理的・化学的刺激，自律神経，および消化管ホルモンによる調節を受けている．一般に，唾液腺は神経による調節を受け，膵臓と肝臓の外分泌は消化管ホルモンによる調節を強く受ける．

　消化液の性状と主な消化酵素を表3に示す．

A. 唾液腺

1）唾液の分泌と成分

　唾液は，**大唾液腺（耳下腺，顎下腺，舌下腺）**と小唾液腺から分泌される，漿液と粘液の混合液で，消化液

表3　消化液の一般性状と主な消化酵素

分泌部位	消化形態	消化液（消化腺）分泌量，pH，色	消化酵素	基質	生成物
口腔	管腔内消化	唾液（唾液腺）1～1.5 L/日 pH 6～7（中性）無色	α-アミラーゼ	でんぷん	デキストリン，マルトース，イソマルトース，マルトトリオース
			舌リパーゼ　＊低活性	トリグリセリド	1, 2-ジアシルグリセロール，脂肪酸
胃		胃液（胃腺）1～2 L/日 pH 1.5～2（強酸性）無色	ペプシン	たんぱく質	ポリペプチド，オリゴペプチド
			胃リパーゼ　＊低活性	トリグリセリド	1, 2-ジアシルグリセロール，脂肪酸
小腸		膵液（膵臓）0.7～1.5 L/日 pH 8.5（弱アルカリ性）無色	膵液α-アミラーゼ	でんぷん	α-限界デキストリン，マルトース，イソマルトース，マルトトリオース
			トリプシン	たんぱく質，ポリペプチド	オリゴペプチド
			キモトリプシン	たんぱく質，ポリペプチド	オリゴペプチド
			カルボキシペプチダーゼ	ペプチドC末端	アミノ酸，ポリペプチド
			膵液リパーゼ	トリグリセリド	2-モノアシルグリセロール，脂肪酸
			コレステロールエステラーゼ	コレステロールエステル	コレステロール，脂肪酸
			ホスホリパーゼA₂	レシチン（リン脂質）	リゾレシチン，脂肪酸
			核酸分解酵素（ヌクレアーゼ）	核酸（DNA, RNA）	ヌクレオチド
		胆汁（肝臓，胆囊）0.5～1.0 L/日 肝胆汁：pH 8.3・黄褐色 胆囊胆汁：pH 7・赤褐色	※消化酵素は存在しない		

[※8]　**エマルション（emulsion）**：乳濁液ともいう．液状の微粒子（直径約0.5～1.0μm）が，これと混合しない他の液体中に分散した状態のことをいう．

[※9]　**ミセル（micell）**：両親媒性の分子（分子内に親水基と疎水基をもつ）が，疎水基を内側に，親水基を外側に向けて会合した微小な集合体

（コロイド粒子）のことである．小腸管腔内で形成されるミセルの大きさは直径約4～6 nmである．

[※10]　**外分泌腺**：生体外（体表面や消化管内）に向かって，消化液などを分泌する組織のことである．

であるとともに，食物を飲み込みやすくする作用や粘膜保護・感染防御作用を有する．1日の平均分泌量は1〜1.5 Lで，pHは6〜7である．漿液には，酵素（α-アミラーゼ，舌リパーゼ），塩化物イオン（Cl⁻），抗菌性のリゾチームやペルオキシダーゼが含まれている．

耳下腺からはα-アミラーゼに富んだ漿液性の唾液が，顎下腺からは粘液と漿液の混合液が，舌下腺からは粘液を多く含む唾液が分泌される．

2) 唾液の作用

①でんぷんの消化

漿液に多く含まれるα-アミラーゼ（プチアリン）は，でんぷんのα-1,4結合を加水分解して**デキストリン**や**少糖類**（オリゴ糖）を生成する酵素であり，胃の酸性環境に到達するまで作用を続ける．

②脂質の消化

舌のエブナー腺から分泌される**舌リパーゼ**は，脂質の消化酵素であり，トリグリセリド（トリアシルグリセロール）を主に**1,2-ジアシルグリセロール**と**脂肪酸**に加水分解する．

食塊が口腔内に留まる時間は短いため，この酵素による脂質消化はほんのわずかであると考えられる．

③粘膜の保護・嚥下

粘液に含まれるムチンは，粘膜を保護するとともに，食塊を滑らかにして嚥下を容易にする．

④口腔内の抗菌作用

抗菌作用のあるリゾチームやペルオキシダーゼにより，口腔内の清浄が保たれている．

B. 胃腺

1) 胃腺の構造

胃の粘膜表面には，ところどころに**胃小窩**とよばれる粘膜上皮の陥入がみられる（図9）．胃腺は，胃小窩に開口しており，ここから胃液が分泌される．

胃腺は，存在部位により，噴門腺，**胃固有腺**（胃底腺），幽門腺に分類される．胃腺を構成する細胞は，**粘液細胞**，**内分泌細胞**（G細胞），**壁細胞**，**主細胞**の4種類で，胃腺の種類によってその構成が異なっている．これらの細胞は，互いに刺激し合ってペプシン産生を促し，胃内でのたんぱく質分解を促進している（図10）．

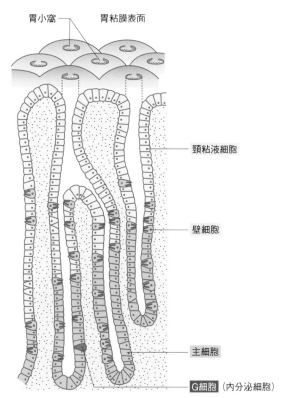

図9　胃小窩に開口する胃固有腺とその構成細胞
文献4より引用

頸粘液細胞
壁細胞
主細胞
G細胞（内分泌細胞）

①粘液細胞

粘液を分泌し，粘膜を保護している．

②内分泌細胞（G細胞）

消化管ホルモンである**ガストリン**が分泌され，壁細胞からの胃酸の分泌，および主細胞からの**ペプシノーゲン**の分泌を促進する．胃内のpHが2以下になると，ガストリン分泌は抑制される．G細胞は幽門部に集中して存在する．

③壁細胞

副交感神経（迷走神経）の神経伝達物質である**アセチルコリン**，消化管ホルモンである**ガストリン**，**ヒスタミン**の刺激によって塩酸（胃酸）を能動的に分泌する．これにより胃内はpH 1〜2の強酸性に保たれている．

④主細胞

ペプシノーゲン（ペプシンの**不活性型**[11]）を分泌する．このペプシノーゲンは塩酸によって直ちに活性型の

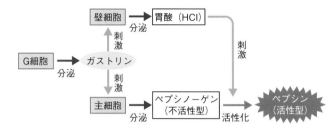

細胞名	分泌物
粘液細胞	粘液
G細胞	ガストリン（消化管ホルモン）
壁細胞	胃酸（HCl）
主細胞	ペプシノーゲン

図10 胃腺を構成する細胞とペプシンの生成
胃内のpHが2以下になると，ガストリンの分泌は抑制される

ペプシンに転換される（ペプシノーゲンはペプシン自体によっても活性化する）．また，胃リパーゼも分泌する．

2）胃液の分泌と成分

胃液は1日に約1〜2L分泌され，粘液（ムチン），酵素（ペプシン，胃リパーゼ），塩酸（HCl），内因子[※12]などが含まれている．味覚や嗅覚などの刺激によって副交感神経が興奮すると，胃液分泌が促進される．また，胃液の分泌は，飲食物の量や種類，食事環境，感情変化などによっても大きく左右される．

3）胃液の作用

①たんぱく質の消化

たんぱく質の消化は，ペプシンによって胃内ではじまる．ペプシンは不活性型のペプシノーゲンとして分泌されるが，塩酸によって直ちに活性型のペプシンに転換される．ペプシンは胃内の強酸性下でのみ作用し，たんぱく質を分解して**ポリペプチド**や**オリゴペプチド**などに変える．

②脂質の消化

胃リパーゼは，短鎖および中鎖脂肪酸からなるトリグリセリドにしか作用しないことや，至適pHが中性付近であることなどから，胃内での作用は弱い．

③殺菌作用

食物が摂取される際，病原菌を含む相当数の微生物が同時に摂取されるが，塩酸とペプシンの作用により微生物数はかなり減少する．したがって，胃の機能不全や胃切除者は，腸内で病原菌が繁殖する危険性が高まる恐れがある．

Column

いろいろな呼び名のたんぱく質分解産物

ペプチドとは，2個以上のアミノ酸がペプチド結合したものの総称である．アミノ酸2個からなるものを**ジペプチド**，3個結合したものを**トリペプチド**という．ペプチドは，その鎖長により分類され，アミノ酸10個以下のものを**オリゴペプチド**，それ以上を**ポリペプチド**，50個以上になると**たんぱく質**と総称することが多い．

そのほか，たんぱく質の分解産物には，**プロテオース**，**ペプトン**などの呼び名のものがある．プロテオースは，たんぱく質のアルカリ，酸，酵素による部分加水分解産物のうち，煮沸によって熱凝固性を失ったもののことであり，ポリペプチド，オリゴペプチド，アミノ酸の混合物である．また，ペプトンは，牛乳カゼイン，獣肉，大豆たんぱく質などをペプシン，トリプシン，酸などで部分的に加水分解して得られた乾燥粉末であり，オリゴペプチド，アミノ酸を主成分としている．

以上のように，さまざまな呼び名のたんぱく質分解産物があるが，その区別はあいまいである．

※11　**不活性型**：酵素前駆体のことで，**チモーゲン**（zymogen），あるいは**プロ酵素**（proenzyme）ともいう．胃液のペプシン，膵液のトリプシン，キモトリプシンなどは，自己消化を抑制するため，分泌細胞から不活性型酵素（ペプシノーゲン，トリプシノーゲン，キモトリプシノーゲン）として分泌

され，消化管腔内の活性化因子によって限定加水分解を受け活性化される（図10，図13参照）．
※12　**内因子**：回腸におけるビタミンB_{12}の吸収を促進する糖たんぱく質のことであり，胃の壁細胞から分泌される．

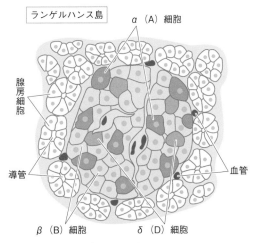

ランゲルハンス島

α（A）細胞

腺房細胞

導管

血管

β（B）細胞　　δ（D）細胞

図11　膵臓のランゲルハンス島
文献5より引用

表4　膵臓のランゲルハンス島から分泌されるホルモン

分泌細胞	ホルモン	ホルモンの作用
α（A）細胞	グルカゴン	血糖上昇作用 ＊低血糖で分泌が促進される．肝グリコーゲン分解促進および糖新生によって血糖を上昇させる
β（B）細胞	インスリン	血糖低下作用 ＊血糖が高くなると分泌が促進される．グルコースの消費やグルコースを利用してグリコーゲン・脂質・たんぱく質合成を促進させる
δ（D）細胞	ソマトスタチン	膵臓だけでなく，胃や上部小腸からも分泌される．胃や十二指腸の酸（H⁺濃度上昇）や脂肪・たんぱく質の分解物が刺激になって放出される．グルカゴン，インスリン，膵液の分泌を抑制する

文献5より引用

④粘膜の保護

粘液（ムチン）は，胃の粘膜を保護する作用がある．

C. 膵臓

膵臓は，胃の後ろに位置した長さ約15 cm，重さ80〜160 gの臓器である．膵臓は，膵液を分泌する**外分泌腺**としての機能と，ホルモンを分泌する**内分泌腺**としての機能をもっている．膵臓の容積の大部分（98％）を外分泌腺が占め，その中に内分泌細胞の集塊である**ランゲルハンス島**が散在している．

ランゲルハンス島は，α（A），β（B），δ（D）の3種の細胞から構成され，α細胞からは**グルカゴン**が，β細胞からは**インスリン**が，δ細胞からは**ソマトスタチン**がそれぞれ分泌され，血糖値の調節を行っている（図11，表4）．

1）膵液の分泌と成分

膵液の分泌量は1日約0.7〜1.5 Lである．外分泌部の腺房細胞と導管上皮細胞がともに**炭酸水素イオン**（HCO_3^-）と水を分泌するため，膵液は**弱アルカリ性**（pH 8.5程度）を示す．また，各種消化酵素の合成は，腺房細胞で行われる．これらの分泌物は膵液として，

膵管（導管）から総胆管へ合流し，**大十二指腸乳頭**（ファーター乳頭）から十二指腸に注がれる（図1）．膵液の分泌は，副交感神経の興奮によって刺激を受けるとともに，食事摂取にもよく反応する．これは，食事摂取が刺激となって**セクレチン（secretin）**[※13]や**コレシストキニン（cholecystokinin，CCK）**[※14]などの消化管ホルモンが放出され，それによって膵液分泌が促進されるためである．

2）膵液の中和作用

胃から十二指腸に移行した酸性の胃内容物は，炭酸水素イオンを多量に含む弱アルカリ性の膵液によって中和され，さらには弱アルカリ性に調整される．

3）膵液の消化作用

膵液は，すべての主要栄養素を消化する酵素を含んでおり，これらの酵素が小腸における管腔内消化の主役を担っている．

①糖質の消化

糖質の消化は口腔内で唾液α-アミラーゼによってはじまるが，その作用時間は比較的短い（酸性状態で失活するため）．そのため，糖質消化の大部分は小腸で行われる．**膵液α-アミラーゼ**は，でんぷん分子の

[※13]　**セクレチン**：胃内容物が上部小腸に移行すると，十二指腸粘膜にあるS細胞はH⁺濃度上昇を感知してペプチドホルモンであるセクレチンを分泌する．セクレチンは，膵臓にはたらきかけて炭酸水素イオンに富む大量の膵液を分泌させるとともに，胃にもはたらき，胃酸・ガストリンの分泌や胃内容物の十二指腸への移送を抑制する．胃内容物のpHが**4.5以上**になったら，セクレチンの分泌は止まる．

[※14]　**コレシストキニン**：たんぱく質の分解産物であるペプチド・アミノ酸や，脂肪の分解産物などが，上部小腸に達すると，それが刺激となって，コレシストキニンが放出される．コレシストキニンは，膵液酵素の合成・分泌を促進する．また，胆嚢にはたらきかけ，胆嚢を収縮して胆汁分泌を促進する．

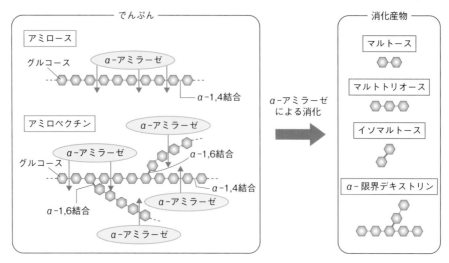

図12 α-アミラーゼによるでんぷんの消化

α-1,4結合をランダムに切断する**エンド型**[※15]の酵素であり，でんぷんから**マルトース，マルトトリオース，イソマルトース，α-限界デキストリン**などを産生する（図12）．

②たんぱく質の消化

たんぱく質は，胃液中のペプシンによってある程度の大きさまで消化されるが，本格的な消化は，膵液中のたんぱく質分解酵素によって行われる．膵液中の主なたんぱく質分解酵素は，**エンド型のトリプシンとキモトリプシン，エキソ型**[※16]の**カルボキシペプチダーゼ**である．図13に示したように，いずれも不活性型のプロ酵素として分泌されるが，消化液中で活性化因子の作用により活性型となる．

トリプシンの不活性型である**トリプシノーゲン**が，小腸粘膜上皮細胞から分泌される**エンテロキナーゼ（エンテロペプチダーゼ）**によって一部加水分解され活性型のトリプシンになると，それが他のたんぱく質分解酵素を活性化させるため，たんぱく質の分解が一気に進行する．活性調節のため，膵液には**トリプシン阻害因子（インヒビター）**が含まれている．

③脂質の消化

脂質は，口腔や胃内に存在するリパーゼによって一部消化されるが，大部分は小腸で**膵液リパーゼ（ステアプシンともいう）**によって行われる．

食物由来のトリグリセリド（トリアシルグリセロール，中性脂肪）は，水に溶けないため，そのままでは消化酵素の作用を十分受けることができない．そこで，必要なのが胆汁酸の助けである．胆汁酸は，トリグリセリドを乳化して小さな脂肪滴（エマルション）にするため，膵液リパーゼが作用しやすくなる．

膵液リパーゼは，トリグリセリドの1および3位の脂肪酸を加水分解し，**2-モノアシルグリセロールと脂肪酸**にする（図14）．分解が進むにつれ，脂肪滴はだんだん小さくなり，細かいミセルと呼ばれる粒子になって可溶化する．脂質の分解産物と胆汁酸からなる**ミセル**は，小腸粘膜の微絨毛膜表面に到達すると解離し，脂質成分のみが吸収される．

食物中の**コレステロールエステル**は，膵液中のコレステロールエステラーゼによって**コレステロール**と脂肪酸に，リン脂質である**レシチン**[※17]は**ホスホリパーゼA_2**の作用により**リゾレシチンと脂肪酸**になる．

※15 **エンド (endo) 型**：「endo-」は，内（部）を意味する接頭語である．エンド型酵素は，分子内部を加水分解するため，糖質から少糖類が，たんぱく質からオリゴペプチドが主として生成する．

※16 **エキソ (exo) 型**：「exo-」は，外（部）を意味する接頭語である．エキソ型酵素は，分子末端から構成単位を加水分解していくため，糖質から単糖類（グルコースやガラクトースなど）が，たんぱく質からアミノ酸が

生成する．

※17 **レシチン (lecithin)**：ホスファチジルコリン（phosphatidylcholine）ともいう．動物，植物，酵母，カビ類に広く分布しているグリセロリン脂質のことで，哺乳類では全リン脂質の30～50％を占め，生体膜の主要構成成分である．

分類	活性型	不活性型 (チモーゲン, プロ酵素)	活性化因子	作用部位
エンド型	トリプシン	トリプシノーゲン	エンテロキナーゼ (エンテロペプチダーゼ), トリプシン	塩基性アミノ酸(アルギニンやリジンなど)のC末端側のペプチド結合
エンド型	キモトリプシン	キモトリプシノーゲン	トリプシン	芳香族アミノ酸(主にフェニルアラニンやチロシンなど)のC末端側のペプチド結合
エキソ型	カルボキシペプチダーゼ	プロカルボキシペプチダーゼ	トリプシン	ペプチド鎖C末端のアミノ酸残基を順次切断 A:C末端の芳香族アミノ酸残基 B:C末端の塩基性アミノ酸残基

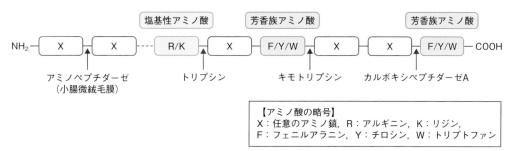

図13 膵液中のたんぱく質分解酵素の活性化と作用部位

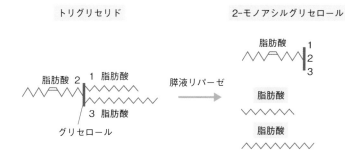

図14 膵液リパーゼによる脂質の消化

膵液リパーゼは, トリグリセリドの1, 3位のエステル結合を加水分解し, 1分子の2-モノアシルグリセロールと2分子の脂肪酸を生成する.「トリ」は3,「アシル」は脂肪酸部分,「モノ」は1を意味する. つまり,「2-モノアシルグリセロール」は, グリセロールの2位に脂肪酸1分子がエステル結合している

④その他の消化

核酸(DNA, RNA)は, **ヌクレアーゼ**により構成単位である**ヌクレオチド**に消化される.

D. 胆嚢

胆嚢は, 長さ約8cm, 容積50mLのなすび形をしており, 肝臓でつくられた胆汁を一時的に貯蔵し, 濃縮する器官である.

1) 胆汁の分泌と成分

胆汁の1日あたりの分泌量は, 0.5〜1.0Lである. 胆汁には, 胆汁酸, 胆汁色素(**ビリルビン**[18]), コレステロール, 電解質などが含まれており, 消化酵素は含まれていない.

食物由来の脂肪の分解産物などが上部小腸に達すると, それが刺激となり**コレシストキニン**が放出される. コレシストキニンは, 胆嚢を収縮させ胆汁分泌を促進する. 胆汁は総胆管を経て十二指腸へ分泌される.

2) 胆汁の作用

胆汁の主成分である胆汁酸は, 強力な**界面活性作用**をもち, 脂質の乳化を介して膵液リパーゼの作用を助ける. つまり, 胆汁は, 脂質の消化・吸収に不可欠な

※18 **ビリルビン**:主に老廃赤血球のヘモグロビンから1日に約300mg生成される. 生成されたビリルビン(**間接ビリルビン**)は, アルブミンと結合して血中を移動し, 肝臓に取り込まれ**グルクロン酸抱合**を受け(**直接ビリルビン**となって), 胆汁中に排泄される.

消化液である.

3) 胆汁酸の生成と腸肝循環

　肝細胞でコレステロールから合成された**一次胆汁酸**（**コール酸，ケノデオキシコール酸**）は，胆汁に含まれ十二指腸へ排出される．その後，一次胆汁酸は腸内細菌の作用を受け，**二次胆汁酸**（**デオキシコール酸，リトコール酸**）になる．これらは，いずれも回腸下部でトランスポーターを介して能動的に吸収され，門脈を経て肝細胞に再び取り込まれ，胆汁中に分泌される．この過程を**腸肝循環**（enterohepatic circulation）という．分泌された胆汁酸の約90％が再吸収され，肝臓に戻って再利用されている（第5章1-D-3参照）．

E. 小腸

　小腸には膵液と胆汁が合流して注ぎ込まれ，消化がさかんに行われる．また，小腸は，アルカリ性の粘液や**エンテロキナーゼ**などを分泌する器官でもある．1日あたりの腸液の分泌量は約2Lと推定される．

　小腸までの**管腔内消化**によって得られた中間的消化物（オリゴペプチドや少糖類など）は，そのままでは吸収されない．小腸微絨毛膜には，オリゴペプチドをアミノ酸やジ（トリ）ペプチドに，少糖を単糖類に加水分解するエキソ型の酵素が局在している．ここで起こる終末消化を**膜消化**といい，膜消化を受けた栄養素は近傍の膜輸送体によって細胞内に取り込まれる（図15）．

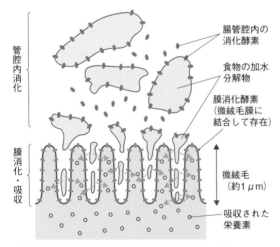

図15　小腸における管腔内消化と膜消化・吸収

（図内ラベル）
- 腸管腔内の消化酵素
- 食物の加水分解物
- 膜消化酵素（微絨毛膜に結合して存在）
- 微絨毛（約1μm）
- 吸収された栄養素
- 管腔内消化
- 膜消化・吸収

　管腔内消化は，食物による**物理的・化学的刺激**，また**自律神経**および**消化管ホルモン**の刺激を受けて調節されている．食事による消化器系の応答は，大きく脳相，胃相，腸相に分けて考えられる．

A. 脳相，胃相，腸相

1) 脳相

　食物を見たり匂いを嗅いだり，また他の人が食べている音を聞いたりするだけで唾液が出るように，視覚，嗅覚および聴覚の刺激により，迷走神経（副交感神経）を介して唾液，胃液，膵液，胆汁などの消化液の分泌が促進される．さらに，食物を摂取すると，味覚刺激や口腔内の物理的刺激によって，よりいっそう消化液分泌や消化管運動が促進される．このように，食物が胃に入る前に起こる消化器系のはたらきの変化を脳相あるいは**頭相**という．

2) 胃相

　食塊が胃に入ると，迷走神経および**壁在神経叢**を介して胃酸，ガストリン，ペプシノーゲンなどの分泌が促進される．また，食物の分解産物による化学的刺激は，G細胞に受容され，さらにガストリンの分泌を促す．このように，胃に食物が入ることによって起こる消化器系の変化を胃相という．

3) 腸相

　胃内容物が十二指腸に移送されると，セクレチンやコレシストキニンが分泌される．セクレチンは，膵臓にはたらきかけて炭酸水素イオンに富む大量の膵液を分泌させ胃酸を中和するとともに，胃にもはたらきかけ，胃酸・ガストリンの分泌や胃内容物の十二指腸への移送を抑制する．また，コレシストキニンは，胆汁分泌を促進すると同時に，摂食に抑制をかける．以上のように，胃内容物が十二指腸に移送されることによって起こる消化器系の変化を腸相という．

B. 自律神経による調節

　消化器系のはたらきを調節する自律神経系は，外来性の交感神経および副交感神経と，消化管に内在する

神経叢（**腸管神経系**）とで構成されている．消化管運動の局所的な調節は主に腸管神経系によって行われ，外来神経が各部位間の統合・調節を行っている．

1) 外来の自律神経系による調節

中枢（脳や脊髄）から出て，身体の各部に分布する神経を**末梢神経**といい，これは**自律神経系**と**体性神経系**に分けられる（図16）．

自律神経系は，意思とは無関係に，中枢神経からの刺激を内臓や皮膚に伝える神経である．自律神経の大きな特徴は，1つの組織や器官に**交感神経**と**副交感神経**の2種類の神経を送りこんでいるところである．交感神経の末端からは主として**ノルアドレナリン**が，副交感神経からは**アセチルコリン**が分泌され，組織や器官に拮抗的な刺激を与え二重支配をしている．

消化管は，一般に副交感神経，特に迷走神経の興奮によって消化液分泌や消化管運動が亢進され，逆に交感神経によって抑制される．しかし，唾液腺については，両神経の刺激によりそれぞれ性状の異なる唾液（交感神経：粘り気のある唾液，副交感神経：さらさらした唾液）の分泌が促進される（表5）．

2) 腸管神経系

消化管壁には2種類の神経細胞の集合部（壁在神経叢）がみられる．1つは，縦走筋と輪状筋の間にある**アウエルバッハ（Auerbach）神経叢**で，主に消化管の収縮運動にかかわっている．もう1つは，粘膜下筋板と輪状筋の間にある**マイスネル（Meissner）神経叢**であり，粘液分泌や絨毛運動を調節している（図2）．

C. 消化管ホルモンによる調節

消化管は20種以上の消化管ホルモン（**ペプチドホルモン**）を分泌する体内最大の内分泌器官といえる．消化管ホルモンは，消化管粘膜に散在する内分泌細胞から分泌され，消化管運動や消化液分泌を調節している．食物からの物理的・化学的刺激，あるいは神経性刺激が消化管ホルモンの分泌刺激となる．

主な消化管ホルモンとそのはたらきを表6に示す．

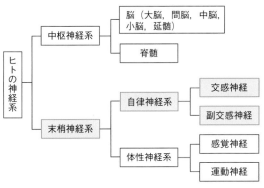

図16　ヒトの神経系

表5　自律神経系のはたらき

		交感神経	副交感神経
主な神経伝達物質		ノルアドレナリン	アセチルコリン
主なはたらき		活発に行動しているときや，緊張・興奮時に，エネルギーを消費する方向ではたらく	安静時，疲労回復時に，エネルギーを蓄積する方向ではたらく
消化	唾液分泌	促進〔粘液性（粘り気がある）の唾液〕	促進〔漿液性（さらさらしている）の唾液〕
	消化液分泌	抑制	促進
	消化管運動	抑制	促進
ホルモン	膵臓	インスリン分泌抑制	インスリン分泌促進
	副腎髄質	アドレナリン分泌促進	－
循環	心臓拍動	促進	抑制
	血圧	上昇	低下
排尿・排便	膀胱括約筋	収縮（排尿抑制）	弛緩（排尿促進）
	肛門括約筋	収縮（排便抑制）	弛緩（排便促進）

表6 主な消化管ホルモン

消化管ホルモン	分泌部位（細胞）	刺激因子	作用
ガストリン	胃幽門部，十二指腸（G細胞）	・食物からの物理的刺激 ・化学的刺激 （ペプチド・アミノ酸，カフェイン，アルコールなど） ・迷走神経（アセチルコリン）による刺激	・胃酸分泌促進 ・ペプシノーゲン分泌促進 （胃内容物のpHが2以下になるとガストリン分泌が抑制される）
セクレチン	十二指腸，空腸（S細胞）	・酸（H^+濃度上昇）	・膵臓からのHCO_3^-分泌促進 ・膵液酵素の分泌促進 ・胃酸，ガストリン分泌抑制 ・胃内容物の十二指腸への移送抑制 （消化物のpHが4.5以上になるとセクレチン分泌が抑制される）
コレシストキニン（CCK）	十二指腸，空腸（I細胞）	・ペプチド・アミノ酸，脂肪の分解産物	・胆嚢収縮（胆汁分泌促進） ・膵液酵素の分泌促進 ・摂食抑制
GIP*	十二指腸，空腸（K細胞）	・グルコース，脂肪の分解産物	・胃酸，ガストリン分泌抑制 ・ペプシン分泌抑制 ・胃の運動抑制
モチリン	十二指腸，空腸（EC細胞）	・アルカリ性の分泌液	・胃腸の運動性亢進

＊GIP：gastric inhibitory polypeptide. グルコース依存性のインスリン分泌刺激作用をもつ. 胃抑制ポリペプチドともいわれる

5 膜消化・吸収

A. 膜の透過

1）吸収の部位

栄養素の吸収の**約90％**が小腸で行われる．小腸の中で，ひだが多く最も吸収のさかんな部位は空腸であり，大部分の栄養素が十二指腸から空腸を通過する間に吸収される．ただし，アルコールやある種の薬剤は胃から，胆汁酸やビタミンB_{12}は回腸で，水分，ナトリウム・カリウムなど一部の電解質は大腸からも吸収される（概略図）．水分は，約90％が小腸から，残り10％が大腸から吸収され，口腔や胃からはほとんど吸収されない．

2）膜消化

摂取した食物は，管腔内消化である程度低分子となった後，表7に示す**膜消化酵素**により吸収可能な状態にまで加水分解される．膜消化酵素は，管腔内消化酵素とは異なり**小腸微絨毛膜（刷子縁膜）**に結合した状態で存在する．この膜上で行われる最終消化を膜消化といい，消化物は同時に近傍の膜輸送体から細胞内に吸収される（図17）．

糖質は単糖類に，たんぱく質はアミノ酸，ジ（トリ）ペプチドまで膜消化を受けた後，体内に吸収される．一方，トリグリセリドは，管腔内でリパーゼの作用を受けて2-モノアシルグリセロールと脂肪酸になった後，膜消化を受けずそのまま細胞内に取り込まれる．

3）吸収の機構

小腸粘膜上皮細胞（吸収細胞）は，腸管腔という外部と，内部を隔てる仕切りであるとともに，必要な栄養素を選択し，積極的に取り入れる役割を担っている．

栄養素の膜透過経路には，上皮細胞の中を通る**細胞路**と細胞間隙を通る**細胞外路**の2つがあり，**細胞路**は，微絨毛膜の通過，細胞内の移送，細胞内から毛細血管・リンパ管への輸送（基底膜の通過）の3つのステージに分けられる．

膜の輸送方式は，**受動輸送**（単純拡散，促進拡散），**能動輸送**および**膜動輸送**（エンドサイトーシス，エキソサイトーシス）の3つに分けられる（表8）．

B. 受動輸送

細胞内外の濃度勾配に従った，エネルギーを必要としない輸送方式である．**輸送体（トランスポーター）**

表7 膜消化酵素の種類とはたらき

局在部位	消化形態	分類	消化酵素	基質（作用部位）	生成物
小腸微絨毛膜	膜消化	二糖類分解酵素	マルターゼ	マルトース（α-1,4結合）	グルコース，グルコース
			イソマルターゼ	イソマルトース（α-1,6結合）	グルコース，グルコース
			スクラーゼ	スクロース（α-1,2結合）	**グルコース，フルクトース**
			ラクターゼ	ラクトース（β-1,4結合）	**ガラクトース**，グルコース
			トレハラーゼ	トレハロース（α-1,1結合）	グルコース，グルコース
		ペプチド分解酵素	アミノペプチダーゼ	オリゴペプチドN末端のアミノ酸残基（ペプチド結合）	アミノ酸，オリゴペプチド
			ジペプチド消化酵素	ジペプチド（ペプチド結合）	アミノ酸
		ビタミンAエステル加水分解酵素		レチニルエステル（エステル結合）	レチノール，脂肪酸

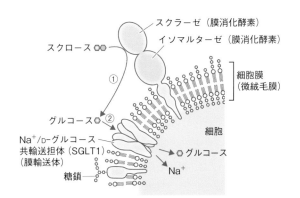

図17 微絨毛膜における膜消化酵素と輸送体の連携
①スクロースは，スクラーゼの作用によりグルコースとフルクトースに加水分解される．②グルコースは，膜輸送体（SGLT1）からNa⁺とともに能動輸送される．
文献6より引用

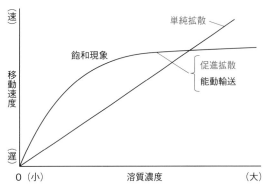

図18 受動輸送（単純拡散・促進拡散）と能動輸送の動態
文献7より引用

表8 受動輸送と能動輸送

	受動輸送		能動輸送
	単純拡散	促進拡散	
基質濃度	細胞内外の濃度勾配に従う（高濃度から低濃度への輸送）		細胞内外の濃度勾配に従わない
エネルギー	不要		必要
輸送体（トランスポーター）	不要	必要	必要
飽和現象	ない	ある	ある
該当する栄養素	脂溶性ビタミン脂肪酸	フルクトースアスパラギン酸グルタミン酸	グルコースガラクトースL-アミノ酸水溶性ビタミン（B₁，B₂，パントテン酸，ビオチン，Cなど）

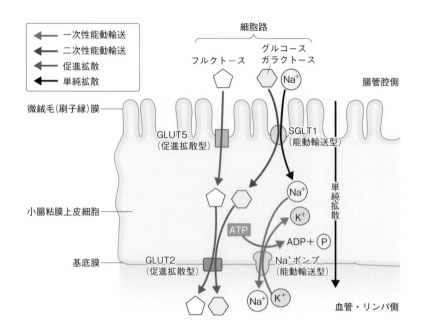

図19 小腸粘膜上皮細胞における膜輸送機構

を必要としない単純拡散と，必要とする促進拡散に分けられる．栄養素は，濃度の高い方から低い方へ輸送され，濃度勾配が大きいほど速度は速くなる．促進拡散は，単純拡散より輸送速度は速いが，輸送体の数に限りがあるため，ある濃度以上になると**飽和現象**[19]を起こす．また，類似した構造の物質間で**競合阻害**がみられる．

疎水性物質（脂肪酸，2－モノアシルグリセロール，脂溶性ビタミン，コレステロールなど）は，単純拡散により輸送される．

フルクトースは，微絨毛膜の**GLUT5**（glucose transporter 5）[20]を介して細胞内に取り込まれ，基底膜の**GLUT2**（glucose transporter 2）を介して細胞から毛細血管へ排出される．つまり，フルクトースは，どちらの膜も**促進拡散**で輸送される（図19）．

ミネラルや水溶性ビタミンは，高濃度では単純拡散

※19 **飽和現象**：膜の輸送速度は，基質濃度に比例して増加するが，ある濃度以上になると速度が頭打ちになる現象のことである．輸送体を必要とする栄養素の吸収においてみられる（図18）．

※20 **GLUT5**：促進拡散型グルコース輸送体は，GLUT1からGLUT6まであり，そのなかの1つGLUT5は，小腸微絨毛（刷子縁）膜に存在し，フルクトースを細胞に取り込む役割をしている．

Column

膜消化が存在する理由

しかし，なぜ膜消化というステージがあるのであろう．なぜ管腔内だけで消化しないのであろう．消化吸収の行われる小腸や大腸には数えきれないほど多くの腸内細菌が存在する．もし，管腔内で栄養素を最後まで消化し，小さい分子まで消化してしまうと，それを腸内細菌が吸収してしまうことになる．そこで吸収の直前まで腸内細菌が吸収できない大きさに維持し，膜上に結合して存在する消化酵素で消化し，すみやかに吸収するしくみをつくっている．つまり，腸内細菌に栄養素を奪われないように巧妙なしくみにしていると考えられている．

（田地 陽一）

A）エンドサイトーシス

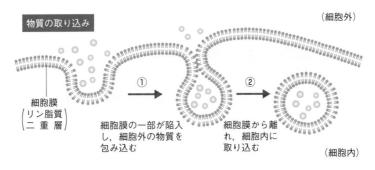

物質の取り込み

（細胞外）

細胞膜
（リン脂質
二重層）

① 細胞膜の一部が陥入
し，細胞外の物質を
包み込む

② 細胞膜から離
れ，細胞内に
取り込む

（細胞内）

B）エキソサイトーシス

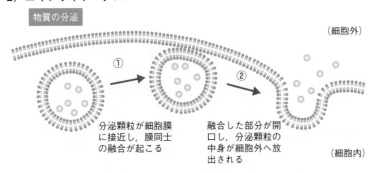

物質の分泌

（細胞外）

① 分泌顆粒が細胞膜
に接近し，膜同士
の融合が起こる

② 融合した部分が開
口し，分泌顆粒の
中身が細胞外へ放
出される

（細胞内）

図20 膜動輸送
文献5より引用

で輸送されるものや，ある程度高い濃度であっても能
動輸送で吸収されるものなど，その種類や生体の状態
などにより輸送方式が異なる

C. 膜動輸送

　細胞膜の一部が陥入して細胞外の物質を飲み込むよ
うに細胞内に取り込む**エンドサイトーシス（endocy-tosis）**は，**飲食作用**ともいわれ，形成される小胞の大
きさによってさらに2つに分けられる．1つは，**ピノ
サイトーシス（pinocytosis，飲作用）**で，比較的小さ
な小胞で液体や溶質を取り込む場合である．もう1つ
は，**ファゴサイトーシス（phagocytosis，食作用）**で，
微生物や細胞断片を比較的大きな小胞で包んで取り込
むものである．

　一方，細胞内の分泌顆粒の膜が細胞膜と融合して開
口し，分泌顆粒の中身が細胞外へ排泄される**エキソサ**

イトーシス（exocytosis）がある．これは，**開口分泌**
ともいわれ，ホルモン，神経伝達物質，ペプチドなど
のほとんどがこの方式で分泌される（図20）．

D. 能動輸送

　能動輸送は，細胞内外の濃度勾配に従わない，エネ
ルギーと輸送体を必要とする輸送方式である．エネル
ギーに依存した積極的な輸送方式であるため，輸送速
度は速く，濃度の低い方から高い方への濃度勾配に逆
らった輸送も行うことができる．促進拡散と同様に，
飽和現象や競合阻害がみられる（図18）．

　また，輸送される物質が直接エネルギーを利用する
一次性能動輸送と，一次性能動輸送で生じた濃度勾配
を利用する**二次性能動輸送**がある．

1）グルコース・ガラクトースの能動輸送

　グルコースやガラクトースの能動輸送では，小腸粘

表9 たんぱく質の消化酵素

	存在部位	分類	消化酵素	基質	生成物
管腔内消化	胃 (胃液)	エンド型	ペプシン	たんぱく質	ポリペプチド, オリゴペプチド
	小腸管腔 (膵液)	エンド型	トリプシン	たんぱく質, ポリペプチド	オリゴペプチド
		エンド型	キモトリプシン	たんぱく質, ポリペプチド	オリゴペプチド
		エキソ型	カルボキシペプチダーゼ	ペプチドC末端のアミノ酸 (芳香族, 塩基性) 残基	アミノ酸, オリゴペプチド
膜消化	小腸微絨毛膜	エキソ型	アミノペプチダーゼ	オリゴペプチドN末端の アミノ酸残基	アミノ酸, ジ (トリ) ペプチド
		エキソ型	ジペプチダーゼ	ジペプチド	アミノ酸

膜細胞の毛細血管側（基底膜）に存在するNa^+ポンプ（Na^+/K^+-ATPアーゼ, ナトリウムチャネル）を介して行われる細胞外へのNa^+の汲み出しが一次性能動輸送になる. これにより細胞内のNa^+の濃度が低くなると, 濃度勾配に従って管腔側からNa^+が細胞内に流れ込む. 微絨毛 (刷子縁) 膜には, グルコースをNa^+と共輸送する**ナトリウム依存性グルコース輸送体**（sodium-dependent glucose transporter 1：SGLT1）[※21]が存在しており, これによりNa^+とともにグルコースが二次性能動輸送される. ガラクトースも, グルコースと同様にSGLT1を介して二次性能動輸送される. 吸収細胞内から血管側への排出は, どちらもフルクトースと同様にGLUT2を介して行われる (図19).

2) アミノ酸・ジ (トリ) ペプチドの能動輸送

小腸粘膜上皮細胞には, アミノ酸の種類によって異なる複数の輸送体が存在する. アミノ酸の多くは, Na^+ポンプの駆動力を利用した能動輸送で細胞内に取り込まれる.

一方, ジ (トリ) ペプチドは, 細胞内外のH^+濃度勾配を利用したH^+/ジ (トリ) ペプチド共輸送体を介して能動輸送される.

アミノ酸の吸収では, 同じ輸送体を利用するアミノ酸同士で競合阻害がみられるが, ジ (トリ) ペプチドでは競合がないため, アミノ酸よりペプチドの輸送の方が速い.

※21　**SGLT1**：現在, 3種類のSGLTが見つかっており, 小腸以外でも糖の輸送にかかわっていることが報告されている.

6　栄養素別の消化・吸収

A. たんぱく質

たんぱく質は, 管腔内消化を受けた後, 膜消化でアミノ酸およびジ (トリ) ペプチドまで消化され, 小腸粘膜上皮細胞から吸収される. 主なたんぱく質消化酵素を表9に, 消化・吸収過程の概要を図21に示す.

1) たんぱく質の管腔内消化

たんぱく質の消化は, 胃液中の**ペプシン**によってはじめられる. ペプシンは, **ペプシノーゲン**として分泌され, 塩酸によって活性化された後, たんぱく質に作用してポリペプチドやオリゴペプチドを生成する. これらペプチドは, 膵液中の**トリプシン**や**キモトリプシン**によりアミノ酸が2〜6個結合したオリゴペプチドに分解される. また, 膵液中にはエキソ型の**カルボキシペプチダーゼ**が含まれるため, 少量のアミノ酸も生成される. これらの膵液中のたんぱく質分解酵素は, ペプシンと同様に不活性型のプロ酵素として分泌され, 消化液中の活性化因子により活性型となる.

2) ペプチドの膜消化・吸収

管腔内消化によって生じたオリゴペプチドは, 微絨毛膜に局在する**アミノペプチダーゼ**や**ジペプチダーゼ**などの作用によりアミノ酸やジ (トリ) ペプチドに分解されてから吸収される.

小腸粘膜上皮細胞におけるアミノ酸の吸収には, 微絨毛膜と基底膜側の輸送体が関与しており, 中性アミノ酸輸送系, 塩基性アミノ酸輸送系, 酸性アミノ酸輸

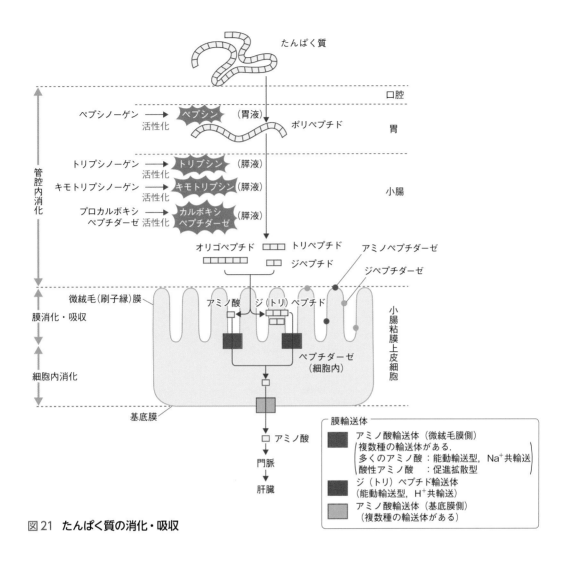

図21　たんぱく質の消化・吸収

送系など複数の輸送系が存在している．多くのアミノ酸がNa⁺の駆動力を利用した二次性能動輸送で細胞内に輸送されるのに対して，ジ（トリ）ペプチドはアミノ酸輸送系とは異なるH⁺/ジ（トリ）ペプチド共輸送体を介して細胞内に能動輸送される．細胞内に取り込まれたジ（トリ）ペプチドは，細胞内のペプチダーゼによってアミノ酸に分解される．細胞内のアミノ酸は，基底膜側にあるアミノ酸輸送体を介して毛細血管に移行され，門脈から肝臓へ運ばれる．

B. 炭水化物（糖質，食物繊維）

　糖質（多糖類）は，管腔内消化を受けた後，膜消化により単糖類まで完全に分解されてから吸収される．主な糖質の消化酵素を表10に，消化・吸収過程の概要を図22に示す．

1）糖質の管腔内消化

　食物中の主要な糖質であるでんぷんは，グルコースがα-1,4結合とα-1,6結合した多糖類である（図12）．摂取したでんぷんは，唾液と膵液に含まれる**α-アミラーゼ**により内部のα-1,4結合がランダムに切断され，二糖類（**マルトースやイソマルトース**）やその他の少糖類（**マルトトリオース，α-限界デキストリン**）まで分解される．

　食物に含まれるスクロースやラクトースなどの二糖

表10 **糖質の消化酵素**

	存在部位	消化酵素	基質 (作用部位)	生成物
管腔内消化	口腔 (唾液)	α-アミラーゼ	でんぷん (α-1,4結合)	デキストリン，マルトース， イソマルトース，マルトトリオース
	小腸管腔 (膵液)	α-アミラーゼ	でんぷん (α-1,4結合)	α-限界デキストリン，マルトース， イソマルトース，マルトトリオース
膜消化	小腸微絨毛膜	マルターゼ	マルトース (麦芽糖) (α-1,4結合)	グルコース，グルコース
		イソマルターゼ	イソマルトース (α-1,6結合)	グルコース，グルコース
		スクラーゼ	スクロース (ショ糖) (α-1,2結合)	グルコース，**フルクトース**
		ラクターゼ	ラクトース (乳糖) (β-1,4結合)	**ガラクトース**，グルコース
		トレハラーゼ	トレハロース (α-1,1結合)	グルコース，グルコース

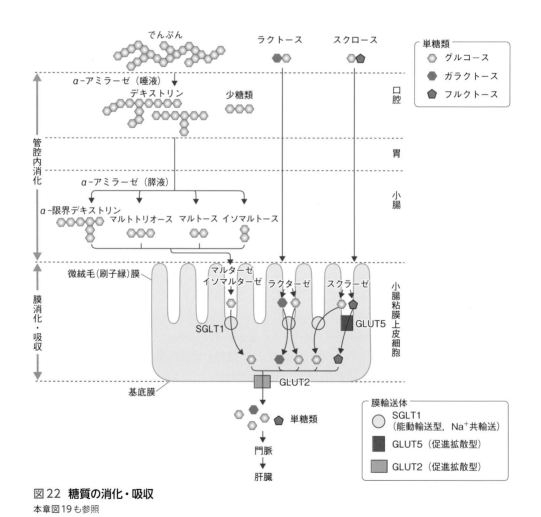

図22 **糖質の消化・吸収**
本章図19も参照

類は，口腔や十二指腸では管腔内消化を受けず，そのまま小腸微絨毛膜に移行して膜消化を受ける．

2）二糖類とオリゴ糖の膜消化

でんぷんの管腔内消化で生じた**オリゴ糖**（単糖が3〜9個結合，**少糖類**ともいう）やスクロースなどの二糖類は，小腸微絨毛膜に局在する膜消化酵素の作用を受け，単糖類になってから吸収される．以下は，糖質の膜消化にかかわる二糖類分解酵素であり，その多くは，**α-グルコシダーゼ**[※22] に属する．

①マルターゼ

マルトース（麦芽糖）の α-1,4 結合を加水分解し，2分子のグルコースを生成する．

②イソマルターゼ

イソマルトースや α-限界デキストリンなどの α-1,6 結合を加水分解し，グルコースを生成する．

③スクラーゼ

スクロース（ショ糖）を加水分解し，グルコースとフルクトースを生成する．

④ラクターゼ

ラクトース（乳糖）を加水分解し，ガラクトースとグルコースを生成する．

⑤トレハラーゼ

トレハロースの α-1,1 結合を加水分解し，2分子のグルコースを生成する．

3）単糖類の吸収

微絨毛膜に局在する二糖類分解酵素によって生成した単糖類（グルコース，ガラクトース，フルクトースなど）は，糖輸送体を介して吸収細胞内に取り込まれる．輸送については**本章5**を参照．

4）食物繊維の発酵・吸収

ヒトの消化酵素で消化されない食物繊維・難消化性糖質は，そのまま大腸に移行し，そこで腸内細菌による発酵を受ける．その際，生成された**短鎖脂肪酸**[※23]（酪酸，カプロン酸など）は，大腸から吸収され，エネルギー源（**約2 kcal/g**）になる．

C. 脂質

脂質の消化は，口腔内で舌リパーゼの作用を受けることからはじまるが，口腔内や胃での分解はほんのわずかで，大部分が**膵液リパーゼ**によって小腸上部で行われる．

主な脂質の消化酵素を**表11**に，消化・吸収過程の概要を**図23**に示す．

1）長鎖脂肪の消化・吸収

食物に含まれる脂質の大部分は，**長鎖脂肪酸**[※24]から構成される**トリグリセリド**（**長鎖脂肪**, long-chain triacylglycerol：**LCT**）である．栄養素のなかで脂質の胃内滞留時間は最も長く，50 gの脂質を摂取した場合，すべての脂質が十二指腸に到達するのに4〜6時間もかかるといわれる．これは，脂質の分解産物がコレシストキニンやGIPなどの消化管ホルモンの分泌を刺激し，胃の運動を抑制するためである．このため，小腸における脂質の吸収は遅く，吸収の大部分が空腸で行われる．

表11 脂質の消化酵素

	存在部位	消化酵素	基質	主な生成物
管腔内消化	口腔（唾液）	舌リパーゼ（低活性）	トリグリセリド	1, 2-ジアシルグリセロール，脂肪酸
	胃（胃液）	胃リパーゼ（低活性）	トリグリセリド	1, 2-ジアシルグリセロール，脂肪酸
	小腸管腔（膵液）	膵液リパーゼ	トリグリセリド	2-モノアシルグリセロール，脂肪酸
		コレステロールエステラーゼ	コレステロールエステル	コレステロール，脂肪酸
		ホスホリパーゼA_2	レシチン（リン脂質）	リゾレシチン，脂肪酸

[※22] **α-グルコシダーゼ**：非還元末端に存在する α-D-グリコシド結合を加水分解するエキソ型のグリコシダーゼの総称である．マルターゼ，イソマルターゼ，スクラーゼ，トレハラーゼは α-グルコシダーゼの一種である．
[※23] **短鎖脂肪酸**：直鎖の炭化水素鎖の末端にカルボキシ基（-COOH）を有するカルボン酸のうち，炭素数が6以下のものをいう．酪酸（C_4），吉草酸（C_5），カプロン酸（C_6）などがこれに属する．コハク酸（C_4）は，カルボキシ基を2つ有するジカルボン酸だが，広い意味では短鎖脂肪酸に含まれる．
[※24] **長鎖脂肪酸**：脂肪酸のうち，炭素数が12以上のものをいう．必須脂肪酸であるリノール酸〔C_{18}：2（二重結合数）〕や α-リノレン酸（C_{18}：3）など，食物中の脂質成分の多くが長鎖脂肪酸である．

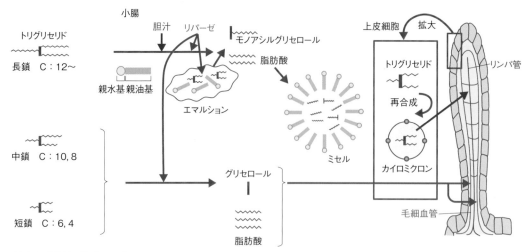

図23 脂質の消化・吸収

胃から酸性の胃内容物が十二指腸に入ると，これが刺激となってセクレチンやコレシストキニンが分泌され，胆汁や膵液が十二指腸に分泌される．食物中のトリグリセリドは，胆汁酸の作用で小さな脂肪滴（**エマルション**）になり，**膵液リパーゼ**の作用を受ける．膵液リパーゼは，**コリパーゼ**[※25]の存在下で安定した活性を保ちながら，トリグリセリドの1，3位の脂肪酸を加水分解し，**2-モノアシルグリセロール**と脂肪酸を生成する（図14）．長鎖脂肪の70～80%がこのような加水分解を受け，完全に脂肪酸とグリセロールに分解されるのは，20～30%といわれる．その後，脂質の分解物は胆汁酸と**ミセル**を形成するが，ミセルは小腸粘膜微絨毛膜表面で開裂し，**2-モノアシルグリセロール**と**脂肪酸**は吸収細胞内に受動輸送（単純拡散）される．

小腸上皮細胞内に取り込まれた長鎖の遊離脂肪酸は，滑面小胞体で活性化されアシルCoA（活性型の脂肪酸）となる．モノアシルグリセロールとエステル結合し，**トリグリセリド**が**再合成**される．再合成されたトリグリセリドは，ゴルジ体でリン脂質，コレステロールおよびたんぱく質（**アポたんぱく質**[※26]）と一緒になって**カイロミクロン（chylomicron）**[※27]を形成する．カイロミクロンは，基底膜側からエキソサイトーシスにより放出され，**リンパ管（乳び管）**から**胸管**を経て**左鎖骨下静脈**に入り，**大静脈**へと移行する．

2）中鎖脂肪の消化・吸収

中鎖脂肪酸[※28]から構成されるトリグリセリド（**中鎖脂肪**，medium-chain triacylglycerol：MCT）は，胃液リパーゼや膵液リパーゼの作用を受けて**グリセロール**と**中鎖脂肪酸**に分解される．これらは，ミセルを形成せずに，そのまま吸収細胞に取り込まれる．細胞内の短鎖・中鎖脂肪酸は，エステル化を受けにくいためカイロミクロンを形成せず，水溶性が高いため，単糖類やアミノ酸などと同様に毛細血管から吸収され，**門脈**を経て**肝臓**に運ばれる．

3）リン脂質とコレステロールの消化・吸収

コレステロールとリン脂質は，長鎖脂肪と同様の経路で消化・吸収される．

※25 **コリパーゼ**：膵液リパーゼの活性化を行うたんぱく質性因子で，リパーゼ活性の発現や増強に寄与している．
※26 **アポたんぱく質**：血漿リポたんぱく質（カイロミクロン，VLDL，LDL，HDL）に特異的に存在するたんぱく質で，現在10種類以上が同定されている．
※27 **カイロミクロン**：キロミクロンともいう．食事由来の脂質を血中へ運搬するリポたんぱく質である．85%以上をトリグリセリドが占め，その

他コレステロール，リン脂質，アポたんぱく質（CⅡなど）で構成される．粒子径が大きく，密度が小さい．
※28 **中鎖脂肪酸**：脂肪酸のうち，炭素数が8～10のものをいう．**カプリル酸**（C₈），**カプリン酸**（C₁₀）などのことである．消化吸収が速く，エネルギーになりやすいため，栄養補助食品として利用されている．母乳，牛乳，ココナッツ油，ヤシ油，パーム油などに多く含まれている．

食品中の**コレステロールエステル**は，膵液中の**コレステロールエステラーゼ**によってエステル結合が加水分解され，**コレステロール**と脂肪酸になる．リン脂質のレシチンも，膵液中の**ホスホリパーゼ A₂** の作用により，**リゾレシチン**と脂肪酸になる．これらは，長鎖脂肪の分解産物である 2-モノアシルグリセロールや長鎖脂肪酸，胆汁酸とともにミセルを形成し，微絨毛膜から吸収細胞内に単純拡散で取り込まれた後，細胞内で**コレステロールエステル**や**リン脂質**に再合成される．その後，カイロミクロンを形成し，リンパ管から大静脈へと移行する．

D. ビタミン

1）脂溶性ビタミン

脂溶性ビタミンは，胆汁酸や他の脂質消化物とともにミセルを形成し，小腸微絨毛膜から単純拡散により細胞内に取り込まれる．その後，カイロミクロンを形成してリンパ管に移行する．そのため，食物中の脂質含量が少ないと，ミセルの形成が不十分となり，脂溶性ビタミンの吸収率が低下する．

①ビタミンA

ビタミンAは，動物性食品では**レチニルエステル**（レチノールと脂肪酸のエステル）として，植物性食品では**プロビタミンA**[29]（**β-カロテン**など）として存在している．

これらを食品として摂取した場合，レチニルエステルは，小腸微絨毛膜に局在する**ビタミンAエステル加水分解酵素**（表7）により，脂肪酸とレチノールに加水分解され細胞内に取り込まれる．β-カロテンは，吸収細胞に取り込まれた後，**β-カロテン開裂酵素**によって**レチナール**に転換され，その後レチノールに変換される．

吸収細胞内のレチノールは，脂肪酸とエステル結合し（レチニルエステルとなって），カイロミクロンに取り込まれ血液中に運ばれる．レチノールを含んだカイロミクロンは，代謝され**カイロミクロンレムナント**[30]になった後，肝臓に取り込まれ，レチニルエステル（主にレチノールとパルミチン酸のエステル，**レチニルパ**ルミテートともいう）として肝臓に貯蔵される．このレチノールが，肝臓から血中に動員される際は，**レチノール結合たんぱく質**（retinol-binding protein：RBP），**トランスサイレチン**（transthyretin：TT，トランスチレチン，プレアルブミンともいう）と複合体を形成して輸送される（図24）．

レチノールの吸収率が70～90％であるのに対し，β-カロテンの吸収率は平均14％と低いのは，β-カロテンなどのカロテノイドの方が疎水性が高くミセルへの取り込みも遅いためである．

②ビタミンD

ビタミンDにも**プロビタミンD**があり，紫外線照射によって**プレビタミンD**となり，さらに体温による熱異性化反応によりビタミンDとなる．植物由来の**ビタミンD₂**（**エルゴカルシフェロール**）と動物由来の**ビタミンD₃**（**コレカルシフェロール**）があり，ほぼ同等の生理活性を示す．

ビタミンDは，小腸で単純拡散により吸収細胞内に取り込まれた後，ビタミンA同様，カイロミクロンを形成して肝臓に運ばれる．肝臓で25位にヒドロキシ基が付加されて**25-ヒドロキシ（OH）ビタミンD**となった後，**ビタミンD結合たんぱく質**と結合して血液中を輸送され，腎臓に取り込まれる．腎臓で，さらに1α位にヒドロキシ基が付加されると，**活性型ビタミンD**〔**1α,25-(OH)₂ビタミンD**〕になりさまざまな機能を発現できるようになる（図25）．

③ビタミンE

ビタミンE（主として**α-トコフェロール**）は，カイロミクロンに取り込まれて，肝臓に運ばれる．肝臓からは，VLDLに取り込まれ血液中を輸送される．吸収率は10～40％である．

④ビタミンK

ビタミンKも，カイロミクロンに取り込まれて肝臓に運ばれる．肝臓からは，ビタミンEと同様にVLDLに取り込まれ血液中を輸送される．緑黄色野菜などに由来する**ビタミンK₁**（**フィロキノン**）の吸収率は70～80％であるが，他の脂溶性ビタミンと同様，食事中の脂質含量などによってかなり変動する．

※29　**プロビタミンA**：動物体内でビタミンAに転換される物質の総称である．α-，β-，および γ-カロテン，β-クリプトキサンチンなどが代表的で，β-カロテンの活性が最も高い．

※30　**カイロミクロンレムナント**：リポたんぱく質リパーゼの作用により，カイロミクロン中のトリグリセリドが加水分解されて生成する中間代謝産物の総称である．

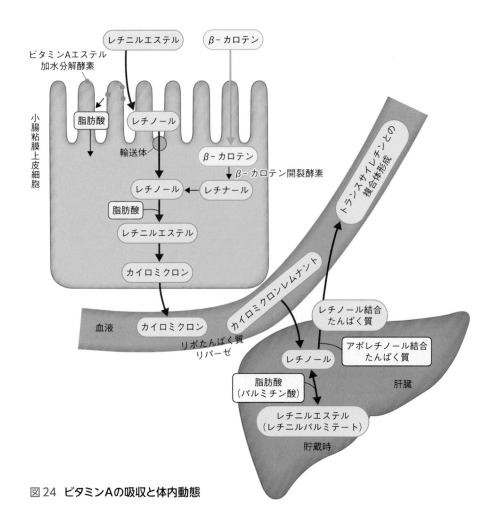

図24 ビタミンAの吸収と体内動態

一方，腸内細菌によって産生された**ビタミンK₂（メ
ナキノン）**は，主に結腸から吸収され，門脈を介して
肝臓に取り込まれる．

2）水溶性ビタミン

9種類の水溶性ビタミンのうち，ビタミンCを除く
8種類のビタミンB群は，食品中では補酵素型の形で
存在し，そのほとんどが酵素たんぱく質に結合してい
る．ビタミンB₁₂および葉酸以外のビタミンB群は，消
化管内で消化酵素の作用を受けて遊離型になった後，
小腸から吸収される．ビタミンB₁₂および葉酸の吸収
はさらに複雑な過程を経る（後述）．ビタミンCは，遊
離型のアスコルビン酸として存在しているため，その
まま小腸から吸収される．

腸管からの吸収では，ビタミンB₁（チアミン），ビ

タミンB₂（リボフラビン），ビタミンC（アスコルビン
酸），ビオチン，パントテン酸などが，Na⁺とともに能
動輸送される．

①ビタミンB₁₂

食物中のビタミンB₁₂は，主に補酵素型の**アデノシ
ルコバラミン**として酵素たんぱく質と結合して存在し
ている．胃で解離して遊離型のビタミンB₁₂になると，
R-たんぱく質が結合して胃酸からビタミンB₁₂を保護
する．その後，小腸で消化されて再び遊離型になる．
遊離型ビタミンB₁₂は，**胃の壁細胞**から分泌された**糖
たんぱく質（内因子）**と結合し，小腸の**回腸のレセプ
ター（receptor，受容体）**を介して吸収される．

②葉酸

食物中の葉酸の大部分は**ポリグルタミン酸型**として

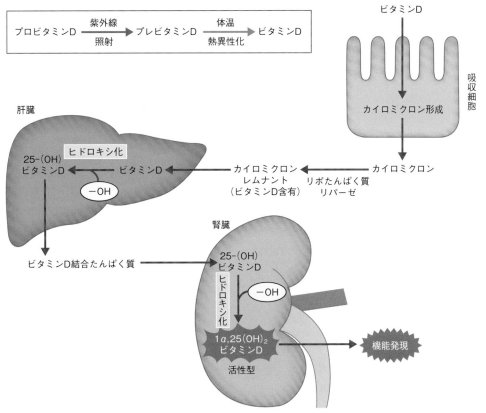

図25 ビタミンDの吸収と活性化

存在している. ポリグルタミン酸型葉酸は, 小腸微絨毛膜に局在する葉酸コンジュガーゼという酵素によって加水分解され, **モノグルタミン酸型**となって小腸から吸収される.

E. ミネラル（無機質）

ミネラルは水に溶けると**イオン化**し, その大部分が小腸から吸収されて, 門脈を介して肝臓に至るが, 一部のミネラルは大腸で吸収される.

1）カルシウム

食物中のカルシウムは塩のかたちで含まれているが, 消化の過程で遊離し, イオン（Ca^{2+}）になり腸管から吸収される. 腸管内のカルシウムイオンは, 細胞内（**細胞路**）と細胞間隙（**細胞外路**）のどちらかを通って毛細血管に入る.

細胞路では, 微絨毛膜から単純拡散によって細胞内に取り込まれ, **カルシウム結合たんぱく質**の作用を受

けて細胞内を移送される. 細胞内から毛細血管への汲み出しは, **カルシウムポンプ**（Ca^{2+}-ATPアーゼ）による能動輸送である. この経路によるカルシウム輸送は, ビタミンDを介して調節されている.

一方, 細胞外路は単純拡散であり, この輸送は主に空腸下部から回腸で行われビタミンDの摂取量に調節を受けない.

2）鉄

鉄は, 主に小腸上部で吸収される. 消化管は鉄を吸収するだけでなく, 過剰な鉄を排出する機能も担っている.

食品中の鉄は, 肉や魚などに含まれる**ヘム鉄**と, 植物性食品, 乳類, 卵などに含まれる**非ヘム鉄**に分けられる. 鉄の腸管吸収率は, 体内鉄の保有量によって変動するが, ヘム鉄は他の食品成分の影響を受けにくく吸収率も高い（20〜30％）. 一方, 非ヘム鉄は一般に吸収が悪く（約5％）, 他の食品成分の影響を強く受け

る．非ヘム鉄は，食品中に**3価鉄**（**Fe^{3+}**）として存在するが，そのほとんどが**2価鉄**（**Fe^{2+}**）に還元されてから吸収される（**表2**）．還元作用のあるビタミンCや動物性たんぱく質（獣肉，魚肉，鶏肉）の摂取は，非ヘム鉄の吸収を高める．吸収された鉄は，**トランスフェリン**と結合して血液中を運ばれる（第8章5-B参照）．

亜鉛の吸収は，共存する食品成分の影響を受ける．

7 栄養素の体内動態

小腸の微絨毛膜から吸収された栄養素が体内の組織に運搬される経路は，水に溶けるもの（水溶性栄養素）は**門脈**を，溶けないもの（疎水性，脂溶性栄養素）は**リンパ管**（乳び管）を介する経路をとる（**図26**）．

A. 門脈系（水溶性栄養素）

単糖類，アミノ酸，ミネラル（無機質），水溶性ビタミン，短鎖・中鎖脂肪酸などの水溶性栄養素は，毛細血管に入った後，すべて**門脈**を経て**肝臓**に入る．その後，肝臓から肝静脈を通って心臓に入り，全身の末梢組織に送られる．

B. リンパ系（疎水性栄養素）

脂溶性ビタミン，長鎖脂肪酸，2-モノアシルグリセロール，コレステロール，リン脂質などの疎水性栄養素は，小腸吸収細胞内で**カイロミクロン**を形成し，**リンパ管**（乳び管）に入る．その後，乳び槽から**胸管**を通って**左鎖骨下静脈**（血液）に入り，**心臓**を経て全身に送られる．

C. 細胞外液

体水分（体重の50〜60%）のうち，細胞内液が2/3を，細胞外液が1/3を占める．細胞外液とは，細胞の外にある水分のことで，その75%が細胞・組織間にある**間質液**で，残りの25%が**循環液**（主として血漿中の水分）である．

体内に吸収された栄養素は，血漿やリンパ液に溶解して全身の組織に運搬される．血漿やリンパ液中の成分は，間質液を介して細胞内に取り込まれる．間質液は，毛細血管などから細胞外に水分が浸出したもので，水分の再吸収は，主として細胞内と間質液間の浸透圧差を駆動力とした受動輸送で行われる．

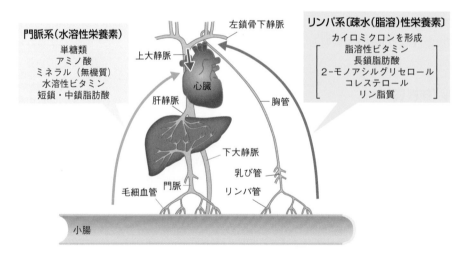

図26　栄養素の吸収経路
文献3をもとに作成

8 生物学的利用度（生物学的有効性）

A. 消化吸収率

摂取した食物中の栄養素が，どれだけ消化吸収されたかを示す数値が消化吸収率であり，**見かけの消化吸収率**は図27で示される．

しかし，糞中には食物の未消化物のほかに腸内細菌や消化液など**内因性の成分**も含まれる．そこで，食物由来の成分とは関係のない内因性の成分を考慮したものが，**真の消化吸収率**となる．内因性排泄量は，目的とする栄養素を全く含まない食事をしたときの糞中排泄量より測定する．算出式は図27の通りである．

なお，真の消化吸収率は見かけの消化吸収率より高い値になる．

B. 栄養価

食品の**栄養価**（**生物学的利用度**または**生物学的有効性，bioavailability**）は，食品の種類や利用形態，一緒に摂取する食品成分の種類と量，生体の生理的条件など種々の要因によって変動する．

たんぱく質の栄養価を測定する方法はさまざまであるが，ヒトが必要とする不可欠アミノ酸（必須アミノ酸）の量と構成比率に最も近いたんぱく質の栄養価が高いことになる（第6章5参照）．

$$見かけの消化吸収率（\%）= \frac{吸収量}{摂取量} \times 100 = \frac{摂取量 - 糞中排泄量}{摂取量} \times 100$$

$$真の消化吸収率（\%）= \frac{摂取量 -（糞中排泄量 - 糞中内因性排泄量）}{摂取量} \times 100$$

図27　消化吸収率の式

Column

食事と腸内細菌

食事の内容や構成は，腸内細菌叢に大きな影響を及ぼす．例えば，主に肉，脂肪，消化されやすい糖質を中心とした低食物繊維食は，クロストリジウムや大腸菌などの有害菌・日和見菌の増殖を促すといわれている．また，糞便量も，食物繊維の豊富な野菜，豆類，未精白の穀類を中心とした食事のときに多く，消化されやすい糖質，肉や魚を中心とした食事を摂ったときに少なくなる．

臨床栄養への入門　栄養素の消化・吸収に影響するさまざまな要因

食物中に含まれる栄養素やその他の成分は相互に関連しあっており，それらの生体に及ぼす影響は，摂食時間・食事環境，身体状況，食品の種類とその組み合わせ，調理方法などさまざまな要因により異なってくる．以下に，そのいくつかの具体例を示す．

1. 摂食時間・食事環境

摂食時間を規則正しくすることにより，摂食に先行してホルモン，消化液・消化酵素の分泌が促進され，食物の消化吸収率が上昇する．また，消化器系のはたらきは自律神経系により調節されているため，楽しい食事環境は副交感神経を活性化し，消化吸収を促進する．一方，恐怖，怒り，不安などの感情は，交感神経を刺激し，消化器系のはたらきを抑制して食物の移送速度や消化を遅らせる．

2. 個人差

同じ食物を同じ条件で摂取しても，消化吸収率は個人によって異なる．また，同一人であっても，そのときの体調や心理的条件によって差異が生じる．

3. 食物成分の相互作用

食物中の栄養成分は，食べるときの組み合わせによって生体での利用度が変わってくる．

脂溶性ビタミンは，脂質とともに摂取することで消化吸収率が上昇する．その一方で，高脂質食は，脂質の消化産物がコレシストキニンやGIPなどの消化管ホルモンの分泌を促し胃の運動を抑制するため，糖質など他の栄養素の消化速度も遅くする．高食物繊維食も，栄養素の消化を遅らせるとととともに吸収量を低下させる．また，ビタミンDはカルシウムの，ビタミンCは鉄の吸収を促進するため，組み合わせて摂取することが望ましい．

4. 調理方法

一般に食品の適当な加熱や組織破砕により栄養素の消化性が高まる．例えば，肉類は加熱調理によって結合組織がほぐれ，たんぱく質の変性が起こることで消化酵素の作用を受けやすくなる．逆に，長時間の過熱による調理は，ビタミンCなどの栄養素を破壊すると同時に，たんぱく質の消化も悪くする．

5. 食物繊維・難消化性糖質の摂取

食物繊維・難消化性糖質の摂取は，大腸での腸内細菌による未消化物の発酵を促し，栄養素の生物学的利用度を高める．また，糖質や脂質の消化を遅らせることによる血糖・血中コレステロール上昇抑制作用や，大腸pHを低下させることでミネラルの吸収を促進する効果がある．

文　献

1 ）「新しい解剖生理学」（山本敏行，他／編），南江堂，2015
2 ）「カラー図鑑 人体の正常構造と機能 全10巻 縮刷版」（坂井建雄，河原克雅／編），日本医事新報社，2008
3 ）「健康・栄養科学シリーズ　基礎栄養学 改訂第4版」（奥 恒行，柴田克己／編），南江堂，2012
4 ）「サクセス管理栄養士講座 6 基礎栄養学」（鈴木和春，他／著），第一出版，2010
5 ）「フォトサイエンス生物図録」（鈴木孝仁／監），数研出版，2003
6 ）合田敏尚：「消化・吸収─基礎と臨床─」（細谷憲政／監，武藤泰敏／編著），p.236，第一出版，2002
7 ）「Nブックス　三訂基礎栄養学」（林 淳三／監），建帛社，2015
8 ）「人体の正常構造と機能 全10巻 縮刷版」（坂井健雄，河原克雅／編），日本医事新報社，2008
9 ）「栄養科学イラストレイテッド　解剖生理学 人体の構造と機能 改訂第2版」（志村二三夫，他／編），羊土社，2014
10)「コンパクトシリーズ　コンパクト栄養学 改訂第2版」（脊山洋右，廣野治子／編），南江堂，2006

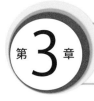

第3章 チェック問題

問 題

- □ □ **Q1** 胃内滞留時間が最も長い栄養素は何か.
- □ □ **Q2** 胃の壁細胞から胃酸（塩酸）分泌を促す刺激因子は何か.
- □ □ **Q3** 消化管ホルモンであるセクレチンのはたらきは何か.
- □ □ **Q4** ビタミンB_{12}と胆汁酸は消化管のどこから能動的に吸収されるか.
- □ □ **Q5** たんぱく質の消化酵素のうち，エキソ型に分類されるものは何か.
- □ □ **Q6** 小腸粘膜微絨毛膜からNa^+とともに能動輸送される栄養素は何か.
- □ □ **Q7** 水溶性栄養素と疎水性栄養素の吸収後の経路を説明せよ.
- □ □ **Q8** 大腸における短鎖脂肪酸の作用を答えよ.

解答&解説

A1 脂質が最も長く，糖質が最も短い. 脂質の消化産物は，コレシストキニンやGIPなどの消化管ホルモンの分泌を促し，胃の運動を抑制するためである.

A2 アセチルコリン（迷走神経），ガストリン（胃幽門部のG細胞），ヒスタミン（肥満細胞）.

A3 膵臓からの炭酸水素イオンに富む膵液の分泌を促進する. 胃酸・ガストリンの分泌を抑制する. また，胃内容物の十二指腸への移送を抑制する.

A4 どちらも回腸から吸収される. ビタミンB_{12}は，胃の壁細胞から分泌された糖たんぱく質（内因子）と結合し，回腸のレセプターを介して吸収される. 胆汁酸も，回腸に存在するNa^+/胆汁酸共輸送体から能動輸送され，門脈経由で肝臓に運ばれる.

A5 膵液に含まれるカルボキシペプチダーゼと小腸微絨毛膜に局在するアミノペプチダーゼ，ジペプチダーゼが代表的なエキソ型酵素である.

A6 グルコース，ガラクトース，L-アミノ酸，ビタミンB_1，ビタミンB_2，ビタミンC，ビオチン，パントテン酸などが，Na^+とともに能動輸送される.

A7 水溶性栄養素は消化された後，小腸上皮細胞から吸収され，門脈から肝臓を経由して心臓に到達する. 一方，疎水性栄養素は消化された後，小腸上皮細胞から吸収されてカイロミクロンを形成し，リンパ管から胸管を通って左鎖骨下静脈（血液）に入り，心臓に到達する.

A8 短鎖脂肪酸は，大腸から再吸収され，肝臓や筋肉，大腸粘膜細胞のエネルギー源となる. また，大腸内のpHを低下させることから，腸内有害菌や発がん物質の増殖・生成抑制作用，有用菌の増殖促進作用，カルシウム，マグネシウムおよび鉄の吸収促進作用が期待される.

本書関連ノート「第3章 消化・吸収と栄養素の体内動態」でさらに力試しをしてみましょう！ Note

第4章 炭水化物の栄養

第**4**章

Point

1 炭水化物とは，糖質と食物繊維を含めたものであることを理解する．

2 基本的な糖質の種類と分類を理解する．

3 細胞内でグルコースからエネルギー（ATP）が合成されるまでの流れを理解する．

4 脳のエネルギー源が，基本的にグルコースのみであることから，血糖値を一定に保つことがいかに重要か理解する．

5 血糖値の調節にかかわる6つのホルモンを覚え，おのおのがどのようなメカニズムで血糖値を調節しているのか理解する．

6 主食である糖質の摂取量に比例して，ビタミンB$_1$の必要量が増えることを理解する．

概略図 血糖調節と各組織の糖代謝

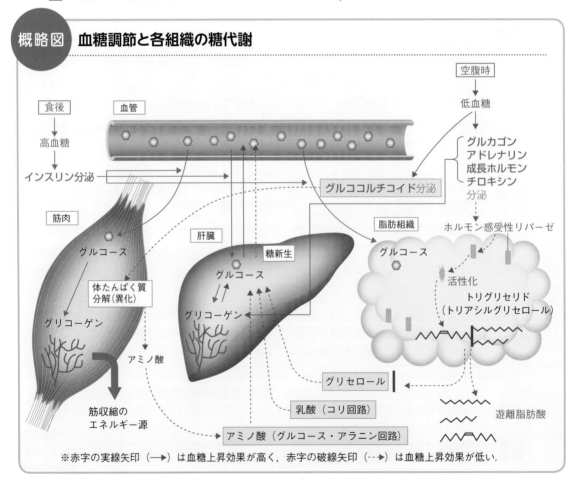

※赤字の実線矢印（──→）は血糖上昇効果が高く，赤字の破線矢印（--→）は血糖上昇効果が低い．

1 炭水化物の概要

　炭水化物は，炭素（C），水素（H），酸素（O）で構成されており，$C_mH_{2n}O_n$の分子式であらわされる．$C_mH_{2n}O_n$は$C_m(H_2O)_n$とも表現できる．つまり炭素と水（H_2O）によってできた化合物という意味から**炭水化物**といわれる．

　炭水化物は，大きく分けると**糖質**と**食物繊維**の2種類がある．炭水化物のなかでヒトの消化酵素で消化・吸収することができ，実際に生きるためのエネルギー源となるものを糖質という．一般的には，炭水化物と糖質は同義語として使われることが多い．糖質を多く含む食品といえば，ごはん，パン，麺類など，われわれの主食である（図1）．

　炭水化物のなかで，ヒトの消化酵素で消化されない食物成分を食物繊維という．つまり，糖質と食物繊維をひとまとめにしたものが炭水化物である．

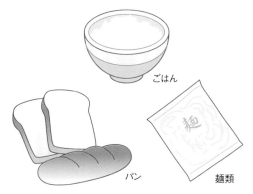

図1　糖質を多く含む食品

2 糖質の分類

A. 単糖類

　単糖類とは，これ以上加水分解できない糖質で，栄養学上重要なのは炭素6個からなる六炭糖と，炭素5個からなる五炭糖である．

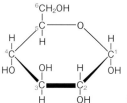

図2　グルコースの構造

1）六炭糖（ヘキソース）
①グルコース（ブドウ糖）

　糖質中最も多い単糖類で，かつ最も重要なエネルギー源である．ほぼすべての糖質に含まれている．飢餓状態のような特殊な環境以外，ヒトの**脳**のエネルギー源はグルコースのみである．少糖類や多糖類の構成成分となる（図2）．

②フルクトース（果糖）

　砂糖（スクロース，ショ糖）の構成成分である．遊離の形では，果物や蜂蜜に多く含まれる．天然の単糖類のなかでは最も甘味が強い．温度が低くなると，甘味はさらに強くなる．フルクトースの大部分は，肝臓でグルコースやグリコーゲンとなり，解糖系などを経て代謝される．

③ガラクトース

　遊離の形で食物中に存在することはほとんどない．動物の乳汁中に含まれる二糖類のラクトース（乳糖）の構成成分として重要である．その大部分は，肝臓でグルコースやグリコーゲンとなり，解糖系などを経て代謝される．

2）五炭糖（ペントース）

　リボースとデオキシリボースは核酸（DNAやRNA）の構成成分として重要である．体内ではグルコースからペントースリン酸回路（五炭糖リン酸回路）でつくられる．

B. 二糖類

　二糖類とは，単糖類が2個結合したものであり，マルトース，スクロース，ラクトースなどがある（図3）．

1）マルトース（麦芽糖）

　マルトースは，グルコース2分子がα-1,4-グリコシド結合で脱水縮合[※1]したものである．でんぷんを酵

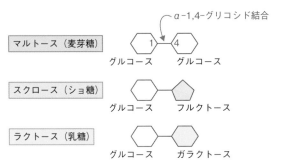

図3 主な二糖類の模式図

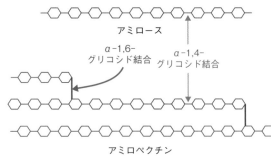

図4 アミロースとアミロペクチンの構造

素アミラーゼで消化することで生じる．麦芽や甘酒に多く含まれる．

2）スクロース（ショ糖）

スクロースは，グルコース1分子とフルクトース1分子の脱水縮合で生じる．一般に使用される砂糖の主成分であり，でんぷんに次いで多く消費されている糖質である．温暖な気候の地域ではさとうきびから，寒冷地では砂糖だいこん（てんさい，ビート）から工業的に生産される．

3）ラクトース（乳糖）

ラクトースはグルコース1分子とガラクトース1分子の脱水縮合で生じる．人乳に5～7％，牛乳には4～5％含まれている．

C. 多糖類

1）でんぷん

グルコースが多数結合した**植物の貯蔵多糖**で，最も多く消費されている糖質である．ごはん，パン，麺類，じゃがいもなどに多く含まれ，スターチともいう．でんぷんには，グルコースが，α-1,4-グリコシド結合で直鎖状に連なった**アミロース**と，アミロースの直鎖に多数の分枝がα-1,6-グリコシド結合した**アミロペクチン**の2種類がある（図4）．アミロースは250～5,000個，アミロペクチンは1万～10万個のグルコースが結合している．でんぷんには，エネルギー源のグルコースがいかに大量につめ込まれているかがわかる．

※1 **脱水縮合**：2個の分子のそれぞれが水素原子またはヒドロキシ基（-OH）を失って水（H_2O）分子ができると同時に一方の分子で水素が結合していた原子と，他方の分子でヒドロキシ基が結合していた原子間で共有結合ができること．

ごはんとして日本人がよく食べているうるち米は，アミロースが20％，アミロペクチンが80％である．パンや麺類をつくるのに使われる小麦は，アミロースが30％，アミロペクチンが70％，もち米はアミロペクチン100％である．食感の粘りけは両者の比率によって決まる．

2）グリコーゲン

グルコースが多数結合した**動物の貯蔵多糖**で，主に肝臓と筋肉に存在する．でんぷんのアミロペクチンと似た構造を有し，約3万個のグルコースが結合しているが，α-1,6-グリコシド結合による枝分かれの数はグリコーゲンの方が圧倒的に多い．そのため，よりコンパクトにグルコースを組織内に蓄えているといえる．**分枝酵素（ブランチングエンザイム）**などのグリコーゲン合成に関わる酵素によって合成され，血糖値の調節や運動エネルギーに利用される（図5）．

3 エネルギー源としての作用

A. エネルギー源としての役割

糖質は，ヒトにとって最も重要なエネルギー源である．**糖質1gは，約4kcalに相当する**．インスリンによって細胞内に取り込まれたグルコースは，**細胞質（細胞質基質）**において**解糖系**による分解を受ける．解糖系は無酸素で進行し，グルコースから**グルコース6-リン酸**を経て**ピルビン酸**に至る．この反応により，グルコース1分子から2分子のATP（アデノシン5′-三リ

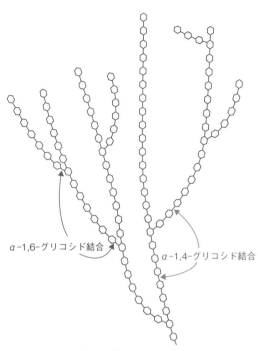

図5　グリコーゲンの構造
木の枝のようにも見えることから合成酵素のなかには分枝酵素（ブランチングエンザイム）というものがある

α-1,6-グリコシド結合

α-1,4-グリコシド結合

※2　**NADH**：ニコチンアミドアデニンジヌクレオチド（NAD）の還元型の略.
※3　**FADH_2**：フラビンアデニンジヌクレオチド（FAD）の還元型の略.
FADは**第7章**を参照.

ン酸）が産生される．その後，ピルビン酸は**ミトコンドリア**内に入り，ピルビン酸デヒドロゲナーゼ複合体や**補酵素であるビタミンB_1**のはたらきで**アセチルCoA**（アセチル補酵素A）へと変換される．アセチルCoAはさらに有酸素下で**クエン酸回路〔TCA（トリカルボン酸）回路〕**の反応を受け，**クエン酸**などを中間代謝物として**NADH**[※2]や**FADH_2**[※3]，二酸化炭素などに変換される．さらに，NADHとFADH_2などは**電子伝達系**を経て酸化的リン酸化によりエネルギーとなるATPと水を生成する．グルコースが解糖系およびクエン酸回路で完全に分解され，電子伝達系での反応を経ると，**グルコース1 mol あたり30〜32 mol のATP**を得ることができる（図6）.

B. 炭水化物エネルギー比率

全摂取エネルギーに占める炭水化物の比率を炭水化物エネルギー比率という．つまり，ここで使われている炭水化物という言葉は，糖質のことをさしている．現在の「日本人の食事摂取基準（2020年版）」では，成人の目標量として**50〜65％**となっている（付表8参照）．主食である糖質の摂取比率は半分以上，7割未満が望ましいということである．主食とはいっても，摂取比率が大きすぎると相対的に別の栄養素の不足につながるほか，ビタミンB_1欠乏症である**脚気**が問題とな

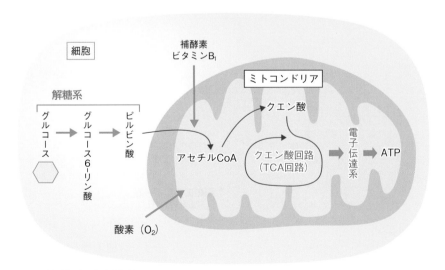

図6　糖質の細胞内代謝

細胞

補酵素
ビタミンB_1

解糖系

グルコース → グルコース6-リン酸 → ピルビン酸

アセチルCoA

ミトコンドリア

クエン酸

クエン酸回路
（TCA回路）

電子伝達系 → ATP

酸素（O_2）

る．逆に少なすぎるということは，脂肪の占める比率が高くなることを意味するため，これもさまざまな問題を引き起こす．

　糖質摂取が極端に少ないと，生体のエネルギー源として，主に脂肪酸が利用されることになる．脂肪酸から**β酸化**を経て合成されるアセチルCoAの量は，糖質からアセチルCoAがつくられる際よりも極端に多いため，細胞内でアセチルCoAが過剰な状態となる．過剰となったアセチルCoAは，肝細胞で**ケトン体**に変換されケトン体血中濃度が増加することになる．ケトン体とは，**アセトン，アセト酢酸，β-ヒドロキシ酪酸**の総称で酸性の性質を有している．このため，血中濃度が増加しすぎると体全体が酸性に傾き，各臓器が正常に機能しなくなる．われわれヒトの体は，中性から弱酸性で正常に機能するようにできているからである．このように血液中のケトン体が増加した状態を**ケトーシス**といい，それにより体が正常に機能しなくなる状態を**ケトアシドーシス**という．ケトーシスは，1型糖尿病でインスリン作用が急激に不足し，細胞内のエネルギー源にグルコースが使えなくなったときにも起こる．しかし，ケトン体は，悪い点ばかりではない．飢餓状態でもケトン体の血中濃度が増加するが，このような場合，**脳や筋肉のエネルギー源**として使用され，生命の危機を救う場合もある（図7）．

C. その他の代謝経路

1）ペントースリン酸回路

　ペントースリン酸回路（五炭糖リン酸回路）は，エネルギー産生に関与しないグルコースの代謝経路で，生体内に必要な2種類の物質を供給する．その1つは，脂肪酸やステロイドの生合成に必要な還元型補酵素である**NADPH**[※4]である．もう1つは，核酸やヌクレオチドの生合成に必要な**リボース5-リン酸**である．リボース5-リン酸は，簡単にいうと核酸（DNAやRNA）の構造に必要な五角形の材料である．

2）グルクロン酸経路

　グルクロン酸経路（ウロン酸経路）もペントースリン酸回路と同じくエネルギー産生を目的としないグルコースの代謝経路の1つである．生体内に存在する毒物や薬物の**解毒**に重要な役割を果たしている．この代謝経路は，グルコースから生じたグルコース6-リン酸が起点となり，グルコース1-リン酸，UDP[※5]-グルコースを経てUDP-グルクロン酸を生成する．この**UDP-グルクロン酸**が，薬物や毒物と抱合して体外への排泄を促進している（**グルクロン酸抱合**）．

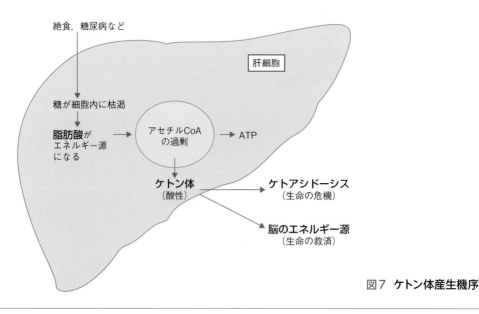

図7　ケトン体産生機序

※4　**NADPH**：ニコチンアミドアデニンジヌクレオチドリン酸（NADP）の還元型の略．

※5　**UDP**：ウリジン5′-二リン酸の略．核酸の1つ．

4 血糖とその調節

血糖とは，血液中に含まれるグルコースを表し，その濃度測定値を血糖値という．健常者の空腹時血糖値はおおむね70〜110 mg/dLである．各組織にエネルギーを絶えず供給するためには，血糖値を一定の範囲内にコントロールしなければならない．その最大の理由は，ヒトの脳のエネルギー源はほとんど**グルコースのみ**だからである．しかし，脳組織細胞内のグルコースやグリコーゲン貯蔵量はほとんどなく，そのため絶えず血液からグルコースを供給しなければならない．血糖値が低下しすぎると，脳へのエネルギー供給が途絶え，昏睡などのいわゆる低血糖症状を招き，死に至る場合もある．そのため，空腹時でも血糖値を一定の範囲内に維持するため，ヒトは高度な調節のしくみを有している．

A. インスリンの作用

1）組織へのグルコースの取り込み促進

インスリンは，血糖値が上昇した際に膵臓ランゲルハンス島 β 細胞から血液中に分泌され，筋肉，脂肪組織などに存在するインスリン受容体と結合し，それらの組織にグルコースを吸収させることにより**血糖値を低下**させる．肝臓では，インスリンが糖質代謝に関与している酵素活性を高めて，肝細胞にグルコースの吸収を促進させることにより血糖値を低下させている．栄養学的に重要なことは，インスリンの作用が血糖値を低下させるということ以上に，**筋肉，肝臓，脂肪組織などの細胞にグルコースを取り込ませ，エネルギー源として利用できるようにすること**である（図8）．

また，空腹時に血糖値が低下してくると，グルカゴン，アドレナリン，成長ホルモン，チロキシン，グルココルチコイド（糖質コルチコイド）などの血糖上昇ホルモンが分泌され，血糖値を正常な範囲内に維持するようになっている（表1）．

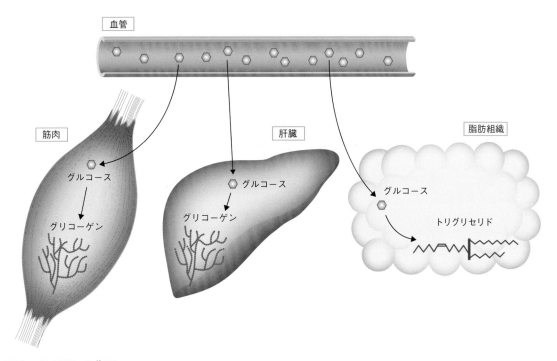

図8 インスリンの作用
インスリンは血管内濃度が高まったグルコースを筋肉，肝臓，脂肪組織などに取り込ませる．筋肉と肝臓にはグリコーゲンを合成する酵素が存在するため，グリコーゲンに形を変え蓄える．脂肪組織においては糖質より高エネルギー物質である脂質（トリグリセリド）に変換し効率よくエネルギーとして蓄える

表1　血糖値調節ホルモン6種

ホルモン	内分泌腺	はたらき
インスリン	膵臓ランゲルハンス島 β 細胞	血糖値を下げる（↓） 筋肉，脂肪，肝臓に血中のグルコースを吸収させる グリコーゲンの合成
グルカゴン	膵臓ランゲルハンス島 α 細胞	血糖値を上げる（↑） 肝臓のグリコーゲンを分解してグルコースをつくる
アドレナリン	副腎（髄質）	血糖値を上げる（↑） 肝臓のグリコーゲンを分解してグルコースをつくる 交感神経興奮
成長ホルモン	脳下垂体（前葉）	血糖値を上げる（↑） 肝臓のグリコーゲンを分解してグルコースをつくる 体の成長を促進（骨・筋肉）
チロキシン （甲状腺ホルモン）	甲状腺	血糖値を上げる（↑） 肝臓のグリコーゲンを分解してグルコースをつくる 腸での糖吸収促進 代謝促進
グルココルチコイド （糖質コルチコイド）	副腎（皮質）	血糖値を上げる（↑） 肝臓での糖新生によりグルコースをつくる 体たんぱく質の異化を促進しアミノ酸を産生する

※血糖値を上げるはたらきのあるホルモンが5種類あるのに対し，血糖値を下げるはたらきのあるホルモンはインスリン1種類だけである．また，血糖上昇ホルモン5種のうちほとんどは**肝臓のグリコーゲンを分解してグルコースをつくる**のに対し，グルココルチコイドだけが，**糖新生**という方法でグルコースをつくり血糖値を上昇させる

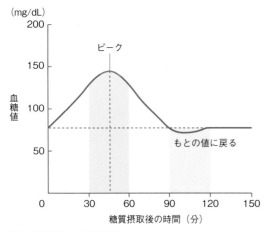

図9　健常者の血糖曲線

2）グリコーゲンの合成促進

エネルギーが各組織に十分供給され，それでもグルコースが過剰に体内に存在する場合には，**肝臓**と**筋肉**にグルコースを貯蔵する．肝臓と筋肉にのみ存在する**分枝酵素（ブランチングエンザイム）**などのグリコーゲンを合成する酵素を活性化させ，グルコースからグリコーゲンを合成する（図8）．

3）脂肪組織における中性脂肪の合成促進

過剰に存在するグルコースは，肝臓や筋肉ばかりでなく脂肪組織にも中性脂肪として蓄積される．インスリンによって，脂肪組織へ取り込まれたグルコースは，**中性脂肪（トリグリセリド）**となって蓄えられる（図8）．

4）体たんぱく質の合成促進

さらにインスリンは，組織へのアミノ酸吸収を促進し，**たんぱく質合成を促進**，体たんぱく質の分解を抑制する．

B. 血糖曲線

血糖曲線とは，縦軸に血糖値（mg/dL），横軸に糖質摂取後の経過時間（分）を示し，食後の血糖値の推移をグラフで表したものである．図9に健常者の血糖曲線を示した．食事を摂取すると血糖値は上昇し**30〜60分**でピークに達し，このときの血糖値は120〜150 mg/dL程度である．その後インスリンの作用によって徐々に低下し，**90〜120分**後にはもとの値まで戻る．その後は，血糖上昇ホルモンであるグルカゴンやアドレナリンのはたらきや糖新生などにより，一定の値の範囲にコントロールされる．

5 糖質の体内代謝

A. 食後の糖質代謝

でんぷん，スクロース（ショ糖），ラクトース（乳糖）は，消化酵素のはたらきで単糖類であるグルコース，フルクトース（果糖），ガラクトースとなり小腸絨毛で毛細血管に吸収される．吸収された単糖類は**門脈**を経て肝臓へ取り込まれる（第3章参照）．フルクトースやガラクトースは肝臓においてグルコースに変換される．肝臓からは循環血液中にグルコースが放出され血糖値が上昇することになる．血糖値の上昇に伴ってインスリンが膵臓ランゲルハンス島 β 細胞から分泌され，インスリン作用を発揮する．インスリンの作用は前述した通り，組織へのグルコースの取り込み促進，肝臓と筋肉におけるグリコーゲンの合成促進，脂肪組織における中性脂肪の合成促進，体たんぱく質の合成促進などである（図8）．

B. 食間期（空腹時）の糖質代謝

食後2時間以上経過すると血糖値は減少してくる．しかし，体内のグルコース利用は続くため，血糖上昇ホルモンであるグルカゴン，アドレナリン，成長ホルモン，チロキシン，グルココルチコイドなどがはたらき，血糖値を正常な範囲内に維持するようになっている．

1）肝臓の役割

空腹時の血糖維持に最も重要なはたらきを担うのは肝臓である．血糖値が低下すると，グルカゴン，アドレナリン，成長ホルモン，チロキシンなどが分泌される．すると，**肝臓に蓄えられていたグリコーゲンがグルコースに分解され血糖として放出**される．こうして血糖値は上昇し，一定の値を維持する．グルカゴン，アドレナリン，成長ホルモン，チロキシンの4つのホルモンは，血糖上昇のメカニズムが同一である．これらのホルモンはグリコーゲン分解酵素の1つであるグリコーゲンホスホリラーゼを活性化する．それにより，グリコーゲンはグルコース1-リン酸，グルコース6-リン酸を経て，最後にリン酸が外れてグルコースとなり，血糖として放出される（図10）．

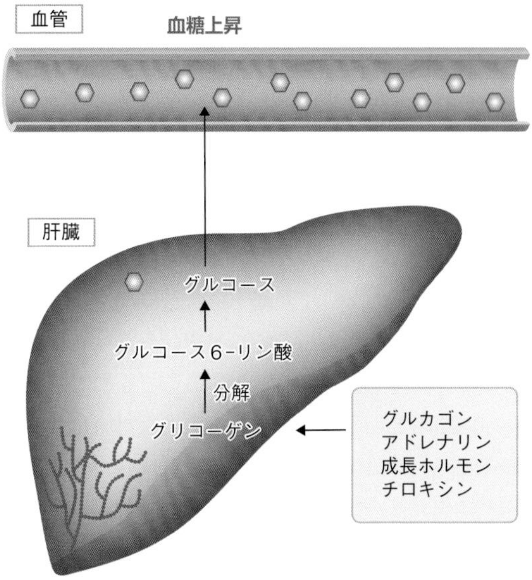

図10　血糖上昇ホルモンによる肝グリコーゲン分解

Column

グリセミックインデックス（glycemic index：GI）

グリセミックインデックスとは，食後に血糖値を上昇させる程度を示す糖質の指標である．GI値の高い食品は消化吸収が速く，血糖値の変動をきたしやすい．GI値の低い食品は消化吸収が遅いことから血糖値とインスリン濃度の変動が少なく，健康維持に有利なことが知られている．一晩絶食した健康人に50 gの糖質を含む食品を食べさせ，2時間の血糖曲線を描く．基準糖質摂取時の2時間までの血糖曲線下面積に対する検査食品摂取時の2時間までの血糖曲線下面積の比率から値を出す．当初，基準糖質にはグルコースが用いられていたが，現在は白パン，米飯などが採用されている．グリセミックインデックスは，糖尿病の食事療法において糖質の量だけでなく，質も配慮するために生まれた概念である．

GI値の例（白パン基準）：グルコース137，ご飯98，餅92など．

肝臓中のグリコーゲン貯蔵量は成人で約100g程度である。この量は半日程度の絶食によってすべて使い尽くされてしまう量である。したがって、長時間の飢餓時における血糖維持には肝臓のグリコーゲンだけでは対応できない。そこで、糖質以外の材料からグルコースをつくり出し、血糖上昇に利用することが肝臓で行われる。これを**糖新生**という。糖新生の主要な材料は2つあり、その1つが**乳酸**である。筋肉や赤血球で生じた乳酸が血流にのって肝臓へ運ばれ、糖新生の材料となる。乳酸を材料に糖新生することを**コリ回路（コリの回路）**という。もう1つの主要な材料は**アミノ酸**である。血糖値が低下すると、副腎皮質からグルココルチコイドという血糖上昇ホルモンが分泌される。このホルモンは、筋肉などの体たんぱく質の分解（**異化**）を促進し、血液中にアミノ酸を供給する。それらアラニンを主としたアミノ酸は肝臓に運ばれ糖新生の材料となり、血糖上昇に貢献する。まさにわが身を削ってでも血糖値を維持し、脳のエネルギー源であるグルコースを供給し、脳を守っているのである。アミノ酸を材料に行われる糖新生を**グルコース・アラニン回路**という。これ以外に糖新生の材料となるものに、脂肪分解で生じた**グリセロール**がある。グリセロールを用いた糖新生には特別な回路の名前はない。それ以上に心にとめておかなければならないことは、**脂肪分解で生じた脂肪酸は糖新生の材料になることはできない**という点である（図11）。

腎臓においても糖新生が行われるが、量的には少なく、糖新生の中心はあくまで肝臓である。

2）筋肉の役割

筋肉にも肝臓同様グリコーゲンが貯蔵されている。しかし、空腹時の血糖維持に対して筋肉の貢献できる役割は少ない。なぜなら、筋肉はグリコーゲンをグルコース6-リン酸に変化させた後、グルコースにまで変換するグルコース6-ホスファターゼをもたない。そのため、直接血糖値を高められないのである。よって、**筋肉内に貯蔵されたグリコーゲンは、運動など筋肉収**

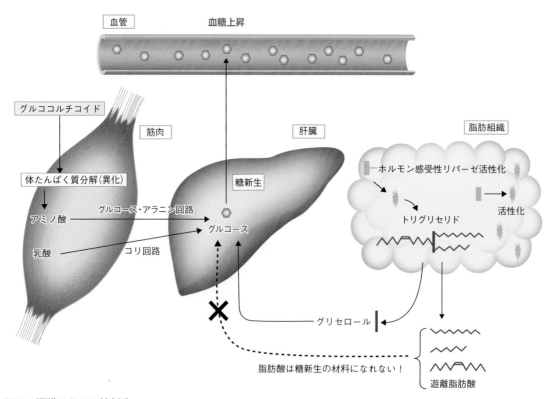

図11 肝臓における糖新生

縮のためのエネルギー源としてのみ使われる（図12）.

3) 脂肪組織の役割

脂肪組織には，**ホルモン感受性リパーゼ**という脂肪分解酵素がふだんは非活性の状態で存在している．血

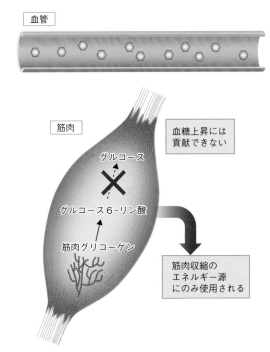

図12 筋肉グリコーゲン

糖値が低下すると，グルカゴンやアドレナリンなどの血糖上昇ホルモンが分泌され，肝グリコーゲンを分解することで血糖値を高めようとすることはすでに述べた．これらの血糖上昇ホルモンの分泌を感知して**活性化**し，脂肪組織中のトリグリセリド（中性脂肪）を分解するのがホルモン感受性リパーゼである．ホルモン感受性リパーゼの作用でトリグリセリドは，脂肪酸とグリセロールに分解されおのおの血液中に放出される（図13）．グリセロールは肝臓に運ばれ，糖新生の材料となる．脂肪酸は遊離脂肪酸となって**アルブミン**に結合して血中を移動する．遊離脂肪酸は各組織の細胞内でエネルギー源として使われ，グルコースの消費を抑えてくれる．こうして血糖値が下がりすぎないように，間接的に助けてくれているのである．しかし，前述したが，中性脂肪（トリグリセリド）分解で生じた**脂肪酸は糖新生の材料になることはできない**ことは忘れてはならない点である．

C. 赤血球における糖質代謝

赤血球におけるエネルギー代謝は特殊である．その理由は，赤血球にはミトコンドリアが存在しないことによる．ミトコンドリアをもたないためクエン酸回路や電子伝達系でのエネルギー産生はできず，もっぱら解糖系でATPを産生している．使えるエネルギー源は

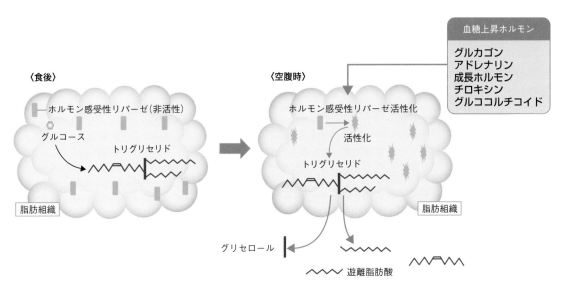

図13 ホルモン感受性リパーゼ

グルコースのみであり，解糖系の過程で乳酸も常に産生されている．赤血球で生じた乳酸は，血流により肝臓へ運ばれ糖新生（コリ回路）の材料となる．

6 他の栄養素との関係

A. 糖質と脂質の相互変換

グルコースと脂肪酸はともにエネルギーを産生できる重要な熱量素である．余剰のグルコースは，肝臓と筋肉でグリコーゲンに合成されるほか，脂肪組織においては脂肪酸に変換され，貯蔵脂肪とすることができる．脂質1gは約9kcalのエネルギーを貯蔵でき，脂肪組織のエネルギー貯蔵量はグリコーゲンをはるかに凌ぐ．この意味で脂肪は都合のよい糖質エネルギーの貯蔵物質である．体内で糖質が不足し，血糖値が低下してくると，脂肪組織から遊離脂肪酸が血液中に放出され，脳以外の細胞のエネルギー源となる．こうすることで，血糖値のさらなる低下を抑制してくれる．しかし，脂肪酸からグルコースを合成することはできない．合成するための酵素が存在しないためである．言い換えれば，**脂肪酸は糖新生の材料にはなれない**ということである．脂肪酸は重要なエネルギー貯蔵物質ではある．しかし，脂肪酸が血糖値の上昇に直接貢献できないということは覚えておくべき重要事項である．

B. 糖質とたんぱく質の関係

1）たんぱく質節約作用

摂取したたんぱく質の本来の機能は，体成分として酵素や筋肉などのたんぱく質合成に使用されることである．しかし，摂取したエネルギー量が要求されるエネルギー量より少ないと，たんぱく質はエネルギー源として優先的に使われてしまう．このようなとき，糖質を十分に摂取すれば，糖質がエネルギー源として使われるために，たんぱく質はエネルギー源として使わなくてすむ．結果的にたんぱく質本来の機能であるたんぱく質合成に効率的に使用できることになる．このことを**たんぱく質節約作用**という．

2）糖原性アミノ酸

アミノ酸は糖原性とケト原性に分けることができる（第6章3-A-2参照）．糖原性アミノ酸とは糖新生によりグルコースに転換できるアミノ酸のことである．ケト原性アミノ酸とは脂質代謝系に入ることのできるアミノ酸のことである．ロイシンとリジンはケト原性アミノ酸，イソロイシン，チロシン，フェニルアラニン，トリプトファンの4つは糖原性とケト原性の両方の性質をもつ．これ以外のアミノ酸はすべて糖原性である．つまり，たんぱく質合成に必要な20種類のアミノ酸のうち，**ロイシンとリジン以外はすべて糖原性アミノ酸**である．

ちなみに，逆方向の反応となる糖質からのアミノ酸合成は可能であるが，非必須アミノ酸に限られる．

C. ビタミンB_1必要量の増加

ビタミンB_1（チアミン）はチアミンピロリン酸という補酵素として主にグルコースがエネルギー物質であるATPになる際，解糖系で生じた**ピルビン酸がアセチルCoAになるときの反応**で不可欠である．したがって，ビタミンB_1欠乏では糖質代謝がうまく進行しなくなるし，糖質を過剰に摂取した場合ではビタミンB_1不足をきたす．したがって，糖質を多く摂取する場合にはビタミンB_1の必要量は増加することになる．言い換えれば，糖質の摂取量に比例して，ビタミンB_1の必要量は増す（図14）．日本人の主食である白米のみを大量に食べると，ビタミンB_1欠乏症である**脚気**になることは古くから知られている．白米には糖質が多いわりにビタミンB_1の含有量が少ないからである．

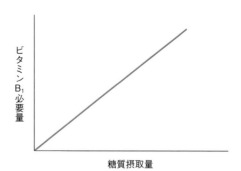

図14 糖質摂取量とビタミンB_1必要量の関係

7 食物繊維

A. 食物繊維の分類とはたらき

1）食物繊維の分類と種類

　食物繊維（dietary fiber）は，ヒトの消化酵素で消化されない食物成分と定義されている．一般的な食生活において摂取される食物繊維のほとんどは，植物性食品由来の難消化性多糖類である．例えばセルロースはその代表といってよいだろう．じつはこのセルロースは，グルコースが多数結合した炭水化物であり，この点においては糖質の多糖類であるでんぷんと同じである．セルロースとでんぷんは何が違うのかというと，グルコースの結合のしかたが違うのである．でんぷんは，ヒトの消化酵素で消化できるので生きるためのエネルギー源として利用できる．しかし，セルロース内のグルコース間の結合は，ヒトの消化酵素では分解できない．そのため，食物繊維と分類される．

　ちなみに，ウシやウマのような草食動物は，セルロース内にあるグルコース間の結合を分解し，エネルギー源として利用することができる．ただ，実際には，ウシやウマが自分でセルロースを消化できる酵素をもっているわけではなく，消化管内に常在するセルロース分解菌というバクテリアの力を利用している．

　食物繊維は表2に示したように，不溶性と水溶性の大きく2つに分類することができる．食物繊維の摂取比率は，不溶性が約80％で水溶性が約20％といわれている[1]．

2）不溶性食物繊維の生理作用

①便秘の予防および改善

　不溶性食物繊維は，消化されずに大腸まで届くため糞便量を増加させる．糞便量の増加は，直腸壁を押す圧力となり，排便反射を起こす．このため，便秘の予防と改善の効果がある（図15）．

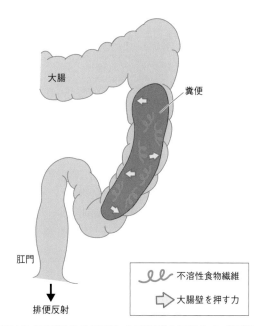

図15　不溶性食物繊維による便秘の予防および解消

表2　主な食物繊維

	名称	主な含有食品や含まれる場所
不溶性	セルロース	野菜の細胞壁成分
	ヘミセルロース	野菜の細胞壁成分
	ペクチン（不溶性）	未熟な果実，野菜の細胞壁成分
	リグニン	小麦ふすま，穀類，豆類，ココア
	キチン	カニ，エビなどの甲殻類の殻
	コンニャクマンナン（凝固したもの）	コンニャク
水溶性	コンニャクマンナン	コンニャクゼリー
	ペクチン（水溶性）	熟した果実，野菜
	植物ガム	マメ科植物の樹皮
	寒天	紅藻類（海藻）
	イヌリン	ごぼう，たまねぎ，にら

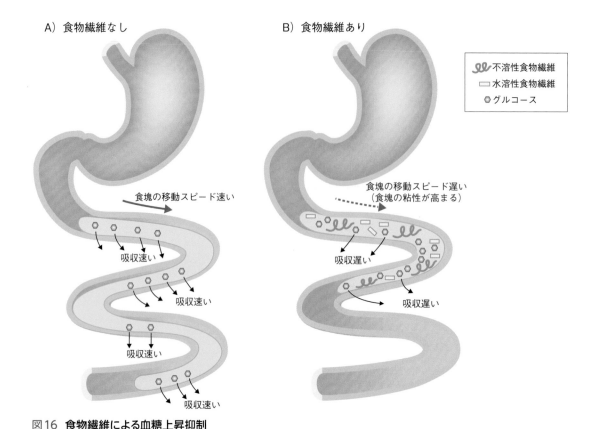

A) 食物繊維なし　　　　　　　　　B) 食物繊維あり

不溶性食物繊維
水溶性食物繊維
グルコース

食塊の移動スピード速い

食塊の移動スピード遅い
（食塊の粘性が高まる）

吸収速い

吸収速い

吸収速い

吸収速い

吸収遅い

吸収遅い

図16　食物繊維による血糖上昇抑制

②血糖値上昇抑制

　食物繊維は，消化管内での粘度（粘りけ）を高め胃から小腸への食塊移動速度（スピード）を低下させる．この効果は，不溶性食物繊維と水溶性食物繊維のどちらでもみられるが，水溶性の方がより粘度を高める効果が高い．食塊移動速度が遅いということは，食塊と小腸が接する面積が食物繊維がない場合に比べ小さくなることにつながるため，結果として，時間あたりのグルコースの吸収量が少なくなり，食事性血糖値の急激な上昇を抑制することにつながる．

　また，食塊移動速度の低下だけが食事性血糖値の上昇抑制につながっているわけではない．食物繊維は，消化管内で他の栄養素を包み込む作用があるため，糖質の消化吸収を穏やかにするとも考えられている．この結果，食事の腹持ちがよくなり肥満予防の効果も期待できる（図16）．

3）水溶性食物繊維の生理作用
①血清コレステロール値の改善

　水溶性食物繊維は，**血清コレステロール値を低下**させる作用がある．その作用メカニズムは，胆汁の主成分である胆汁酸の体外排泄が中心となる．胆汁酸は，コレステロールを材料に肝臓で合成される．十二指腸に排出された胆汁酸は，その役割を終えると約90％が回腸で再吸収され肝臓へ戻る．これを**腸肝循環**という（第3章3-D-3および第5章1-D参照）．水溶性食物繊維は，胆汁酸を吸着し糞便とともに体外へ排出する作用がある（図17）．結果として，新たな胆汁酸の合成にコレステロールが消費され血清コレステロール値が低下すると考えられている．

②腸内細菌叢（腸内フローラ）の改善

　水溶性食物繊維は，大腸の腸内細菌により発酵を受けるとプロピオン酸，酪酸，カプロン酸などの**短鎖脂肪酸**を生成する．この短鎖脂肪酸の一部は生体内に吸

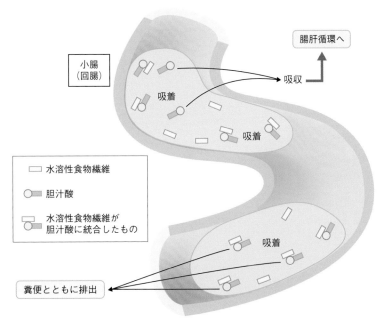

図17　水溶性食物繊維による血清コレステロール値の低下

収され，エネルギー源（0〜2 kcal/g）として利用されると同時に大腸内環境を酸性に傾かせる．酸性化した大腸内では，酸性環境に強いビフィズス菌や乳酸菌など有用菌（善玉菌）の増殖を促進し，腸内細菌叢（腸内フローラ）を改善へと導く．

③血糖値上昇抑制

前述の不溶性食物繊維の生理作用の血糖値上昇抑制と同じである．

B. 難消化性糖質

1）難消化性糖質とは

難消化性糖質とは，難消化性オリゴ糖と糖アルコールのことをさす場合が多い．どちらもヒトの消化酵素で消化を受けずに大腸に達し，腸内細菌により発酵を受ける．その結果，短鎖脂肪酸（プロピオン酸，酪酸など）を発生し0〜2 kcal/gのエネルギー源となり腸内細菌叢を改善する．また難消化性糖質に共通してみられるものとして，**低エネルギー甘味作用**とう蝕（虫歯）**予防作用**がある．難消化性糖質は，食物繊維の定義である「ヒトの消化酵素で消化されない食物成分」に当てはまっていることから，食物繊維の一種と考え

てよい．

難消化性糖質は，1〜10個程度の単糖を含む構造をしている．これに対し食物繊維の大半を占める難消化性多糖類（セルロースやペクチン）は，1分子あたり数百〜数千以上の単糖で構成されている．

①難消化性オリゴ糖

難消化性オリゴ糖は，単純にオリゴ糖と呼ばれていることも多い．2〜10個程度の単糖から構成され，消化・吸収される二糖類（マルトース，スクロース，ラクトース）を除いたものである．天然の食品にも含まれているが，近年は工業的につくられているものも多い．具体的には，**ラフィノース**，**イソマルトオリゴ糖**，**トレハロース**などがある．

②糖アルコール

糖アルコールは，単糖またはオリゴ糖に水素添加して還元したものである．アルコールといっても，いわゆるお酒ではない．構造上の分類でヒドロキシ基（-OH）がありアルコールの仲間に分類される．一般的に低エネルギーで甘味が強いため甘味料として用いられる．具体的には，**キシリトール**，**エリスリトール**，**ソルビトール**などがある．特にキシリトールは，砂糖

表3 食品中の食物繊維含有量（約1食分）

食品名（1食分量）		食物繊維（g）			食品名（1食分量）		食物繊維（g）		
		総量	水溶性	不溶性			総量	水溶性	不溶性
干し柿	50 g	7.0	0.7	6.4	ごぼう（ゆで）	40 g	2.5	1.1	1.4
いんげん豆（ゆで）	50 g	6.7	0.8	5.9	ブロッコリー（ゆで）	50 g	1.9	0.4	1.5
おから（新製法）	50 g	5.8	0.2	5.6	切り干し大根	10 g	2.1	0.4	1.7
グリンピース（ゆで）	50 g	4.4	0.5	3.9	西洋カボチャ（ゆで）	50 g	2.1	0.5	1.6
干ししいたけ（乾）	10 g	4.1	0.3	3.8	ほうれん草（ゆで）	50 g	1.8	0.3	1.5
えんどう（ゆで）	50 g	3.9	0.3	3.6	こんにゃく（1/2枚）	80 g	1.8	0.1	1.7
寒天	5 g	3.7	−	−	食パン	50 g	1.2	0.2	1.0
さつまいも（蒸し）	100 g	3.8	1.0	2.8	バナナ（生）	80 g	0.9	0.1	0.8
えだまめ（ゆで）	60 g	2.8	0.3	2.5					

資料：五訂増補日本食品標準成分表
文献7，p132 表14.2より引用

とほぼ同じ甘味度をもち，う蝕（虫歯）予防作用があることが知られている．またエリスリトールは，ほぼ0 kcalでありながら，砂糖と同程度の甘味があるため肥満予防を目的とした食品などに用いられている．

2）難消化性糖質による下痢の誘発

高分子の食物繊維はほとんど下痢を誘発しないが，難消化性オリゴ糖や糖アルコールをある量以上まとめて摂取すると下痢を誘発する．この理由は，大腸内の浸透圧が高くなることによって起こる．この許容量は，オリゴ糖や糖アルコールをくり返し摂取することで，ある程度増えることが知られている．

C. 腸内細菌

1）ヒトの腸内細菌叢

ヒトの大腸内には100種類以上，100兆個の腸内細菌が棲息しており，腸内細菌叢（腸内フローラ）を形成している．これらの腸内細菌は，ヒトに対する作用により有用菌（ビフィズス菌，乳酸菌），有害菌（病原菌，腐敗菌），日和見菌[※6]の3つに分けることができ，その占有率は食事要因に大きく影響される．ヒトの糞便は水分が60〜80％を占め，固形物の約50％が腸内細菌である．

また，腸内細菌叢により，ビタミンK，B_2，B_6，B_{12}，ビオチン，パントテン酸，葉酸などが生成される．

2）プレバイオティクス，プロバイオティクス，シンバイオティクス

①プレバイオティクス

水溶性食物繊維，難消化性オリゴ糖，糖アルコールなど，消化されずに大腸に移行して腸内細菌によって発酵を受けやすい食物成分のことをプレバイオティクス（prebiotics）という．これらの摂取は，大腸内のpHを低下させ，酸性環境に強い有用菌を増殖させ，酸性環境に弱い有害菌の増殖を抑制する．

②プロバイオティクス

ビフィズス菌などの有用菌の生菌，あるいはそれら生菌を含む食品のことをプロバイオティクス（probiotics）という．

③シンバイオティクス

シンバイオティクス（synbiotics）とは，プレバイオティクスとプロバイオティクスを組み合わせた食品のことである．オリゴ糖や食物繊維を添加したヨーグルトなど多くの食品がある．

D. 食物繊維の目標摂取量

厚生労働省は，成人の食物繊維の目標量を1日20 g程度としている．健康維持の観点から排便は1日1回あることが望ましいと考えられている．1日20 g程度とは，この点を考慮して設定されているが，多くの日本人は実際にこれだけの量を摂取できていないのが現状である．多く摂るように心がける必要があるであろ

[※6] 日和見菌：大腸菌など健康なときは影響を及ぼさないが，抵抗力が低下したときに悪影響を及ぼす細菌のことである．

う．表3に食品中の食物繊維含有量（約1食分）を示した．

　食物繊維の量を1日20 g程度といわれても，イメージしにくいかもしれない．これを野菜の量に置き換えると約350 gとなる．両手を合わせ上に向けて指を大きく開き，器のようにする．この上に乗せられるだけたくさんの野菜を乗せる．この量が，約350 gの野菜である（図18）．厚生労働省が平成24年に発表した「健康日本21（第2次）」における栄養・食生活の施策でも野菜の摂取目標量を約350 gとしている．野菜約350 gを摂取すると，食物繊維ばかりでなく，ビタミンCやカリウムも十分に確保できることからこの目標量が設定されている．

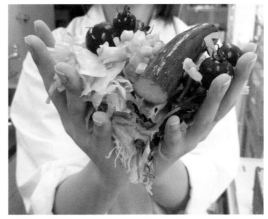

図18　約350 gの野菜

第4章　炭水化物の栄養

糖尿病とは

　糖尿病は，糖代謝と密接にかかわる疾患であるが，どのような病気なのであろう．栄養士，管理栄養士にとって，将来の食事療法のことを考えると最も重要な疾患と言っても過言ではない．まず簡単にいうと「血糖値が異常に高くなり，放置すると血管障害を引き起こすもの」と理解すればよいと思う．さらにその発症メカニズムについて触れると，この章で学んだ**インスリン作用**が深くかかわっている．糖尿病はインスリン作用の不足によって引き起こされる．インスリン作用が不足すると，血糖値が高くなっても，それを下げることができなくなる．言い換えると，各組織の細胞にはグルコースが入ることができなくなっている．つまり血管の中にはドロドロに糖があふれているが，体の細胞は空腹時の飢餓状態なのである．細胞内でグルコースをエネルギーにすることができないと，かわりに脂質が多く利用される．そのため，重度な糖尿病では**ケトン体**が体内に増加し，**ケトーシス**を引き起こすのである．しかし，糖尿病の初期では，自覚症状がないため治療されず見すごされてしまう．

　平成24年の国民健康・栄養調査によると，糖尿病が疑われる人は，「糖尿病が強く疑われる人」の950万人と「糖尿病の可能性を否定できない人」の1,100万人を合わせると，全国に2,050万人いると推定されている．しかも，糖尿病が疑われる人の約4割はほとんど治療を受けたことがない人である．治療を行わず何年も放置しておくと血管障害をきたし，さまざまな合併症を引き起こす．糖尿病網膜症，糖尿病性腎症，糖尿病性神経障害などがその代表である．合併症が発症すると治すことはできないため，予防することが何より大切である．ただ，きちんと治療を開始し，血糖値を適切にコントロールすれば恐れなくてもよい病気である．糖尿病治療の柱は**食事療法**と**運動療法**である．適切な食事摂取が基本となるため，管理栄養士による栄養指導が最も重要となるのである．

文　献

1 ）「食物繊維の科学」（辻 啓介，森 文平／編），朝倉書店，2004
2 ）「Ｎブックス　改訂 基礎栄養学」（林 淳三，他／監），建帛社，2010
3 ）「基礎栄養学　栄養素のはたらきを理解するために」（川端輝江／著），アイケイコーポレーション，2010
4 ）「健康・栄養科学シリーズ　基礎栄養学 改訂第3版」（奥 恒行，柴田克己／編），南江堂，2009
5 ）「栄養科学イラストレイテッド　生化学 改訂第2版」（薗田 勝／編），羊土社，2012
6 ）「食物繊維 基礎と応用」（日本食物繊維学会／監修），第一出版，2008
7 ）「栄養科学シリーズNEXT 基礎栄養学 第2版」（木戸康博，中坊幸弘／編），講談社，2009

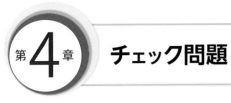

チェック問題

問題

□ □ **Q1** 主な二糖類を3つあげ，おのおのが何という単糖類で構成されているか答えよ.

□ □ **Q2** でんぷんには2種類あるがそれは何か，2つ答えよ.

□ □ **Q3** 人間の脳のエネルギー源は，ほとんど1種の栄養素に依存している．それは何か答えよ.

□ □ **Q4** 血糖値がピークに達するのは，食後何分後から何分後くらいか答えよ.

□ □ **Q5** 血糖値を下げるはたらきのあるホルモンを1つ答えよ.

□ □ **Q6** 血糖値を上げるはたらきのあるホルモンを2つ以上答えよ.

□ □ **Q7** グリコーゲンは体内のどこに貯蔵されるか，2カ所答えよ.

□ □ **Q8** 「日本人の食事摂取基準（2020年版）」において18〜29歳女性のエネルギー必要量の目安は何kcalくらいか答えよ（平均的な活動量の場合）．（巻末の付表を参照）.

□ □ **Q9** 「日本人の食事摂取基準（2020年版）」において，炭水化物の摂取量は，総エネルギーの何%程度が望ましいか答えよ（成人の場合）．（巻末の付表を参照）.

□ □ **Q10** 糖質1gは約何kcalか答えよ.

□ □ **Q11** 血糖値の上昇に関与できるのは，どの臓器に蓄えられたグリコーゲンか答えよ.

□ □ **Q12** 血糖調節のため，肝臓で糖新生の原料となれる物質を2つ答え，おのおのの回路名を答えよ.

□ □ **Q13** 糖質を過剰に摂取すると必要量が増加するビタミンは何か答えよ.

□ □ **Q14** 不溶性食物繊維の代表的な作用を2つ答えよ.

□ □ **Q15** 水溶性食物繊維の代表的な作用を3つ答えよ.

□ □ **Q16** 難消化性糖質とは，具体的に何のことか2つ答えよ.

□ □ **Q17** 難消化性糖質を大量に摂取したときの問題点は何か答えよ.

□ □ **Q18** 難う蝕（虫歯）作用がある糖アルコールは何か答えよ.

解答＆解説

A1 マルトース（麦芽糖）はグルコース（ブドウ糖）2分子から，スクロース（ショ糖）はグルコース1分子とフルクトース（果糖）1分子から構成されている．また，ラクトース（乳糖）はグルコース1分子とガラクトース1分子から構成されている．

A2 アミロースとアミロペクチン．

A3 グルコース．飢餓状態に近い空腹時には，ケトン体も脳のエネルギー源となることができる．

A4 普通は食後30～60分後にピークに達する．

A5 インスリン．インスリン作用が不足した状態になると糖尿病を発症する．

A6 グルカゴン，アドレナリン，成長ホルモン，チロキシン，グルココルチコイド．以上の5つのうちから2つ以上．グルカゴン，アドレナリン，成長ホルモン，チロキシンの4つは肝臓のグリコーゲンを分解することで血糖値を上げる．グルココルチコイドは，体内のたんぱく質（筋肉など）の異化（分解すること）を促進し，アミノ酸を産生する．そのアミノ酸を原料に肝臓で糖新生（グルコース・アラニン回路）することで血糖値を高める．

A7 肝臓と筋肉．

A8 2,000 kcal（付表4を参照）．

A9 50～65％（付表8を参照）．

A10 約4 kcal．脂質1 gは約9 kcal，たんぱく質1 gは約4 kcal．

A11 肝臓．筋肉に蓄えられたグリコーゲンは，主に運動エネルギーに使用され，血糖値の上昇に貢献できない．

A12 乳酸とアミノ酸．乳酸を材料に行われる糖新生をコリ回路，アミノ酸を材料に行われる糖新生をグルコース・アラニン回路という．この2つ以外にグリセロールも糖新生の材料となり得る．

A13 ビタミンB_1．欠乏すると脚気，ウェルニッケ・コルサコフ症候群※などを引き起こす（※第7章「ビタミンの栄養」表2 ビタミンB_1を参照）．

A14 便秘の予防および改善と血糖値上昇抑制．

A15 ①血清コレステロール値の改善，②腸内細菌叢（腸内フローラ）の改善，③血糖値上昇抑制．

A16 難消化性オリゴ糖と糖アルコール．

A17 下痢を誘発する．

A18 キシリトール．

本書関連ノート「第4章　炭水化物の栄養」でさらに力試しをしてみましょう！　Note

第5章 脂質の栄養

Point

1. 脂質の種類と分類を理解する.

2. 細胞内で脂肪酸からエネルギー（ATP）が合成されるまでの流れを理解する.

3. リポたんぱく質とはどのようなものか，代表的なものを4つ理解する.

4. コレステロールとはどのようなものか理解する.

5. 脂肪酸由来の生理活性物質（エイコサノイド）について理解する.

概略図 脂質の細胞内代謝

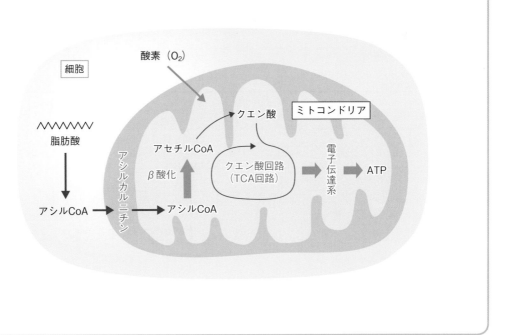

1 脂質の種類とはたらき

脂質とは，水に溶けない高エネルギー物質の総称である．水には溶けないが，ベンゼン，クロロホルム，エーテルなどのような有機溶媒には溶ける．食品に含まれる脂質は，①エネルギー源になる，②細胞膜やホルモンなどの材料になるという2点のはたらきがある．図1に脂質を多く含む食品の代表例を示した．

A. トリグリセリド（トリアシルグリセロール）

トリグリセリド（triglyceride：TG）はグリセロールに脂肪酸が3個結合したものである（図2）．体脂肪

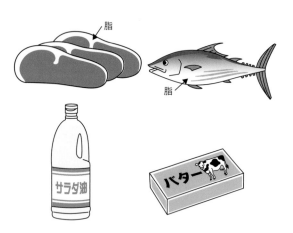

図1 脂質を多く含む食品

を構成している脂質の大部分はトリグリセリドであり，体内で貯蔵エネルギー源としてのはたらきをもつ．また，食事で摂取する脂質の大部分もトリグリセリドである．したがって，脂肪といえばトリグリセリド（トリアシルグリセロール）のことをさす場合が多く，最も重要な脂質である．「アシル」とは脂肪酸由来のアシル基の意味である．トリグリセリドは別名が非常に多く，**中性脂肪**ともよくいわれる．また，トリアシルグリセロール，トリアシルグリセライド，トリグリセライドといい，略語でTGともいう．また，油脂といわれる場合もあるが，常温で液体のものを油（oil），固体のものを脂（fat）ということが多い．しかし，油（oil）と脂（fat）の区別は明確に定義されているわけではない．また，グリセロールに脂肪酸が2個結合したものをジアシルグリセロール（ジアシルグリセリド），グリセロールに脂肪酸が1個結合したものをモノアシルグリセロール（モノアシルグリセリド）という（図2）．これらは体内で消化や代謝の過程で生成されるが，量は少ない．

B. 脂肪酸

脂肪酸は，1本の炭素骨格（**炭素鎖**）の一方の端にカルボキシ基（$-COOH$），もう一方の端にメチル基（$-CH_3$）をもつ構造をしている（図3）．トリグリセリド，コレステロール，リン脂質を構成する成分として，ほとんどすべての脂質に含まれている．また血液中には単独でアルブミンと結合し，遊離脂肪酸としても存

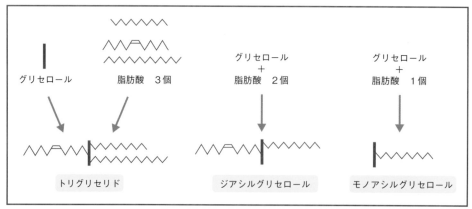

図2 中性脂肪
食品として摂取する中性脂肪も，体内に存在する中性脂肪も，そのほとんどはトリグリセリドである．したがって，中性脂肪はトリグリセリドと同義とする場合が多い

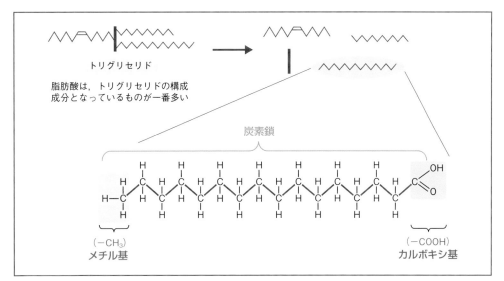

図3 脂肪酸の構造（例）パルミチン酸（炭素Cの数：16）

トリグリセリド

脂肪酸は，トリグリセリドの構成
成分となっているものが一番多い

炭素鎖

（－CH₃）
メチル基

（－COOH）
カルボキシ基

在している（本章2-B参照）.

　脂肪酸は，どれも同じような構造をしているが，炭素鎖の炭素（C）の数が異なると呼び方（名前）も異なる（図4）. 炭素鎖の長さ，二重結合の有無，二重結合の位置によって分類されている（表1）. このようにさまざまな分類が存在するわけは，体内に摂取した際の栄養学的な作用が異なるからである.

1）炭素鎖の長さによる分類

　炭素鎖の炭素数が4個と6個のものを**短鎖脂肪酸**，8個と10個のものを**中鎖脂肪酸**，12個以上のものを**長鎖脂肪酸**という. 天然に存在する脂肪酸のほとんどは長鎖脂肪酸である. 一般に炭素数は大きい方がより多くのATPを合成できる. 消化の際，長鎖脂肪酸は胆汁の存在が不可欠であるが，短鎖脂肪酸と中鎖脂肪酸はそれを必要とせず，吸収されるルートも異なる. また，脂肪酸の炭素鎖は，合成も分解も2個ずつ変化するため基本的に**偶数個**である. また，炭素数2個の酢酸を短鎖脂肪酸に含める場合もある.

2）二重結合の有無による分類（飽和脂肪酸と不飽和脂肪酸）

　図5に飽和脂肪酸と不飽和脂肪酸の分類を示した. すべての炭素鎖が水素（H）で満たされている（飽和している）ものを**飽和脂肪酸**という. 言い換えれば，炭素鎖に二重結合をもたない脂肪酸ということになる.

Column

栄養学難易度ランキング第1位「脂肪酸」

　脂肪酸を理解することは，はじめて学ぶ者にとっては非常に難しいことである. 同じような構造をしているのに，炭素鎖の炭素（C）の数の違いや二重結合の有無で呼び方（名前）が変わる. 単独で遊離脂肪酸としても存在するが，多くはトリグリセリド（中性脂肪）という別の物質の材料となっている. そして，何より分類が複雑である（表1）.

　しかし，その分類の1つ1つにきちんと意味があることを知ってほしい. 炭素鎖の長さが違うと貯蔵しているエネルギーが違うし，消化・吸収のされ方も違う. 二重結合をもつかもたないか，二重結合をもつとしたらその数によって，実際に食品として摂取した際に体に対するはたらきは大きく異なるのである.

　脂肪酸については，根気よく学んでほしい.

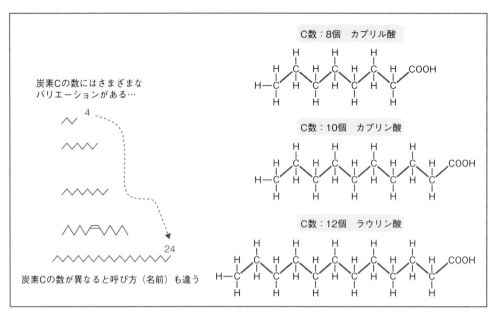

図4 脂肪酸の炭素鎖長と呼び方（名前）の例

表1 主な脂肪酸の分類

脂肪酸の分類				脂肪酸名	炭素数	二重結合数	含有食品
短鎖脂肪酸 炭素数4, 6				酪酸	4	0	乳製品, バター
				カプロン酸	6	0	乳製品, バター
中鎖脂肪酸 炭素数8, 10				カプリル酸	8	0	乳製品, バター
				カプリン酸	10	0	乳製品, バター
長鎖脂肪酸 炭素数12以上	飽和度による分類	飽和脂肪酸（二重結合なし）		ラウリン酸	12	0	パーム油
				ミリスチン酸	14	0	動物油, 魚油
				パルミチン酸	16	0	動物油, 魚油
				ステアリン酸	18	0	動物油, 魚油
				アラキジン酸	20	0	落花生油
				ベヘン酸	22	0	菜種油, 落花生油
				リグノセリン酸	24	0	落花生油
		一価不飽和脂肪酸（二重結合1個）	二重結合の位置による分類 n-7系	パルミトオレイン酸	16	1	魚油, 鯨油
			n-9系	オレイン酸	18	1	植物油, 動物油
		多価不飽和脂肪酸（二重結合2個以上）	n-6系	リノール酸	18	2	植物油
				γ-リノレン酸	18	3	月見草油
				アラキドン酸	20	4	魚油, 肝油
			n-3系	α-リノレン酸	18	3	植物油
				エイコサペンタエン酸（EPA）	20	5	魚油
				ドコサヘキサエン酸（DHA）	22	6	魚油

鎖長による分類

青字：必須脂肪酸

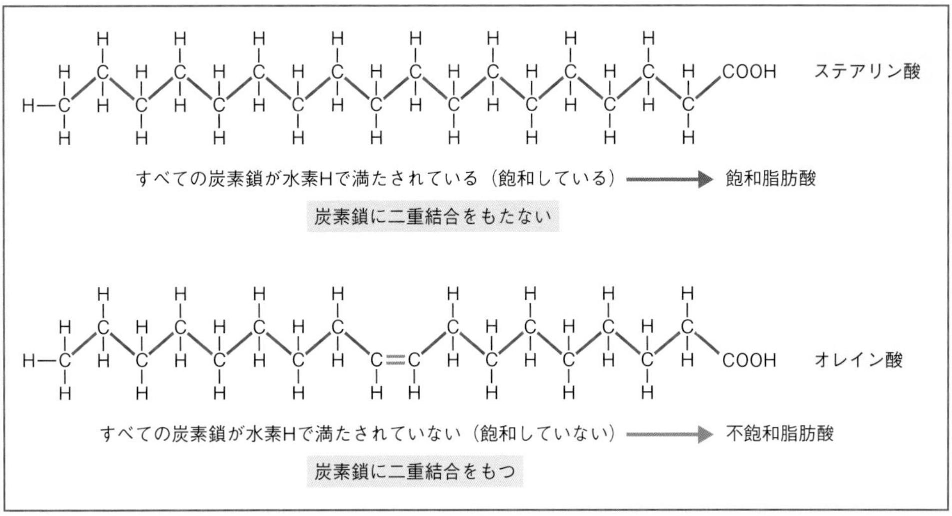

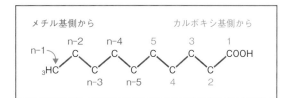

図5 飽和脂肪酸と不飽和脂肪酸（炭素数：18を例に）

一方，炭素鎖に二重結合をもつために，すべての炭素鎖が水素（H）で満たされていない（飽和していない）ものを**不飽和脂肪酸**という．同じ炭素数18でも，飽和脂肪酸はステアリン酸，不飽和脂肪酸（二重結合が1つのもの）はオレイン酸という．

さらに，不飽和脂肪酸のなかで二重結合の数による分類もある．二重結合を1個だけもつものを**一価不飽和脂肪酸**，2個以上もつものを**多価不飽和脂肪酸**という（表1）．

飽和脂肪酸と不飽和脂肪酸という分類は構造上の分類であるが，実際に摂取した際の体への作用や特徴も異なる．

①飽和脂肪酸

牛肉，豚肉，鶏肉，バターなど動物性食品に多く含まれ，常温で固体である．エネルギー源となるが，過剰に摂取すると血清コレステロール値が上昇し，動脈硬化を引き起こすリスクがある．摂取しすぎに注意の必要な脂質である．動物性食品に含まれる飽和脂肪酸のほとんどは，炭素数16の**パルミチン酸**と，炭素数18の**ステアリン酸**である．

②不飽和脂肪酸

植物の種子からとれるサラダ油や，魚の脂肪である魚油に多く含まれ，常温で液体である．エネルギー源となり，摂取しすぎた場合，肥満につながりはするが，

図6 炭素鎖位置の数え方

生活習慣病のリスクを高める効果はほとんどない．概して**体によい作用をする脂質**である．後述するが，血中のコレステロールを減らして動脈硬化や血栓の予防につながるものも含まれている．

3）二重結合の位置による分類

脂肪酸の炭素鎖の位置は炭素に番号をつけて表す．図6に示すように2通りの数え方があるが，メチル基側（-CH$_3$）から数える方法が栄養学的には重要である．メチル基（-CH$_3$）の炭素Cをn-1として以下順にn-2，n-3とする．n-1の正式な読み方は「エヌマイナスイチ」である．しかし，略して「エヌイチ」，n-2，n-3を「エヌニ」「エヌサン」という場合も多い．

メチル基側から数えて最初の二重結合が9番目の脂肪酸をn-9系という．同様にメチル基側から数えて最初の二重結合が6番目の脂肪酸をn-6系，3番目の脂肪酸をn-3系という（図7）．

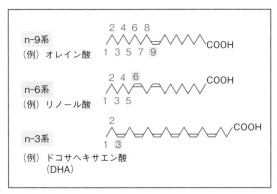

図7 二重結合の位置による分類

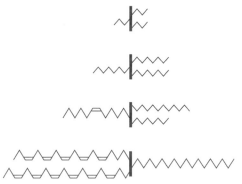

図8 さまざまな脂肪酸とトリグリセリドのイメージ

脂肪酸は，トリグリセリドの構成成分となっているものが一番多い．1つのグリセロールに同じ種類の脂肪酸が結合している場合もあれば，違う種類の場合もある

①n-9系脂肪酸

n-9系脂肪酸のほとんどは**オレイン酸**である．オリーブ油，キャノーラ油，べに花油などの主成分で食物中に最も多い脂肪酸である．特筆すべき特徴はないが，摂取しすぎても，生活習慣病のリスクを高めることはない．

②n-6系脂肪酸

植物油に多く含まれる．日本人が摂取するn-6系脂肪酸の98％は**リノール酸**である．体内で合成できないため，積極的に摂取する必要のある脂質（必須脂肪酸）である．適度な摂取の目安として目安量が設定されている．n-6系脂肪酸にはリノール酸以外に重要なものとして，**アラキドン酸**がある．アラキドン酸は，体内でリノール酸から少量合成されるが，必要量には満たないため摂取しなければならない脂質である．アラキドン酸からは，生体内で重要なはたらきをする**生理活性物質（エイコサノイド）**が合成される（本章6参照）．

③n-3系脂肪酸

植物油，魚油に多く，人体に必須なものを含み，**動脈硬化や血栓の予防，虚血性心疾患予防**など体によいはたらきをする．**α-リノレン酸**は植物油に含まれ，体内で**エイコサペンタエン酸（EPA），ドコサヘキサエン酸（DHA）**へと変換される．EPAとDHAは魚の脂肪である魚油に多く含まれ，**虚血性心疾患予防効果**が期待できる体によい脂質である．この理由として，DHAは血中のコレステロールを減少させることが知られている．

4）必須脂肪酸

ヒトの体内で合成できず，食物から摂取しなければならない脂肪酸である．一般に，**リノール酸，アラキドン酸，α-リノレン酸**の3つをさす．アラキドン酸はリノール酸から体内で少量合成できるが，必要量に満たないため必須脂肪酸に分類される．

5）脂肪酸とトリグリセリドの関係

さまざまな脂肪酸の分類やはたらきを述べてきたが，ここで強調しておきたいことがある．それは，摂取する脂肪酸も，体内に貯蔵されている脂肪酸も，実際に存在している形は，そのほとんどがトリグリセリドであるということである．そのイメージを図8に示した．脂肪酸単独で存在する遊離脂肪酸というものもあるが，トリグリセリドに比べると，ずっと少ない．

C. リン脂質

1）グリセロリン脂質

グリセロリン脂質は，トリグリセリドとよく似た構造をしている．トリグリセリドは3個の脂肪酸がグリセロールに結合しているが，グリセロリン脂質はそのうちの1つがリン酸を含むものに置き換わっている．脂質は本来水に溶けない性質であるが，グリセロリン脂質はその構造内に水に溶ける性質の部分をもつ（リン酸を含む部分）．この水に溶ける性質の部分を**親水基**という．それ以外の水に溶けない部分は**疎水基**または

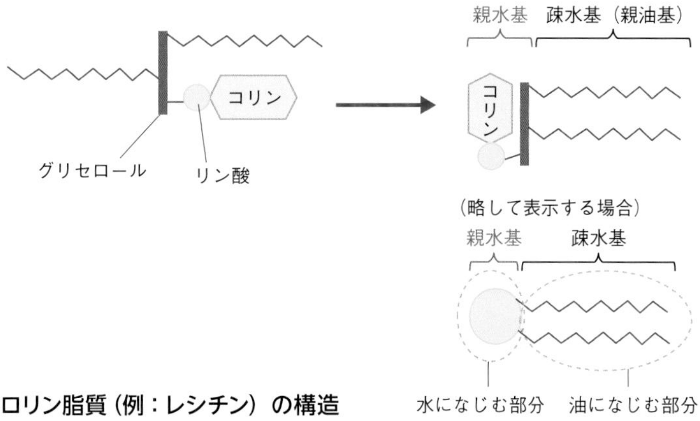

図9 グリセロリン脂質（例：レシチン）の構造

親油基という．図9に代表的なグリセロリン脂質であるレシチン（ホスファチジルコリン）の構造を模式的に示した．レシチンは大豆や卵黄に含まれ，細胞膜の構成成分として重要である．細胞膜を構成する際，疎水基を内側に，親水基を外側に向けた二重層構造を構成しており，物質の選択的透過性の機能維持に重要な役割を果たしている．リン脂質はグリセロリン脂質が大半を占めるため，"リン脂質"というとグリセロリン脂質のことをさす場合が多い．

2）スフィンゴリン脂質

スフィンゴリン脂質の代表的なものとして**スフィンゴミエリン**がある．スフィンゴミエリンは，脳や神経細胞に多く含まれ，特に神経細胞の軸索を覆うミエリン鞘の主成分として重要である．脊椎動物の場合，このミエリン鞘の存在により，跳躍伝導が可能となり神経伝達速度が飛躍的に速められる．

D. コレステロール

ステロイド骨格（4つの環状構造部分）をもつ物質を総称してステロイドというが，コレステロールもその1つである．コレステロールの構造を図10に示した．コレステロールには**遊離型コレステロール**と**エステル型コレステロール**の2種類が存在する．エステル型コレステロールとは遊離型コレステロールのヒドロキシ基（–OH）の部分に脂肪酸が**エステル結合**[※1]したものである．**コレステロールはエネルギー源にならな**

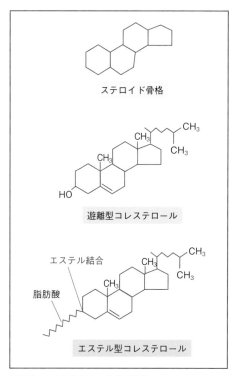

図10 コレステロールの構造

い脂質であり，細胞膜など体成分の材料として使われる．また，**副腎皮質ホルモン，性ホルモン**などの**ステロイドホルモン，胆汁酸，ビタミンD**などは，体内でコレステロールから合成される．

1）コレステロールの合成

コレステロールは肝臓などにおいて**1日約700mg合成**される．一方，食事による平均的な摂取量は400

※1 **エステル結合**：この場合のエステル結合は，脂肪酸のカルボキシル基（–COOH）のOHとヒドロキシ基（–OH）のHの脱水縮合（p.70の第4章※1参照）による結合である．

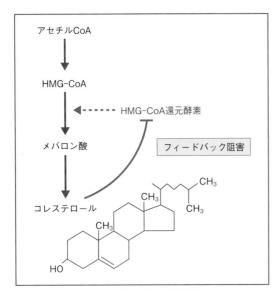

図11 コレステロール生合成の模式図

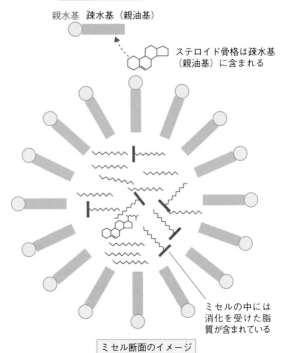

図12 胆汁酸とミセルの概念図
胆汁酸は，構造内に水に溶ける親水基と油になじむ疎水基（親油基）の両方をもつため，界面活性物質として作用する．脂質の消化・吸収の際，乳化の促進やミセル形成に不可欠である

～500 mg程度であり体内で合成される量より少ないということになる．コレステロール合成の材料は，アセチルCoAである．コレステロール合成の模式図を図11に示した．3分子のアセチルCoAが縮合してヒドロキシメチルグルタリルCoA（hydroxymethylglu-taryl-CoA：HMG-CoA）となり，それが**HMG-CoA還元酵素**により還元されて**メバロン酸**を生じる．その後，数段階の反応を経てコレステロールが合成される．HMG-CoA還元酵素はコレステロール合成反応の律速酵素として重要である．

2) フィードバック調節

コレステロールが生合成され，ある程度の量に達すると，コレステロール合成の律速酵素であるHMG-CoA還元酵素の活性を抑制する方向へコレステロール自身が作用する．これによって合成にブレーキがかかりコレステロールを合成しすぎないようにしている．このようなしくみを**フィードバック阻害**（フィードバック調節）という（図11）．

3) 胆汁酸の腸肝循環

胆汁酸は，肝臓において**コレステロールから合成**される．肝臓から分泌された胆汁酸は，いったん胆嚢に蓄えられ濃縮される．その後，必要に応じて十二指腸に分泌される．胆汁酸は，構造内に水に溶ける部分と

油に溶ける部分の両方をもつため，**界面活性物質**として作用する．本来混ざりあわない水と油を溶けるようにしてくれるのである．セッケンと同じはたらきである．これにより摂取した脂質は乳化され，リパーゼの作用を受け分解される．その後，胆汁酸は**ミセル**を形成し，脂質の消化・吸収に大きく貢献する（図12）．小腸内ではたらきを終えた胆汁酸のほとんど（約90 %）は，小腸の回腸において再吸収され肝臓に戻される．このような胆汁酸の動態を**腸肝循環**とよんでいる（図13）（第3章3-D-3参照）．再吸収されなかったわずかな胆汁酸は，糞便として排泄されるが，コレステロールの体外排泄はこの胆汁酸のみである．腸肝循環というしくみが存在するため，体内のコレステロールは節約され，通常は大きく減少しないようになっている．

なお，胆嚢から分泌される胆汁酸を**一次胆汁酸**とも

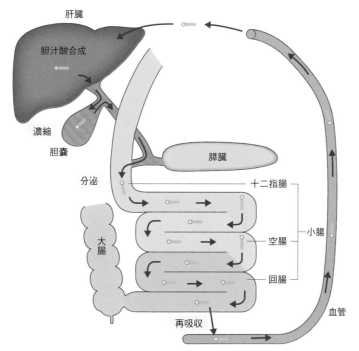

図13 腸肝循環の概念図

図中ラベル：
肝臓
胆汁酸合成
濃縮
胆嚢
分泌
膵臓
十二指腸
空腸
回腸
小腸
大腸
血管
再吸収

いう．普通，胆汁酸とは一次胆汁酸のことをさす．これに対し，小腸管内における腸内細菌によって変化を受けたものを**二次胆汁酸**という．二次胆汁酸は，大腸がんなどのリスクを高めることが指摘されているが，まだ科学的根拠は十分ではない．

2 脂質の臓器間輸送

A. リポたんぱく質

　油と水は溶け合わない．同量のサラダ油と水をコップに入れ，どんなに混ぜても，少し待てば比重の大きい水が下に沈み，油は上に集団をつくる．体内であらゆる栄養素を輸送するのは血液であるが，その血液の大半は水である．この水が大半を占める血液に，脂質をそのまま放出したらどうなるであろう．脂質は水と反発して脂質だけで集団をつくろうとする．すると，血液の流れはスムーズに流れなくなり，場所によって

は血流が止まってしまうかもしれない．脂質をそのまま血液で運ぶことはできないのである．そこで，血液中の脂質をうまく移動させるために，ヒトには**リポたんぱく質**というものが存在する．簡単にいうとリポたんぱく質とは，血液中で脂質を小さな粒状にして輸送するカプセルのようなものである．水に溶けない**中性脂肪**や**コレステロール**を水となじむ**リン脂質**やたんぱく質の殻に入れて移動する．この殻と中の脂質の複合体をリポたんぱく質というのである．

1）リポたんぱく質の構造

　リポたんぱく質構造の模式図を図14Aに示した．リポたんぱく質に使われるたんぱく質部分を**アポたんぱく質**という．主要なアポたんぱく質を表2に示した．主にアポたんぱく質，リン脂質，遊離型コレステロールの3つで殻を形成する．たんぱく質は本来水になじむ性質なので，アポたんぱく質は血液と接する殻の材料に適している．リン脂質は水になじむリン酸部分が外側に向き，脂肪酸は内側を向いている．遊離型コレステロールは，水になじむヒドロキシ基（–OH）が外

第 **5** 章　脂質の栄養

表2 主要なアポたんぱく質

リポたんぱく質	主要な構成成分	特徴的なもの
カイロミクロン	アポB48	アポCⅡ（LPLの活性化）
VLDL	アポB100	アポCⅡ（LPLの活性化）
LDL	アポB100 （主要な構成成分かつLDL受容体の結合因子）	アポE（LDL受容体の結合因子）
HDL	アポAⅠとアポAⅡ	

LPL；リポたんぱく質リパーゼ

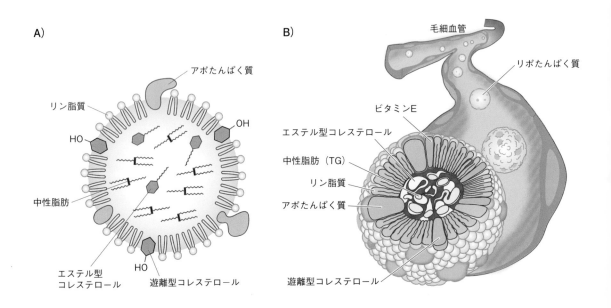

図14 リポたんぱく質構造の模式図（A）と立体的なイメージ（B）
B）文献1より引用

側に向いている．中に入るのは親水基をもたない中性脂肪とエステル型コレステロールである．このように，外側に水になじむ材料を集め，内側にうまく脂質を閉じ込めて輸送しているのである．より立体的なイメージを図14Bに示した．リポたんぱく質は，その比重やはたらきから大きく4種類に分類できるが（図15），見た目はどれも図14のようなイメージである．

2）リポたんぱく質の分類

リポたんぱく質の分類と特徴を図15にまとめた．図に示すように大別すると4種類ある．**カイロミクロン**（キロミクロン）が一番大きく比重は最も軽い．**VLDL**（very low density lipoprotein：超低比重リポたんぱく質），**LDL**（low density lipoprotein：低比重リポたんぱく質），**HDL**（high density lipoprotein：高比重リポたんぱく質）となるに従って粒が小さくなり，中に入る脂質の量は少なくなる．リポたんぱく質の材料のなかで一番重いのはたんぱく質である．アポたんぱく質の含まれる殻の部分は重いということになる．したがって，殻に対して含まれる脂質の量が一番少ないHDLが比重は一番高い（重い）ということになる．そ

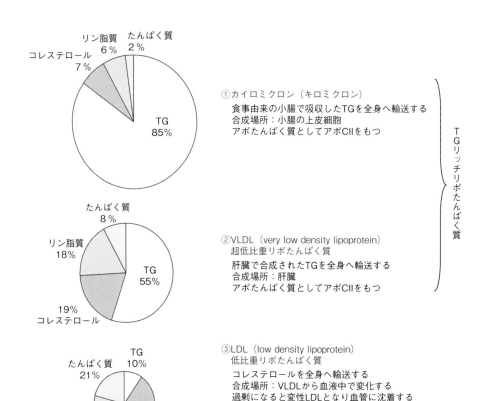

① カイロミクロン（キロミクロン）
　食事由来の小腸で吸収したTGを全身へ輸送する
　合成場所：小腸の上皮細胞
　アポたんぱく質としてアポCIIをもつ

② VLDL（very low density lipoprotein）
　超低比重リポたんぱく質
　肝臓で合成されたTGを全身へ輸送する
　合成場所：肝臓
　アポたんぱく質としてアポCIIをもつ

③ LDL（low density lipoprotein）
　低比重リポたんぱく質
　コレステロールを全身へ輸送する
　合成場所：VLDLから血液中で変化する
　過剰になると変性LDLとなり血管に沈着する
　　　　　　　　　　↓
　　　　　　　　　動脈硬化へ

　LDLコレステロールを悪玉コレステロールという

④ HDL（high density lipoprotein）
　高比重リポたんぱく質
　過剰なコレステロールを全身から回収し肝臓に戻す
　合成場所：肝臓
　HDLコレステロールを善玉コレステロールという
　持久的運動を行うことにより増加する

図15　リポたんぱく質の分類と特徴
円グラフには，リポたんぱく質の中に含まれる中性脂肪（TG），コレステロール，リン脂質，たんぱく質の比率が示されている．円グラフの大きさは，おのおののリポたんぱく質の粒の大きさをイメージしている．アポ C II については，98ページ※3を参照

れが名前にも現れている．おのおののはたらきや特徴は，図15と図16をよく参照してほしい．

B. 遊離脂肪酸

　グリセロールやコレステロールに結合せず単独で存在する脂肪酸を**遊離脂肪酸**という．体脂肪として脂肪組織に蓄積されたトリグリセリド（中性脂肪）は，**ホルモン感受性リパーゼ**のはたらきで分解され，血液中に遊離脂肪酸として放出される（**第4章参照**）．この遊離脂肪酸は，リポたんぱく質に取り込まれることはなく，たんぱく質である**アルブミン**と結合して血液中を移動する．図17にそのイメージを示した．

　なお食事に由来する短鎖脂肪酸，中鎖脂肪酸も消化管から吸収後，門脈血へと放出され，アルブミンと結合して循環する．

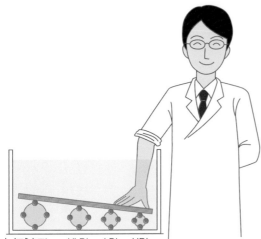

図16　リポたんぱく質の比重

ここでクイズを1問．水槽を用意し，4種類のリポたんぱく質を図のように仮に沈めたとしよう．板を離した時，一番早く上に浮き上がってくるリポたんぱく質はどれでしょう？　答えは，カイロミクロンです．その後に仮に順番を付けるとしたらVLDL，LDL，HDLの順です．4種類のリポたんぱく質の殻の厚みはほぼ同じです．この章で説明したとおり，リポたんぱく質の殻はリン脂質，遊離型コレステロール，アポたんぱく質でできています．リポたんぱく質の中身はエステル型コレステロールと中性脂肪（TG）です．これらリポたんぱく質の構成成分のなかで水より重いものはアポたんぱく質だけですよね．アポたんぱく質以外はすべて水より軽い脂質です．だとしたら，水より軽い脂質をたくさん含んだカイロミクロンこそ一番比重が軽いということになります．VLDL（超低比重リポたんぱく質），LDL（低比重リポたんぱく質），HDL（高比重リポたんぱく質）というように名前に比重が書いてあることにも着目しましょう．

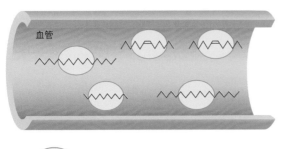

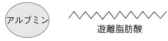

図17　遊離脂肪酸とアルブミンの概念図

A. 食後の脂質代謝

　小腸から吸収されたモノアシルグリセロールと脂肪酸は，小腸上皮細胞でトリグリセリドに再合成され，リポたんぱく質の1つであるカイロミクロン（キロミクロン）に入る．カイロミクロンは食事によって取り込んだトリグリセリドを全身に輸送する役割を果たしており，約85％がトリグリセリドで構成されている（図15）．カイロミクロンはリンパ管に入り，乳び槽（乳び管），胸管を経て，左鎖骨下静脈にて血流に合流する．

　カイロミクロンは，筋肉，脂肪組織など全身の各組織にトリグリセリドを供給しながらしだいに小さくなり，**カイロミクロンレムナント**[※2]となって循環系から肝臓に取り込まれて処理される．

　食後，肝臓ではグルコースからトリグリセリドが合成される．肝臓で合成されたトリグリセリドはVLDLの中に入り血液中を循環する．VLDL中にはトリグリセリドが約55％含まれており，カイロミクロン同様に筋肉，脂肪組織など全身の各組織にトリグリセリドを供給しながらしだいに小さくなり，**VLDLレムナント**となり，肝臓に戻るものと**LDLに変化するものがある**．カイロミクロンとVLDLは過半数がトリグリセリド（TG）で占められていることから**TGリッチリポたんぱく質**ともいわれる．

　LDLは図15に示すようにコレステロールの含有率が最も高いリポたんぱく質で，全身の必要部位にコレステロールを供給するはたらきをしている．

　カイロミクロンやVLDLからのトリグリセリドの末梢組織への取り込みを行うのは，**リポたんぱく質リパーゼ（LPL）**である．LPLは，脂肪組織や筋肉周辺の末梢血管の内側に多くはりめぐらされている（図18）．カイロミクロンやVLDLの表面に存在する**アポCⅡ**[※3]に接触すると**活性化**され，カイロミクロンやVLDL内の

※2　**レムナント**：カイロミクロンやVLDLのトリグリセリドが，各組織に供給され減少した中間代謝物の総称．

※3　**アポCⅡ**：アポたんぱく質の一種．アポたんぱく質にはアポA，アポB，アポC，アポEなど数種類あることが知られている．基礎栄養学の分野で最も重要なのは，リポたんぱく質リパーゼ（LPL）の活性化に作用するアポCⅡ（アポシーツーと読む）である．アポCⅡはカイロミクロンとVLDLに含まれている．

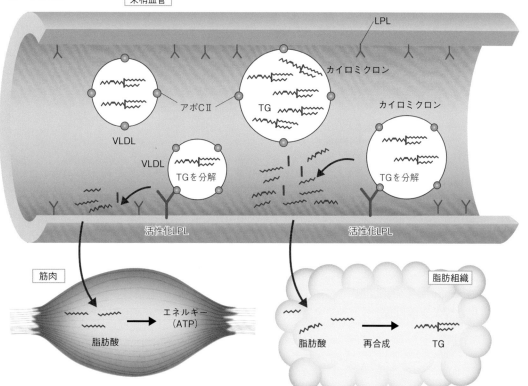

 リポたんぱく質リパーゼ（LPL）

 活性化LPL（LPLとアポCⅡが接触すると活性化する）

● アポCⅡ

末梢血管

LPL

VLDL

アポCⅡ

カイロミクロン

TG

カイロミクロン

VLDL

TGを分解

活性化LPL

TGを分解

活性化LPL

筋肉

脂肪酸

エネルギー
（ATP）

脂肪組織

脂肪酸

再合成

TG

図18　リポたんぱく質リパーゼ（LPL）
LPLは，末梢血管の内側にはりめぐらされている．カイロミクロンやVLDLの表面に存在するアポCⅡに接触すると活性化され，カイロミクロンやVLDL内のTG（トリグリセリド）を分解し，脂肪酸やグリセロールを放出する．放出された脂肪酸は脂肪組織や筋肉に取り込まれる．グリセロールは，肝臓に取り込まれ，糖新生などに利用される．脂肪組織に取り込まれた脂肪酸は，細胞内で生合成されたグリセロールとともにTG（トリグリセリド）に再合成され貯蔵される．筋肉に取り込まれた脂肪酸は，エネルギー産生（ATP合成）に利用される

トリグリセリドを**分解**し，**脂肪酸**や**グリセロール**を放出する．放出された脂肪酸は脂肪組織や筋肉に取り込まれる．グリセロールは，肝臓に取り込まれ，糖新生などに利用される．脂肪組織に取り込まれた脂肪酸は，細胞内に存在するグリセロールとともにトリグリセリドに**再合成**され貯蔵される．筋肉に取り込まれた脂肪酸は，エネルギー産生（ATP合成）に利用される．

B. 空腹時（食間期）の脂質代謝

空腹時，体脂肪として蓄積されているトリグリセリドは，脂肪酸とグリセロールに分解される．グリセロールは血液中を移動して糖新生の材料となるものが多い．脂肪酸はアルブミンと結合し遊離脂肪酸として血液中を移動し，必要な組織に取り込まれて**エネルギー**（**ATP**）として利用される．これについては次項のCにて詳しく述べる．

脂肪組織には，**ホルモン感受性リパーゼ**という脂肪分解酵素がふだんは非活性の状態で存在している．血糖値が低下すると，グルカゴンやアドレナリンなどの**血糖上昇ホルモン**が分泌され，肝グリコーゲンを分解することで血糖値を高めようとすることはすでに述べた（第4章参照）．これらの**血糖上昇ホルモン**の分泌を感知して**活**

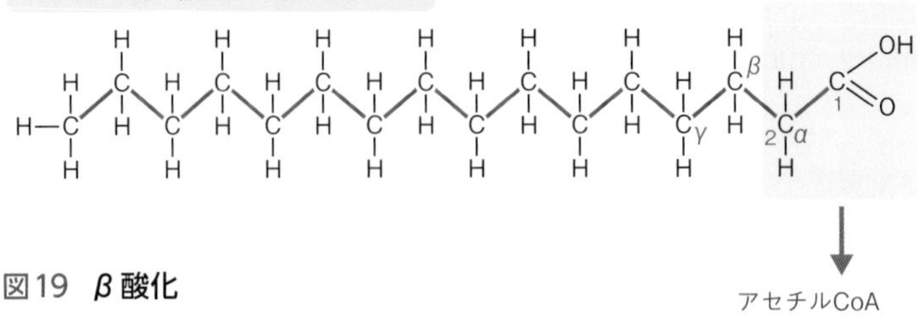

パルミチン酸（炭素Cの数：16）の例

図19　β酸化

アセチルCoA

性化し，脂肪組織中のトリグリセリドを分解するのがホルモン感受性リパーゼである．ホルモン感受性リパーゼの作用でトリグリセリドは，脂肪酸とグリセロールに分解されおのおの血液中に放出される（第4章図13参照）．グリセロールは肝臓に運ばれ，糖新生の材料となる．脂肪酸は遊離脂肪酸となってアルブミンに結合して血中を移動する．遊離脂肪酸は各組織の細胞内でエネルギー源として使われ，**グルコースの消費を抑えてくれる**．

C. エネルギー源としての脂肪酸
（β酸化とクエン酸回路）

1）脂肪酸の代謝

　細胞内に取り込まれた脂肪酸は，ATP合成の重要な材料となる．その流れを**概略図**に示した．脂肪酸は細胞質内で**アシルCoA**となりミトコンドリアに入るが，そのままの形ではミトコンドリアの内膜を通過できない．そのため**カルニチン**と結合し**アシルカルニチン**となり内膜を通過する．そして再びアシルCoAとなり**β酸化によって多くのアセチルCoAを産生**する．それ以降は，グルコースと同様に**クエン酸回路**と**電子伝達系**を経て**ATPを合成**する．グルコース1分子からアセチルCoAは2分子合成される．これに対し，脂肪酸のパルミチン酸では**β酸化により1分子から8分子のアセチルCoAが合成**される．このことからも脂質が効率のよいエネルギー源であることがわかる．

2）β酸化

　β酸化についてもう少し詳しく説明しよう．脂肪酸の炭素鎖の炭素の名前のつけ方には前述したもの以外にもう1つある．カルボキシ基の結合した炭素から順に α，β，γ，…といういい方である．β酸化とは，脂肪酸のカルボキシ基側から**2個ずつ炭素を切り離す**反応のことである．α位とβ位の間で切り離される，つまりβ位の手前で切り離される酸化反応であることからβ酸化という．2個炭素が少なくなった脂肪酸を活性脂肪酸というが，この活性脂肪酸はさらにβ位の手前で同様に切断され，**連続的に次々とアセチルCoAを合成**する．図19に例として示したパルミチン酸の場合，合計7回のβ酸化を受けることでアセチルCoAが8分子産生されることになる．

4 貯蔵エネルギーとしての作用

　体脂肪の標準値は成人男性で約15％，女性では約25％である．体内における主な貯蔵場所は皮下と内臓周囲である．体脂肪のほとんどはトリグリセリドであり，エネルギーの貯蔵庫となっている．平均的な体重の成人女性を例にすると，体脂肪だけで約2カ月分の消費エネルギーを蓄えていることになる．

A. トリグリセリドの合成

　トリグリセリドの合成は主に脂肪組織と肝臓で行われる．グリセロールに3個の脂肪酸が段階的にエステル結合することで産生される．材料となる脂肪酸の合成は，細胞質において脂肪酸合成酵素複合体によって進行する．**アセチルCoA**から**マロニルCoA**が生成し，**マロニルCoAが付加して炭素鎖が2個ずつ増えていき脂肪酸が合成される**．

B. 脂肪細胞の役割

　脂肪細胞は，主に皮下と内臓周囲に存在する．その役割は4つあると考えられる．①エネルギーの貯蔵，

②体の保温，③体の保護，④アディポサイトカインの分泌である．①のエネルギーの貯蔵が最も重要な役割である．1gの脂質が発生するエネルギーは約9kcalと糖質やたんぱく質の2倍以上である．少ない容積で多くのエネルギーを貯蔵できる．②の体の保温は，皮下に存在する脂肪細胞の役割である．熱が体外へ放散するのを防ぎ，外部からの熱の侵入を防いでいる．③の体の保護も主に皮下脂肪の役割である．外部からの物理的な衝撃に対し，クッションの役目を果たしている．④のアディポサイトカインとは，脂肪細胞から分泌される内分泌因子の総称である．代表的なものとして，摂食抑制作用をもつ**レプチン**，抗動脈硬化作用やインスリン作用を高める**アディポネクチン**などがある．

C. 褐色脂肪細胞と白色脂肪細胞

脂肪細胞には，**褐色脂肪細胞**と**白色脂肪細胞**の2種類が存在する．褐色脂肪細胞には多数のミトコンドリアが存在し，活発な熱産生が行われている．ミトコンドリアの色が褐色であるため，褐色がかった色に見える．小さい脂肪滴が多数存在するのも特徴の1つである．白色脂肪細胞には，ミトコンドリアがみられず，細胞のほとんどが大きな脂肪滴で満たされているのが特徴である（図20）．褐色脂肪細胞は，新生児に多くみられるが，成長とともに減少し，成人になると脂肪組織のほとんどが白色脂肪細胞で占められる．

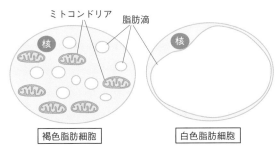

図20 **褐色脂肪細胞と白色脂肪細胞**

（図中ラベル）ミトコンドリア 脂肪滴 核 核 褐色脂肪細胞 白色脂肪細胞

5 摂取する脂質の量と質の評価

A. 脂肪エネルギー比率

全摂取エネルギーに占める脂肪エネルギー比率が25％を超えると，肥満の増加，高コレステロール血症が増えるという報告がある．逆に，15％を下回ると必須脂肪酸の不足から脳出血の増加および短命になるという報告がある．また，20％以下でも糖質の増加など，他の栄養素とのバランスの崩れが指摘されている．そこで，厚生労働省の「日本人の食事摂取基準（2020年版）」では，**1歳以上の脂肪エネルギー比率の目標量を20〜30％**と定めている（付表9）．

B. 各脂肪酸の食事摂取基準

脂肪エネルギー比率以外に飽和脂肪酸，n-6系不飽和脂肪酸，n-3系不飽和脂肪酸については食事摂取基準（2015年版）で策定された．飽和脂肪酸については，摂りすぎによる動脈硬化を予防する観点から，低めに摂取範囲が定められた．n-6系不飽和脂肪酸については目安量が示された．DHAやEPAを中心とするn-3系不飽和脂肪酸は，不足すると皮膚炎などを発症するため，目安量が設定された．コレステロールについては，目標量を算定するための十分な科学的根拠が得られなかったため，算定が見送られた．これにより，2010年版には存在したコレステロールの目標量としての上限値は，2015年版で削除され，2020年版でも設定されていない．

6 脂肪酸由来の生理活性物質

n-6系脂肪酸とn-3系脂肪酸の生体内における代謝を図21に示した．n-6系の必須脂肪酸であるリノール酸からは，アラキドン酸が合成される．n-3系の必須脂肪酸であるα-リノレン酸からはエイコサペンタエン酸（EPA）やドコサヘキサエン酸（DHA）が合成される．アラキドン酸は体内で合成されてはいるが，必要量に満たないため必須脂肪酸と見なされている．この炭素数20のアラキドン酸とエイコサペンタエン酸か

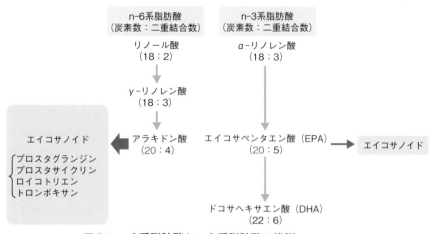

図21 n-6系脂肪酸とn-3系脂肪酸の代謝
紺矢印の太さは体内で合成される量の違いを表している

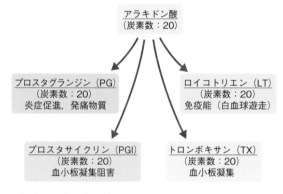

図22 エイコサノイド

らは，微量でさまざまな生理作用をもつ**エイコサノイド**が産生される．炭素数20の多価不飽和脂肪酸から生成される生理活性物質を総称してエイコサノイドとよんでいる（ギリシャ語でeikosiは20を意味する）．エイコサノイドには，**プロスタグランジン（PG），プロスタサイクリン（PGI），ロイコトリエン（LT），トロンボキサン（TX）**などがある．おのおのの作用はアラキドン酸から合成されるものを例として図22に示した．エイコサペンタエン酸（EPA）から合成されるエイコサノイドもほぼ同じ種類，作用を有するが，一般にアラキドン酸から合成されるものの方が強い作用を示すことがほとんどである．

7 他の栄養素との関係

A. ビタミンB₁節約作用

糖質からエネルギーであるATPを産生する際，ピルビン酸からアセチルCoAに変化するための補酵素としてビタミンB₁は不可欠である．このため，大量の糖質を摂取するとビタミンB₁欠乏症である脚気を引き起こす場合もある．しかし，脂質は体内で同じようにATPを産生する場合，β酸化を介する別のルートでアセチルCoAを産生するためビタミンB₁の必要量が少なくてすむ．このことを脂質による，**ビタミンB₁節約作用**という．

B. エネルギー源としての糖質の節約作用

脂質1gのエネルギーは約9kcalであるが，糖質1gは約4kcalである．つまり，脂質は体内で同じようにエネルギー源として使われる糖質の約2倍のエネルギーをもっている．このため，脂質を食事として摂取しエネルギー源として使うと，糖質の消費は少なくてすむことになる．このことを**エネルギー源としての糖質の節約作用**という．

脂質異常症

脂質異常症は，高血圧，糖尿病などと同じく非常に患者数の多い生活習慣病である．かつては高脂血症といわれた．簡単にいうと脂質異常症というのは，血液中の脂質，具体的にはコレステロールやトリグリセリド（中性脂肪）が多すぎる病気のことである．血液中の脂肪が異常に増えても，ふつう痛くもかゆくもない．自覚症状がないため，そのまま放置されることが多い．しかし，放置されると増えた脂質がどんどん血管の内側にたまって，動脈硬化や高血圧へと進展する．ところが，動脈硬化や高血圧になっても，まだ自覚症状はない．ついには，心筋梗塞や脳梗塞の発作を起こして，やっと脂質異常症の重大さに気づくことになる．

脂質異常症には3つのタイプがある．①高LDL（悪玉）コレステロール血症，②低HDL（善玉）コレステロール血症，③高トリグリセリド血症の3つである．具体的な診断基準をあげると，①LDLコレステロール値140 mg/dL以上，②HDLコレステロール値40 mg/dL未満，③トリグリセリド値150 mg/dL以上である．

診断基準のなかに，この章で学習したLDLやHDLなどのリポたんぱく質が出ている．これらの言葉に付随する悪玉，善玉について解説を加えておきたい．HDLは，末梢で過剰になったコレステロールを全身から回収し肝臓に戻すはたらきをしているため，血管にとってよいはたらきをしている．善玉といって間違いない．では，LDLは悪玉なのだろうか．本当はこれは間違いである．LDLは本来悪玉ではない．LDLは全身の必要な場所にコレステロールを届けるはたらきをしている．ただし，このLDLが増えすぎてしまうと血管内に沈着しやすくなり動脈硬化のリスクとなるため悪玉といわれている．

このLDLやHDLの中に含まれているコレステロールに関して誤解してしまう人が多い．よくLDLコレステロールを悪玉コレステロールという．同様にHDLコレステロールを善玉コレステロールという．こういうとコレステロールにはよいコレステロールと悪いコレステロールがあるように感じるかもしれない．しかしコレステロールには善し悪しはない．実はLDLコレステロールとHDLコレステロールの実体は同一物質である．この章で学んだエステル型コレステロールと遊離型コレステロールが混ざったものである．

ではなぜ脂質異常症の診断基準としてLDLコレステロールやHDLコレステロールを測定するのだろう．LDLコレステロールに焦点を当てて説明しよう．LDLコレステロールを測定する意味は「リポたんぱく質としてのLDLの血中総量を知りたいから．言い換えればLDLの一定容積中の粒の数を把握したいから．」である．本当は血液中のリポたんぱく質としての粒の数を簡単に直接数えることができれば，血管内の動脈硬化リスクが予想できるはずである．しかし，コスト・時間などを総合的に考えるとそれは困難なので比較的簡単に測れる方法で代用しているのである．LDLコレステロール測定の概念を図23に示した．図23のようにLDL分画に分けてからこの中のコレステロールを測定し濃度（mg/dL）がわかれば，おおむねそれに比例して粒の数も予想できるという考え方である．HDLコレステロールも同様の考え方である．分画中のコレステロール濃度の測定は，コレステロールに反応し発色する酵素などを用いることで容易に可能である．

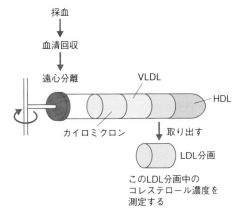

図23 LDLコレステロール測定の概念図

文　献

1)「健康の地図帳」（大久保昭行／監），講談社，1997
2)「Nブックス　改訂 基礎栄養学」（林 淳三，他／監），建帛社，2010
3)「基礎栄養学　栄養素のはたらきを理解するために」（川端輝江／著），アイケイコーポレーション，2010
4)「健康・栄養科学シリーズ　基礎栄養学 改訂第3版」（奥 恒行，柴田克己／編），南江堂，2009
5)「栄養科学イラストレイテッド　生化学 改訂第2版」（薗田 勝／編），羊土社，2012

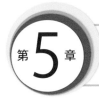

第5章 チェック問題

問　題

□ □ **Q1** 動物の脂肪に多く含まれ，過剰に摂取すると動脈硬化を引き起こす危険が高いのは飽和脂肪酸，不飽和脂肪酸のどちらか答えよ．

□ □ **Q2** n-3系脂肪酸を3つ列挙せよ．

□ □ **Q3** n-6系脂肪酸，n-3系脂肪酸などは，飽和脂肪酸，不飽和脂肪酸のどちらに分類されるものか答えよ．

□ □ **Q4** 必須脂肪酸をすべて答えよ．

□ □ **Q5** 1歳以上の全摂取エネルギー（カロリー）に占める理想的な脂質の割合は何％程度か答えよ．

□ □ **Q6** リポたんぱく質とはどのようなものか，簡潔に説明せよ．

□ □ **Q7** 代表的なリポたんぱく質を4つ答えよ（略語可）．

□ □ **Q8** 持久的な運動により血中濃度が上昇することが知られているのは，何というリポたんぱく質か，英語の略語で答えよ．

□ □ **Q9** 悪玉コレステロールとは，何というリポたんぱく質の中に入っているコレステロールのことか，そのリポたんぱく質の名前を英語の略語で答えよ．

□ □ **Q10** 食事由来の小腸から吸収した中性脂肪を輸送するリポたんぱく質の名称を答えよ．

□ □ **Q11** 細胞内でATP合成のためにアシルCoAからアセチルCoAが多数つくられる過程を何と呼ぶか答えよ．

□ □ **Q12** 血小板凝集作用をもつトロンボキサンには，アラキドン酸からつくられるものとエイコサペンタエン酸（EPA）からつくられる2種類がある．どちらからつくられるものの方が高い作用をもつか答えよ．

第 **5** 章 脂質の栄養

解答&解説

A1 飽和脂肪酸．牛肉，豚肉，鶏肉などに多く含まれ，摂取過剰により血清コレステロール値が上昇し，動脈硬化を引き起こすリスクが高まる．

A2 α-リノレン酸，エイコサペンタエン酸（EPA），ドコサヘキサエン酸（DHA）．

A3 不飽和脂肪酸．

A4 リノール酸，アラキドン酸，α-リノレン酸．一般的にはこの3つをさす．

A5 20～30％．

A6 脂質は血液に溶けないため，リン脂質と遊離型コレステロールおよびたんぱく質でできた殻の中に格納されて血液中を移動する．この殻と中の脂質の複合体をリポたんぱく質という．簡単にいうと，血中脂質輸送体である．

A7 ①カイロミクロン（キロミクロン），②超低比重リポたんぱく質（VLDL），③低比重リポたんぱく質（LDL），④高比重リポたんぱく質（HDL）．

A8 HDL.

A9 LDL.

A10 カイロミクロン（キロミクロン）．

A11 β酸化．細胞のミトコンドリア内で行われる．

A12 アラキドン酸．

本書関連ノート「第5章　脂質の栄養」でさらに力試しをしてみましょう！　Note

第**6**章　たんぱく質の栄養

Point

1 たんぱく質代謝・アミノ酸代謝について，食後・食間期の違い，臓器による違いを理解する.

2 体たんぱく質の合成と分解について理解する.

3 食品たんぱく質の栄養価の評価法（生物学的評価法，化学的評価法）について理解する.

概略図　**たんぱく質・アミノ酸の代謝**

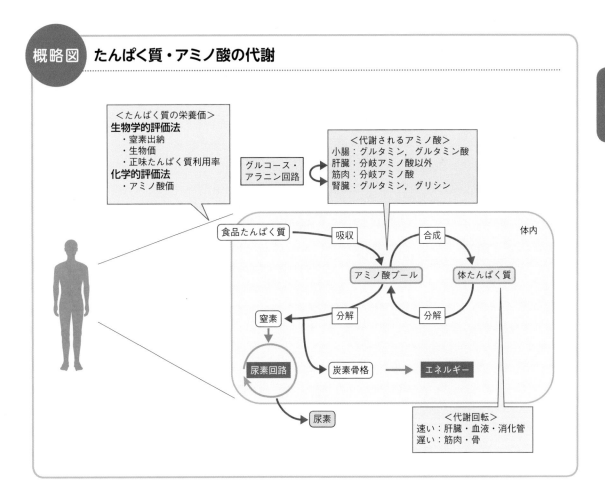

1 アミノ酸・たんぱく質の構造・機能

A. アミノ酸

たんぱく質は，糖質や脂質と異なり，分子内に窒素（N）を含んでいる．それは，たんぱく質がアミノ酸から構成されているからである．たんぱく質の材料となるアミノ酸は，表1のように20種類あり，すべてL-α-アミノ酸である（図1A）．つまり，α位の炭素原子（C）にアミノ基（$-NH_2$）とカルボキシ基（$-COOH$）が結合し，その立体配置がL-型である．α-炭素の3

表1 たんぱく質を構成するアミノ酸

分類	名称	略号[*1]	側鎖（R）の構造[*2]
脂肪族アミノ酸	グリシン	Gly (G)	$-H$
	アラニン	Ala (A)	$-CH_3$
	バリン	Val (V)	$-CH-CH_3$ 　$\\mid$ 　CH_3
	ロイシン	Leu (L)	$-CH_2-CH-CH_3$ 　　　　$\\mid$ 　　　　CH_3
	イソロイシン	Ile (I)	$-CH-CH_2-CH_3$ 　$\\mid$ 　CH_3
ヒドロキシアミノ酸	セリン	Ser (S)	$-CH_2-OH$
	スレオニン（トレオニン）	Thr (T)	$-CH-OH$ 　$\\mid$ 　CH_3
含硫アミノ酸	システイン	Cys (C)	$-CH_2-SH$
	メチオニン	Met (M)	$-CH_2-CH_2-S-CH_3$
芳香族アミノ酸	フェニルアラニン	Phe (F)	$-CH_2$〈ベンゼン環〉
	チロシン	Tyr (Y)	$-CH_2$〈ベンゼン環〉$-OH$
	トリプトファン	Trp (W)	$-CH_2$〈インドール環〉
塩基性アミノ酸	リジン（リシン）	Lys (K)	$-CH_2-CH_2-CH_2-CH_2-NH_2$
	アルギニン	Arg (R)	$-CH_2-CH_2-CH_2-NH-C-NH_2$ 　　　　　　　　　　　$\\parallel$ 　　　　　　　　　　　NH
	ヒスチジン	His (H)	$-CH_2$〈イミダゾール環〉
酸性アミノ酸とそのアミド	アスパラギン酸	Asp (D)	$-CH_2-COOH$
	グルタミン酸	Glu (E)	$-CH_2-CH_2-COOH$
	アスパラギン	Asn (N)	$-CH_2-CO-NH_2$
	グルタミン	Gln (Q)	$-CH_2-CH_2-CO-NH_2$
イミノ酸	プロリン	Pro (P)	（プロリン環構造）$H_2C-CH-COOH$／H_2C-CH_2

青字の9種類は，ヒト成人における不可欠（必須）アミノ酸
*1 略号のうち，Glyなどを三文字表記，Gなどを一文字表記という
*2 プロリンのみ，アミノ酸全体の構造式を示した（赤い部分が側鎖）

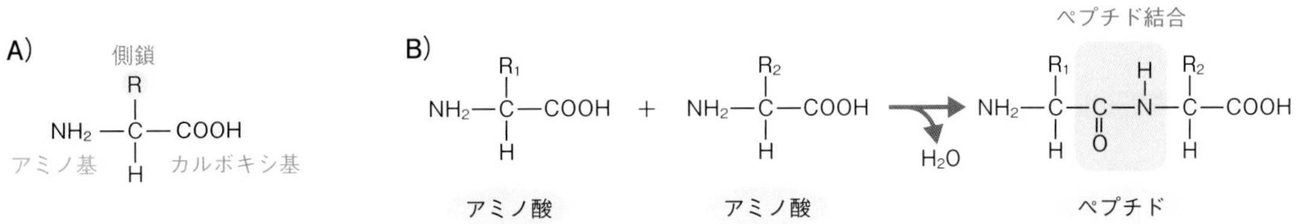

図1 L-α-アミノ酸の構造（A）とペプチドの構造（B）

表2 複合たんぱく質の種類

種類	結合している成分	例
糖たんぱく質	糖	ムチン（唾液） オボムコイド（卵白）
リンたんぱく質	リン酸	カゼイン（乳汁） ビテリン（卵黄）
核たんぱく質	核酸（DNA，RNA）	ヌクレオヒストン（胸腺，脾臓，精子） ヌクレオプロタミン（魚類の精子）
リポたんぱく質	脂質	カイロミクロン（血清） リポビテリン（卵黄）
色素たんぱく質 金属たんぱく質	鉄，銅，リボフラビンなど	ヘモグロビン（赤血球） ヘモシアニン（無脊椎動物の血球） オボフラボプロテイン（卵白） ロドプシン（網膜） フェリチン（肝臓）

文献1より引用

つ目の手には水素原子（H），4つ目の手には**側鎖（R）**が結合する．この側鎖の性質によって，アミノ酸は表1のように分類される．また，脂肪族アミノ酸のうち，バリン，ロイシン，イソロイシンの3つを，**分枝（分岐鎖）アミノ酸**（branched-chain amino acid：**BCAA**）と呼ぶ（本章4-B参照）．

B. ペプチド

図1Bに示すように，2つ以上のアミノ酸が**ペプチド結合**[※1]した化合物を，**ペプチド**という．アミノ酸が2個結合したペプチドを**ジペプチド**といい，以降，**トリペプチド**（3個），**テトラペプチド**（4個），…という．アミノ酸が10個程度までのペプチドを，**オリゴペプチド**と呼び，それ以上を**ポリペプチド**という[※2]．

C. たんぱく質

アミノ酸が約50個以上[※3]のポリペプチドを，**たん**ぱく質という．たんぱく質の分子量（大きさ）は，数千から数百万までさまざまである[※4]．たんぱく質は，ヒトで数万種類あるとされており，これらがさまざまな機能を果たすことで，私たちの生命活動は支えられている．

たんぱく質は，分子の形から**球状たんぱく質**と**繊維状たんぱく質**に分類される．さらに，たんぱく質本体に加えて，他の構成成分を含んでいるものもある．これらは**複合たんぱく質**と呼ばれる（表2）．逆に，アミノ酸のみで構成されているものを，**単純たんぱく質**という．

栄養学では，**動物性たんぱく質**と**植物性たんぱく質**に分類することがある（本章5-E参照）．また，溶解性や熱による凝固性によって，**アルブミン**，**グロブリン**，グルテリンなどに分類される．

前に述べたように，たんぱく質はさまざまな機能を果たしており，その機能から分類すると表3のように

※1 **ペプチド結合**：アミノ基とカルボキシ基の結合を一般にアミド結合というが，ペプチドの場合に限り，ペプチド結合という．
※2 ジは2，トリは3，テトラは4，オリゴは少数，ポリは多数を表す語．

※3 慣習的に50個以上というだけで，明確な区別はない．
※4 分子量数百万は，アミノ酸数万個にあたる．水分子が分子量18，グルコースの分子量が180なので，非常に巨大なことがわかる．

なる.

D. アミノ酸配列と高次構造

たんぱく質の構造は複雑に折りたたまれている．そこで，以下の4つの構造に分類して考える（図2）．たんぱく質が機能を発揮するには，これらの構造（たんぱく質の「形」）が重要である．

表3　生物学的機能によるたんぱく質の分類

分類	例
酵素	トリプシン（たんぱく質消化酵素） リボヌクレアーゼ（RNA分解酵素）
輸送たんぱく質	ヘモグロビン（酸素の輸送） トランスフェリン（鉄の輸送） リポたんぱく質（脂質の輸送）
貯蔵たんぱく質	グリアジン（小麦） オボアルブミン（卵白） カゼイン（乳汁）
収縮性（運動性）たんぱく質	アクチン，ミオシン（筋肉の収縮）
構造たんぱく質	ケラチン（毛髪，爪） フィブロイン（昆虫の繭糸） コラーゲン（結合組織, 骨, 歯）
防御たんぱく質	免疫グロブリン（抗体） フィブリノーゲン（血液凝固） トロンビン（血液凝固）
調節たんぱく質	インスリン（血糖値低下） グルカゴン（血糖値上昇） 副甲状腺ホルモン（血中カルシウム濃度上昇） カルシトニン（血中カルシウム濃度低下）
毒素たんぱく質	ボツリヌス毒素（ボツリヌス菌） ジフテリア毒素（ジフテリア菌） ヘビ毒（ヘビ）

文献1より引用

1）一次構造

アミノ酸の並び順のことで，**アミノ酸配列**ともいう．この一次構造によって，高次構造（二次～四次構造）がある程度決定する．

2）二次構造

ポリペプチド鎖の部分的な立体構造のことを，二次構造という．例えば，らせん状の構造である **α ヘリックス構造**や，ひだ状のシート構造である **β シート構造**がある．

3）三次構造

1本のポリペプチド鎖の全体的な立体構造のことである（図3A）．三次以上の高次構造が，そのたんぱく質の機能に直結する．例えば，酵素の基質特異性（特定の物質しか触媒しない性質）は，その酵素の「形」と合う物質のみ作用することによる．

4）四次構造

ヘモグロビンなどのように，機能を発揮するために，2つ以上のたんぱく質が会合（結合）することがある（図3B）．会合した全体の構造を**ユニット**，1つ1つのたんぱく質のことを**サブユニット**という．四次構造とは，サブユニットの会合のしかたをいう．

2　たんぱく質の合成と分解

前述のように，たんぱく質は体内で合成され，何らかの生理機能を果たし（表3），やがて分解される．食事由来のたんぱく質（**食品たんぱく質**）は，ヒト由来

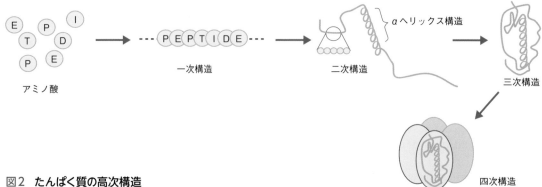

図2　たんぱく質の高次構造

アミノ酸　一次構造　二次構造　αヘリックス構造　三次構造　四次構造

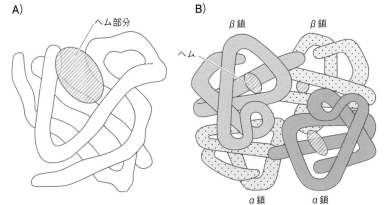

図3 ミオグロビンの三次構造（A）と
ヘモグロビンの四次構造（B）

ミオグロビンやヘモグロビンは，ヘムという有機化合物をもつ複合たんぱく質である．
文献2より引用

のものではなく，かつ消化の過程でアミノ酸か短いペプチドにまで分解されるため，体内で生理機能を果たすことはできない．単にたんぱく質の合成材料である**アミノ酸**を供給するだけである．そこで栄養学では，体内で合成され生理機能を果たすたんぱく質を，**食品たんぱく質**と区別して**体たんぱく質**と呼ぶ．

ここでは，その体たんぱく質の合成と分解の機構を，簡単に述べる．

A. たんぱく質の合成

生物の形や生理作用などは，すべて**遺伝子**によって決まっている．遺伝子の本体は**DNA**であり，DNAに保存されている情報が，たんぱく質に翻訳されることで，その機能を果たす．つまり，**遺伝子発現**とはたんぱく質合成のことである（図4）．遺伝子とは「たんぱく質の設計図」，たんぱく質は「生命活動の実行部隊」であるといえる．ヒトの遺伝子は約22,000個あるとされており，基本的に1つの遺伝子が1種類のたんぱく質の設計図になっている[※5]．

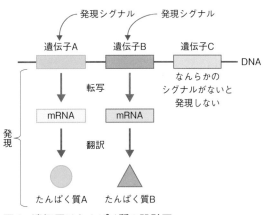

図4 遺伝子はたんぱく質の設計図

B. たんぱく質の分解

体内では，さまざまなたんぱく質がさまざまな機能を果たしているが，役目を終えれば分解される．このとき，役目を終える前に分解されたり，逆にいつまでも分解されなかったりすると，生体にとって有害であ

Column

たんぱく質の語源

たんぱく質は，漢字で蛋白質と書く．これは，ドイツ語のeiweißstoffの訳語である．「蛋」とは卵のことなので，「卵白の成分」という意味になる．鶏卵（卵黄も含む）は古くから良質の食品たんぱく質として知られ，卵価と呼ばれるたんぱく質栄養価の化学的評価法も，以前提唱されていた（1965年，FAO/WHO，栄養価については**本章5**を参照）．

英語のproteinは，1838年にムルダー（Gerrit Jan Mulder）が命名した．ギリシャ語のproteiosに由来し，「第一のもの」という意味になる．

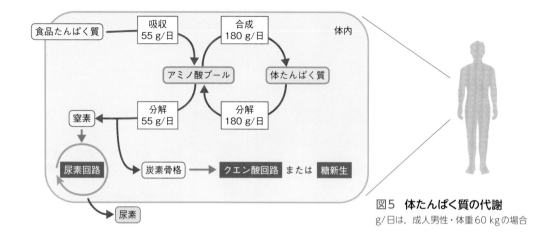

図5　体たんぱく質の代謝
g/日は，成人男性・体重60kgの場合

る．これを防ぐために，たんぱく質の組織的な分解機構として，**リソソーム系**，**ユビキチン・プロテアソーム系**，**カルパイン系**などがある．どれもさまざまなたんぱく質分解酵素によって，たんぱく質をアミノ酸まで分解する．

　たんぱく質は，種類によって分解されやすさが決まっている．あるたんぱく質の半分が入れ替わるまでの時間のことを，そのたんぱく質の**半減期**という．

※5　スプライシング（本ページコラムを参照）のされ方によって，1つの遺伝子から数種類のたんぱく質が合成されることがある．したがって，ヒトには少なくとも数万種類のたんぱく質が存在すると考えられる．

3 たんぱく質・アミノ酸の体内代謝

　体内では，体たんぱく質の合成と分解が常にくり返されているので，体内の体たんぱく質の蓄積と損失は，体たんぱく質の合成と分解のバランスによって決まる（図5）．例えば成長時には，体たんぱく質の合成が増加し，分解が減少する．トレーニングを行うと，体たんぱく質の合成と分解が同時に増加するが，分解よりも合成が上回るので，筋肉が肥大する．

　アミノ酸は，さらに分解されることで，エネルギー源や糖新生の材料として利用される（図5）．

Column

セントラルドグマ

　たんぱく質は，DNAの情報（**遺伝子**）を，メッセンジャーRNA（mRNA）に**転写**し，mRNAの情報を**翻訳**することで合成される．この一連の流れは，すべての生物に共通であり，**セントラルドグマ**（中心教義）という．

　遺伝子からmRNAへの転写は，RNA合成酵素（RNAポリメラーゼ）によって行われる．転写直後のmRNAは，アミノ酸を指定する**エクソン**と，アミノ酸配列情報をもたない**イントロン**の2種類の領域がある．イントロンが**スプライシング**（削除）され，成熟mRNAとなる．

　翻訳は，細胞内小器官であるリボソームで行われる．mRNAの塩基配列は，3つずつの塩基（**コドン**）でアミノ酸1個を指定している．コドンにより指定されたアミノ酸が，トランスファーRNA（tRNA）によってリボソームに運ばれ，そこでアミノ酸が連結されて，たんぱく質が合成される．翻訳とは，コドンで書かれた「暗号」の「解読」と考えると，わかりやすい．

　たんぱく質合成に使用される20種類のアミノ酸が，コドンで指定される．たんぱく質中には20種類以上のアミノ酸があるが，これはたんぱく質が合成された後にアミノ酸が修飾（翻訳後修飾）されるからである．コラーゲン中に多く含まれるヒドロキシプロリンは，翻訳後修飾の一例である．

A. 食後・食間期のたんぱく質・アミノ酸代謝

1) 食後のたんぱく質・アミノ酸代謝

食後は，食事由来のアミノ酸が，小腸・肝臓を経て，全身に輸送される（第3章6-A，7-A参照）．したがって，血中アミノ酸濃度が上昇し，筋肉などの組織で体たんぱく質合成が促進される[6]．

さらに，食後は**血糖値**が上昇し，**インスリン**が分泌される．インスリンは，組織へのアミノ酸の取り込みを促進し，たんぱく質合成の促進とたんぱく質分解の抑制を引き起こす．

したがって，食後は血中アミノ酸濃度上昇とインスリンの2つの作用によって，体たんぱく質の合成が促進される（図6）．

2) 食間期のたんぱく質・アミノ酸代謝

食間期，特に朝の起床時は，血糖値が低下し，肝臓でグルコース合成（**糖新生**）が促進される．このとき体たんぱく質やアミノ酸の分解が促進され，糖新生の材料として利用されたり，**クエン酸回路**を経由してエネルギーとして利用されたりする（図6）．

各種アミノ酸は，分解されると，糖質代謝または脂質代謝に合流する（図7）．アミノ酸は糖原性とケト原性に分けることができる．**糖原性アミノ酸**とは，糖新生

※6 ただし，高たんぱく質食を摂取すると，かえってアミノ酸分解が促進される．これは，過剰なアミノ酸の分解が促進されるためである．

によりグルコースに転換できるアミノ酸のことである．**ケト原性アミノ酸**とは，脂質代謝系に入ることのでき

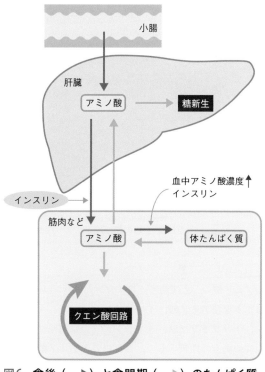

図6 食後（——）と食間期（——）のたんぱく質・アミノ酸代謝

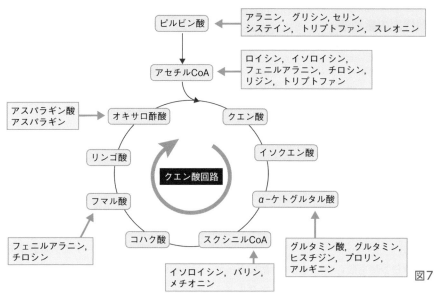

図7 アミノ酸の炭素骨格の代謝とクエン酸回路

表4　ケト原性アミノ酸と糖原性アミノ酸

ケト原性アミノ酸	ケト原性・糖原性アミノ酸	糖原性アミノ酸
Leu (ロイシン)	Ile (イソロイシン)	Ala (アラニン) *
Lys (リジン)	Phe (フェニルアラニン)	Arg (アルギニン)
	Trp (トリプトファン)	Asp (アスパラギン酸)
	Tyr (チロシン)	Asn (アスパラギン)
		Cys (システイン)
		Glu (グルタミン酸)
		Gln (グルタミン)
		Gly (グリシン)
		His (ヒスチジン)
		Met (メチオニン)
		Pro (プロリン)
		Ser (セリン)
		Thr (スレオニン)
		Val (バリン)

＊糖新生に用いられる糖原性アミノ酸のなかで，最も主要なものはアラニンである．このため，アミ
　ノ酸を原料に行われる糖新生のことを「グルコース・アラニン回路」という．
文献3，p93の表より引用

るアミノ酸のことである．ロイシンとリジン（リシン）はケト原性アミノ酸，イソロイシン，フェニルアラニン，トリプトファン，チロシンの4つは糖原性とケト原性の両方の性質をもつ．これ以外のアミノ酸はすべて糖原性である．つまり，たんぱく質合成に必要な20種類のアミノ酸のうち，ロイシンとリジンの2つだけがグルコースに転換できないアミノ酸である（表4）．

B. たんぱく質・アミノ酸代謝の臓器差

1）たんぱく質代謝の臓器差

臓器によって，たんぱく質の代謝回転（たんぱく質の入れ替わり）の速度が異なる．速度の速い臓器は血液，肝臓，消化管で，平均のたんぱく質半減期は，約10日である．これに対して，骨格筋や骨の代謝回転は遅く，筋肉たんぱく質の平均半減期は約180日である．体全体では，たんぱく質半減期は約80日である．

2）アミノ酸代謝の臓器差

アミノ酸代謝の主要な臓器は，小腸，肝臓，腎臓，筋肉であるが，これらの臓器の間にも，代謝されるアミノ酸に違いがみられる（図8）．

小腸は，グルタミンとグルタミン酸を最も多く代謝する．小腸から吸収されたグルタミンの半分以上とグ

ルタミン酸のほとんどは，小腸で代謝され，エネルギー源となるか，他のアミノ酸に変換される．

肝臓は，アミノ酸代謝の重要な臓器である．小腸から吸収されたアミノ酸は，門脈を経て肝臓に運ばれ，分枝アミノ酸以外のほとんどのアミノ酸が代謝される（116ページコラム参照）．

分枝アミノ酸（本章4-B参照）を代謝する主な臓器は骨格筋である．分枝アミノ酸は，骨格筋のエネルギー源としても利用されている．

腎臓はグルタミンをグルタミン酸とアンモニアに分解して，アンモニアを尿中に排泄する．また，腎臓はグリシンからセリンを合成し，肝臓や末梢組織に供給している．

C. アミノ酸の代謝

1）アミノ酸の窒素の代謝

アミノ酸のアミノ基（$-NH_2$）は，α-ケト酸へ移され，アミノ基を受け取ったα-ケト酸は新たなアミノ酸になる（図9）．この反応を，アミノ基転移反応という．

ヒトでは，アミノ酸のアミノ基は，アミノ基転移反応によって，最終的にα-ケトグルタル酸に転移されてグルタミン酸が生成される（図10）．グルタミン酸

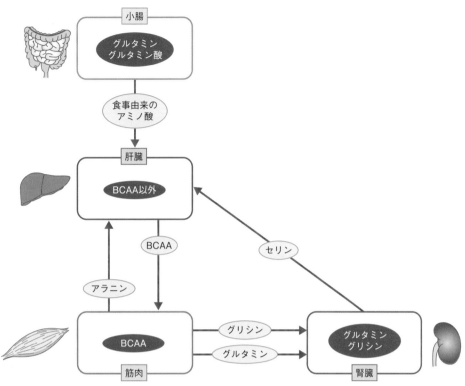

図8　主要臓器で代謝されるアミノ酸（赤）と輸送されるアミノ酸（緑）
BCAA：分枝アミノ酸

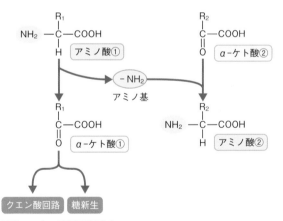

図9　アミノ基転移反応

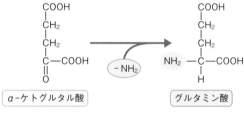

図10　アミノ基転移反応によるグルタミン酸の生成

アミノ基転移反応などによって脱アミノされたアミノ酸は，糖質または脂質代謝に合流し，**クエン酸回路**で分解される（図7）．

3）尿素生成

アミノ基が遊離すると，**アンモニア**になる．アンモニアは，毒性が非常に強いため[※7]，なるべく遊離させずに，尿素に変換して排泄する．

各組織で生成したグルタミン酸は，さらに**グルタミ**

から，肝臓で**尿素**が生成される（後述3）を参照）．尿素は，血液を介して腎臓に運ばれ，尿中へ排泄される．

2）アミノ酸の炭素骨格の代謝

アミノ酸の炭素骨格は，エネルギー源になる（図9）．

ン合成酵素によってアンモニアを受け取り，グルタミンとなる．グルタミンは血中に放出されて，肝臓にアンモニアを輸送する（図11）．これらの過程を経ることで，毒性の強いアンモニアを無毒化して，安全に肝臓へ輸送することができる．

肝臓ミトコンドリアでグルタミンからアンモニアが放出され，**尿素回路**を経て，無害な尿素に変換される（図12）．肝臓で生成された尿素は，血液から腎臓に運ばれ，尿中に排泄される（図11）．

D. アルブミン

血清のたんぱく質は，**アルブミン**と**グロブリン**が主である．そのうち**アルブミン**は，血中中の全たんぱく質の約60％にもなる．アルブミンは，肝臓で合成され，血中へ放出される．アルブミンの主なはたらきは，血液の浸透圧維持，脂肪酸やビリルビンなどの非水溶性成分の吸着・輸送，血液のpH緩衝作用，組織へのアミノ酸供給である．

アルブミンは，半減期が2〜3週間あることから，

比較的長期のたんぱく質栄養状態を評価する指標として用いられる．また，肝硬変などの場合には，肝臓でのアルブミン合成が低下して，血清アルブミン濃度が低下する．

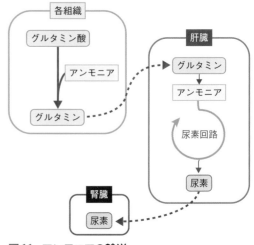

図11 アンモニアの輸送
➡️は代謝過程，┈▶は血中輸送を表す

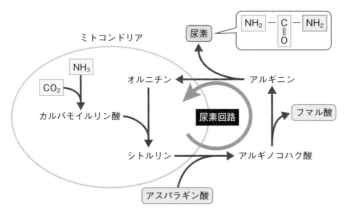

図12 尿素回路
尿素はアンモニアとCO$_2$，そしてアスパラギン酸由来のアミノ基からなる

※7 血中アンモニアが脳の細胞に到達すると，細胞内のα-ケトグルタル酸と結合してグルタミン酸となる．すると，α-ケトグルタル酸が枯渇してクエン酸回路の働きが低下し，脳のエネルギー生産が低下して昏睡状態になる．

E. 急速代謝回転たんぱく質（RTP）

血中には代謝回転の非常に速い（半減期が非常に短い）たんぱく質がある．例えば，半減期が8日のトランスフェリン，3〜4日のトランスサイレチン（プレアルブミン），12〜16時間のレチノール結合たんぱく質（retinol-binding protein：RBP）がある．こういったたんぱく質は，急速代謝回転たんぱく質（rapid turnover protein：RTP）または短半減期たんぱく質と呼ばれ，たんぱく質栄養状態の影響を受けやすいため，短期の栄養状態の評価に用いられている．

4 アミノ酸の臓器間輸送

A. アミノ酸プール

体重60 kgの成人男性で，1日に180 gの体たんぱく質の合成と分解をくり返している（図5）．食品たんぱく質摂取量と排泄量は等しく，1日約55 gである．

体たんぱく質合成の材料として，体内にはある程度の遊離アミノ酸が常にストック（プール）されている（図5）．このストックを，アミノ酸プールという．アミノ酸プールには，食事由来のアミノ酸だけでなく，体たんぱく質が分解されて生成したアミノ酸も合流する．

B. 分枝（分岐鎖）アミノ酸の特徴

分枝アミノ酸は，不可欠アミノ酸（本章5-D参照）のなかでもたんぱく質中の含量が多い．筋肉たんぱく質中の不可欠アミノ酸の約35％を占め，食品たんぱく質中の不可欠アミノ酸の40〜50％を占める．

分枝アミノ酸は，筋肉で分解されて多くのエネルギーを発生する．また，ロイシンは筋肉たんぱく質の合成を促進し，分解を抑制する作用がある．したがって，分枝アミノ酸は筋肉づくりに有効なアミノ酸であると考えられている．

5 摂取するたんぱく質の量と質の評価

アミノ酸には，不可欠アミノ酸と可欠アミノ酸があ

るので，食品たんぱく質は量だけでなく質（栄養価）が重要になる．ある食品たんぱく質を摂取して，効率よく体たんぱく質が蓄積されたなら，そのたんぱく質の栄養価は高いといえる．

栄養価の評価法には，生物学的評価法と化学的評価法の2種類がある．生物学的評価法は，ヒトや動物を対象として，体重増加や窒素の摂取・排泄を測定する方法である．代表的なものに，たんぱく質効率，窒素出納，生物価，正味たんぱく質利用率がある．化学的評価法は，食品を化学的に分析する方法で，代表的なものに，アミノ酸価（アミノ酸スコア）がある．

A. たんぱく質効率比

成長期のラットに食品たんぱく質を摂取させると，栄養価が高ければ体重が増加するが，栄養価が低ければ体重が減少することもある．この体重増加を指標とした栄養価評価法が，たんぱく質効率比（protein efficiency ratio：PER）である．したがって，次式で求められる．

たんぱく質効率比＝体重増加量／摂取たんぱく質量

B. 窒素出納^{ちっそすいとう}

摂取した窒素（N）のほとんどは，たんぱく質に由来する．排泄される窒素も，アミノ酸が分解されて生成された尿素がほとんどである．したがって，たんぱく質の体内への保留と損失は，窒素の摂取と排泄から知ることができる．

たんぱく質中の窒素の重量は，平均16％であることがわかっているため，次の換算式が成り立つ．

$$\text{たんぱく質量} \underset{\times 6.25\,(\div 16\%)}{\overset{\times 16\%}{\rightleftharpoons}} \text{窒素量}$$

窒素の摂取量と排泄量の差を，窒素出納[8]という．つまり，次式のようになる．

窒素出納値＝摂取N量 － 損失N量

窒素出納値が0（ゼロ）の場合，摂取N量と損失N量が等しい．この状態を，窒素平衡という．正（プラ

※8 **出納**：お金などの出し入れのことをいう．

ス）の場合は，摂取N量が損失N量を上回っているので，体内に窒素が蓄積されたことを示す．逆に，負（マイナス）の場合は窒素の損失を意味する．

成長期，妊娠期，スポーツによる筋肉の増強期には，窒素出納値は正になり，飢餓やストレス状態などの場合には，窒素出納値は負になる．健常な成人が過剰なたんぱく質を摂取しても，脱アミノされて窒素が排泄されるだけなので，窒素出納値は正にならない（0のままである）．すなわち，たんぱく質は，炭水化物や脂質と異なり，摂取量を増やしただけでは体に蓄積しない．

C. 生物価と正味たんぱく質利用率

生物価（biological value：BV）と**正味たんぱく質利用率**（net protein utilization：NPU）も，窒素の摂取と排泄から算出する．どちらも，摂取または吸収されたたんぱく質（窒素）が，いかに効率よく体内に保留されたかで，栄養価を評価する．

生物価は以下の式で求められる（図13）．

> 生物価＝保留N量/吸収N量×100
> 　＝（吸収N量−尿中N量）/（摂取N量−糞中N量）×100

正味たんぱく質利用率は，生物価に消化吸収率をかけ，たんぱく質の利用率を評価する方法である．

> 正味たんぱく質利用率＝生物価×消化吸収率
> 　＝保留N量/摂取N量×100[9]
> 　＝（吸収N量−尿中N量）/摂取N量×100

糞や尿には，**無たんぱく質食**を摂取した場合でも窒素の排泄がある．これを**内因性窒素排泄**という（図13）．糞中の内因性窒素排泄は，消化管の細胞の脱落や腸内細菌の死がいなどによる．上記の式は，**見かけの生物価**，**見かけの正味たんぱく質利用率**であり，尿中N量，糞中N量から内因性窒素排泄を引いたものが，**真の生物価**，**真の正味たんぱく質利用率**になる．

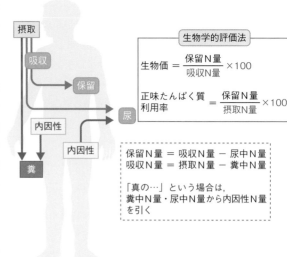

図13　たんぱく質栄養価の生物学的評価法

D. 不可欠（必須）アミノ酸

たんぱく質合成に利用される20種類のアミノ酸のうち，体内で合成することができないアミノ酸を**不可欠（必須）アミノ酸**という．体内で合成できないので，食事から摂取する必要がある．つまり不可欠である．ヒト成人の不可欠アミノ酸は，表1青字の9種類である．

不可欠アミノ酸以外の11種類のアミノ酸は，**可欠（非必須）アミノ酸**と呼ばれ，体内で合成することができるため，必ずしも摂取を必要としない[10]．

E. アミノ酸価（アミノ酸スコア）

食品たんぱく質の不可欠アミノ酸の組成が，ヒトの必要とするアミノ酸バランスに近ければ，そのたんぱく質の栄養価は高いといえる．**アミノ酸価（アミノ酸スコア）**は，この原理をもとにした化学的評価法である（図14）．つまり，基準となる不可欠アミノ酸組成（アミノ酸評点パターン，表5）と，食品たんぱく質の不可欠アミノ酸含量を比較して，その食品のたんぱく質栄養価を評価する．

アミノ酸評点パターンの値を100％として，食品たんぱく質の各アミノ酸含量を，比率で表す．すると，

---

[9]　生物価×消化吸収率＝（保留N量/吸収N量×100）×（吸収N量/摂取N量）＝保留N量/摂取N量×100

[10]　乳児においてはアルギニンも体内での合成だけでは不十分とされる．

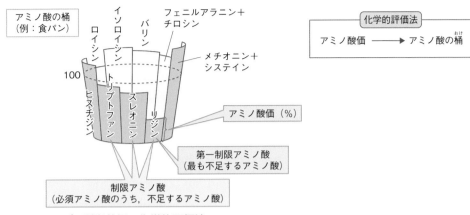

図14　たんぱく質栄養価の化学的評価法
文献4より引用

表5　アミノ酸評点パターン（2007年FAO/WHO/UNUからの報告）

アミノ酸	0.5歳	1～2歳	3～10歳	11～14歳	15～18歳	>成人（>18歳）
ヒスチジン	20	18	16	16	16	15
イソロイシン	32	31	31	30	30	30
ロイシン	66	63	61	60	60	59
リジン（リシン）	57	52	48	48	47	45
メチオニン＋システイン	28	26	24	23	23	22
フェニルアラニン＋チロシン	52	46	41	41	40	38
スレオニン（トレオニン）	31	27	25	25	24	23
トリプトファン	8.5	7.4	6.6	6.5	6.3	6.0
バリン	43	42	40	40	40	39

単位は，mg/g たんぱく質
FAO：食糧農業機関／WHO：世界保健機関／UNU：国連大学
文献5より引用

たんぱく質栄養価の低い食品は，**図14**のような板（各不可欠アミノ酸）の長さ（比率）がバラバラな桶ができあがる．これを，「アミノ酸の桶」という．

100％に満たないアミノ酸を**制限アミノ酸**といい，そのうち最も低い比率のものを，**第一制限アミノ酸**という．制限アミノ酸を含むたんぱく質は，不足した不

Column

さまざまなアミノ酸評点パターン

　アミノ酸評点パターンは，これまでさまざまなものが報告された．なかでも1973年にFAO/WHOが提唱したものと，1985年にFAO/WHO/UNUが提唱したものが有名である．1973年のものに比べて，1985年のアミノ酸評点パターンは，年齢がより細かく分けられ，ヒスチジンが不可欠アミノ酸に

加えられた．1973年当時，ヒスチジンは乳児のみ不可欠とされていた．

　各年齢のアミノ酸評点パターンについては，実験的なデータが少なかったため，さらに研究が重ねられた結果，2007年のアミノ酸評点パターンが報告された（**表5**）．

表6 不可欠アミノ酸評点パターンとアミノ酸価

不可欠アミノ酸	アミノ酸評点パターン 2007年成人用 (mg/gたんぱく質)	アミノ酸評点パターンに対する%						
		牛乳	鶏卵 (卵白)	あじ	豚ロース (赤肉)	大豆	精白米	コーングリッツ
ヒスチジン	15	187	167	260	300	207	160	207
イソロイシン	30	167	170	143	150	163	120	130
ロイシン	59	163	142	131	137	141	131	254
リジン (リシン)	45	180	156	200	198	136	73	40
含硫アミノ酸 (メチオニン+システイン)	22	145	300	182	177	141	209	227
芳香族アミノ酸 (フェニルアラニン+チロシン)	38	247	263	192	200	239	232	247
スレオニン (トレオニン)	23	187	200	196	204	187	148	139
トリプトファン	6.0	233	250	183	200	250	233	83
バリン	39	159	172	126	126	131	136	123
アミノ酸価		100	100	100	100	100	73	40

可欠アミノ酸が足かせ（制限）となり，栄養価が低くなる（桶に水が貯まらなくなる，図14）.

　アミノ酸価は，第一制限アミノ酸の比率（板の長さ）で表される（図14）. つまり次式のようになる.

$$アミノ酸価 = \frac{食品中の第一制限アミノ酸量}{評点パターンの第一制限アミノ酸量} \times 100$$

　制限アミノ酸がない場合は100とする. 一般的に，動物性たんぱく質はアミノ酸価が100のものが多く，植物性たんぱく質はアミノ酸価が100未満のものが多い（表6）. 例外的に，大豆たんぱく質はアミノ酸価が100となる.

F. アミノ酸の補足効果

　食品たんぱく質に**制限アミノ酸**がある場合，そのアミノ酸を食品に添加することで，食品たんぱく質の栄養価を改善することができる. これを**アミノ酸の補足効果**という. 実際の食事では，さまざまな食品を組み合わせて摂取することで，アミノ酸の補足効果が得られる.

　ただし，制限アミノ酸が2つ以上あるときに，1つ

Column

アミノ酸由来の生理物質

　アミノ酸は，体たんぱく質を構成したり，脱アミノされてエネルギー源となったりするだけでなく，さまざまな生理物質に変換されることもある.

　グリシンは，ヘムの材料であるポルフィリンに変換され，ヘモグロビンなどのヘムたんぱく質に利用される. 筋肉のエネルギー貯蔵物質として重要なクレアチンは，グリシン，アルギニン，メチオニンの3種類のアミノ酸を構成成分としている. 核酸の塩基も，グルタミンとアスパラギン酸から合成することができる. 色素細胞（メラノサイト）で合成される色素であるメラニンも，チロシンから合成される.

　また，生体アミンと呼ばれる神経伝達物質やホルモンは，アミノ酸から合成される. アミンとは，アミノ基をもつ有機化合物の総称である. 血管拡張作用のあるヒスタミンは，ヒスチジンから合成される. 抑制性の神経伝達物質であるセロトニンは，トリプトファンから合成される. ノルアドレナリンはチロシン，γ-アミノ酪酸（gamma-aminobutyric acid：GABA）はグルタミン酸から合成される神経伝達物質である. また，グルタミン酸自身も，神経伝達物質として機能している.

だけ制限アミノ酸を補足すると，かえって栄養価が低下してしまう（不可欠アミノ酸のバランスが悪くなる）ことがある．このような現象を，**アミノ酸インバランス**という．

6 他の栄養素との関係

A. エネルギー代謝とたんぱく質

アミノ酸の炭素骨格は直接のエネルギー源になる（本章3-C-2参照）．特に運動時は，平均して10％前後のエネルギーが，たんぱく質やアミノ酸から供給される．

このとき，**分枝アミノ酸**が筋肉でのエネルギー源として重要な役割を果たしている（本章4-B参照）．

B. 糖新生とたんぱく質代謝

血糖や肝臓のグリコーゲンが減少すると，体たんぱく質の分解が促進され，糖新生も促進される．糖新生の材料として，**糖原性アミノ酸**が利用される．特に筋肉からは，**アラニン**が供給される．**筋肉**で生成されたアラニンが，**肝臓**でグルコースに変換され，そのグルコースは筋肉で再び利用される．これを，**グルコース・アラニン回路**という（図15，第4章5-B-1参照）．

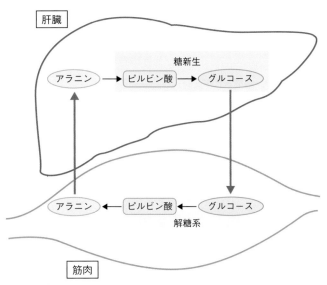

図15 グルコース・アラニン回路

C. アミノ酸代謝とビタミン

アミノ酸代謝に必須のビタミンとして，**ビタミンB₆**がある．ビタミンB₆は，体内で補酵素型の**ピリドキサールリン酸**（pyridoxal phosphate：PLP）に変換されて，**アミノ基転移酵素**の活性を助ける．したがって，たんぱく質の摂取量が増加すると，ビタミンB₆の必要量も増加する．

また，ビタミンB₁₂と葉酸は，ホモシステインからメチオニンを生成するメチオニンシンターゼ（メチオニン合成酵素）に必要である（図16）．

ナイアシンは，不可欠（必須）アミノ酸の1つであるトリプトファンから，体内で合成される．この効率は，トリプトファン60 mgからナイアシン1 mgとされている．

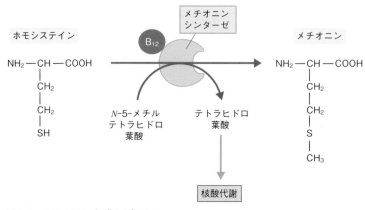

図16　メチオニン合成とビタミン

臨床栄養への入門

アミノ酸に関連する先天性代謝疾患

各アミノ酸について，それぞれ合成・分解の代謝系が存在している．この代謝系を構成する酵素のいずれか（特に重要なもの）が遺伝的に欠損すると，そのアミノ酸の代謝は異常をきたす．これを，**先天性代謝疾患**という．先天性アミノ酸代謝疾患には，さまざまなものが知られているが，栄養管理によって症状を防ぐことができる．

代表的な例として，**フェニルケトン尿症**がある．フェニルアラニンをチロシンに変換するフェニルアラニン水酸化酵素が欠損し，フェニルアラニンやフェニルピルビン酸が蓄積し，逆にチロシンが欠乏する．知能障害（フェニルピルビン酸蓄積による）やメラニン色素欠乏（チロシン欠乏による）などの症状が生じるが，フェニルアラニン摂取量を制限することで，知能障害を防ぐことができる．

分枝アミノ酸代謝では，分枝 α-ケト酸脱水素酵素複合体の欠損による，**メープルシロップ尿症**が知られている．分枝アミノ酸の脱アミノによって生じた分枝 α-ケト酸を代謝できなくなるので，代謝性アシドーシスとなる．尿や汗がメープルシロップのような特有の臭いになるのが特徴である．乳児期の場合，分枝アミノ酸除去乳を与えることで，症状を防ぐことができる．

臨床栄養への入門　たんぱく質代謝・アミノ酸代謝に関する栄養指標

アルブミンや急速代謝回転たんぱく質（RTP）は，本文で述べたように，たんぱく質の栄養状態を評価するための指標となっている．そのほかにも，たんぱく質代謝またはアミノ酸代謝に関する栄養指標が存在する．

血液中の**分枝アミノ酸**（BCAA）濃度と**芳香族アミノ酸**（Aromatic Amino Acid：AAA）濃度の比率（モル比＝BCAA/AAA）を，**フィッシャー比**という．AAAとは，フェニルアラニンとチロシンの2つをさし，この場合にはトリプトファンを含めない．通常のフィッシャー比は約3.0だが，肝硬変などの慢性肝疾患の場合，肝臓でのAAA代謝が低下し，血中に多く放出される（分母が増加する）ため，フィッシャー比が低下する．したがって，肝機能の状態を知るための指標として利用されている．

また，アミノ基転移酵素のいくつかは，臓器に障害が起こると血中に漏出するので，疾患の判定に利用される．アスパラギン酸アミノ基転移酵素（aspartate aminotransferase：AST）は，例えば心筋梗塞，腎疾患，筋肉損傷時に血中濃度が上昇する．ウイルス性肝炎になると，ASTに加えて，アラニンアミノ基転移酵素（alanine aminotransferase：ALT）の血中濃度も上昇する．

第**6**章　たんぱく質の栄養

文　献

1）「健康・栄養科学シリーズ　基礎栄養学 改訂第4版」（奥 恒行，柴田克己／編），南江堂，2012

2）「食を中心とした化学　第3版」（北原重登，他／著），東京教学社，2008

3）「栄養科学シリーズNEXT　基礎栄養学 第2版」（木戸康博，中坊幸弘／編），講談社，2009

4）「Nブックス　改訂 基礎栄養学」（林 淳三／監），建帛社，2010

5）WHO Technical Report Series 935, "Protein and amino acid requirements in human nutrition"

6）「イラストレイテッド　ハーパー・生化学　原書28版」（上代淑人，清水孝雄／訳），丸善出版，2011

7）「健康・栄養科学シリーズ　臨床栄養学」（中村丁次，他／編），南江堂，2008

8）「栄養科学シリーズNEXT　栄養生化学」（加藤秀夫，他／編），講談社，2012

9）「日本食品標準成分表 2015年版（七訂）」（文部科学省科学技術・学術審議会資源調査分科会／編），全国官報販売協同組合，2015

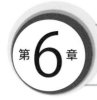 **チェック問題**

問 題

☐ ☐ **Q1** 食後に体たんぱく質の合成が促進される要因を説明せよ.

☐ ☐ **Q2** 肝臓と筋肉の,たんぱく質代謝の違い,アミノ酸代謝の違いを,それぞれ説明せよ.

☐ ☐ **Q3** アミノ酸は,脱アミノ後にどのようにしてエネルギー源となるか,説明せよ.

☐ ☐ **Q4** 体たんぱく質が分解されると,生成したアミノ酸は再び体たんぱく質合成に利用されるか,理由も含めて答えよ.

☐ ☐ **Q5** 生物価,正味たんぱく質利用率,アミノ酸価を,説明せよ.

解答&解説

A1 食後では血中アミノ酸濃度は上昇し,筋肉などの組織でたんぱく質合成が促進される.また,食事による糖質(グルコース)の摂取で血糖値が上昇するため,膵臓から**インスリン**が分泌される.インスリンは,組織へのアミノ酸の取り込みを促進し,たんぱく質合成の促進とたんぱく質分解の抑制を引き起こす.

A2 たんぱく質代謝の違いは,代謝回転速度である.肝臓は比較的速く,半減期が10日程度であるのに対し,筋肉は平均180日程度である.アミノ酸代謝の違いは,代謝するアミノ酸の種類である.肝臓は分枝アミノ酸以外のほとんどのアミノ酸を代謝するのに対し,骨格筋は分枝アミノ酸の主要な代謝臓器である.

A3 すべてのアミノ酸の炭素骨格は,糖質または脂質代謝に合流し,**クエン酸回路**で分解される.また,一部のアミノ酸の炭素骨格は,**糖新生**によってグルコースに変換される.

A4 再利用される.体たんぱく質は常に分解と合成がくり返されており,その量は,体重60 kgの成人男性で,1日に180 gにもなる.このためのアミノ酸供給源として,**アミノ酸プール**と呼ばれるストックがあり,食事由来のアミノ酸だけでなく,体たんぱく質分解後のアミノ酸もストックされる.

A5 **生物価**は,吸収窒素量に対する保留窒素量の割合で表す,たんぱく質栄養価の**生物学的評価法**の1つである.**正味たんぱく質利用率**は,消化吸収率も考慮し,摂取窒素量に対する保留窒素量の割合で表す.**アミノ酸価**は,アミノ酸評点パターンに対する,ある食品の**第一制限アミノ酸**含量の割合で表す,**化学的評価法**である.

本書関連ノート「第6章 たんぱく質の栄養」でさらに力試しをしてみましょう！

第7章 ビタミンの栄養

Point

1 体内の代謝や生理機能の調節におけるビタミンの役割を理解する.

2 脂溶性ビタミンと水溶性ビタミンの特有の性質について理解する.

3 ビタミンの欠乏症および過剰症について理解する.

概略図 **エネルギー代謝におけるビタミンのかかわり**

ビタミンの構造と機能

ビタミンとは，体内の代謝反応や生理機能を正常に進行させるために必須な微量栄養素である．ビタミンは体内で合成されないか，または合成されても必要量を満たさないため，食物から摂取しなければならない．

ビタミンは，その溶解性から水に溶けない**脂溶性ビタミン**と水に溶ける**水溶性ビタミン**に大別される．脂溶性ビタミンにはビタミンA，D，E，Kがあり，水溶性ビタミンにはビタミンB群（B_1，B_2，B_6，B_{12}，ナイアシン，パントテン酸，葉酸，ビオチン）とビタミンCがある．

A. 脂溶性ビタミン

脂溶性ビタミン（4種）には，**ビタミンA**，**ビタミ**ンD，ビタミンE，ビタミンKがある（表1）．これらのビタミンは，脂質に溶けやすく水に溶けにくい．そのため，過剰に摂取すると肝臓や脂肪組織に蓄積し，過剰症を引き起こす．

1）ビタミンA

ビタミンA（レチノイド）には，A_1系（**レチノール**，**レチナール**，**レチノイン酸**）とA_2系（A_1系の3-デヒドロ体）がある．イソプレン骨格の末端が，アルコール性ヒドロキシ基（–CH_2OH）であるものをレチノール，アルデヒド基（–CHO）であるものをレチナール，カルボキシ基（–COOH）であるものをレチノイン酸という（図1）．一般にビタミンAとは，体内で最も多く存在するレチノールのことをさす．

ビタミンAは動物性食品のみに含まれているが，緑黄色野菜などに含まれる**カロテノイド**は，腸管吸収されたのちに体内でビタミンAに換えられることからプ

表1 脂溶性ビタミン

名称	化合物名	機能	欠乏症・過剰症		主な供給源	腸内細菌合成（その他）	血中輸送
ビタミンA	レチノール，レチナール，レチノイン酸	ロドプシンの成分，細胞の増殖や分化の調節	欠乏症：夜盲症，皮膚・粘膜の角化異常	過剰症：頭蓋内圧亢進	にんじん，かぼちゃ，レバー	×	レチノール結合たんぱく質
ビタミンD	エルゴカルシフェロール，コレカルシフェロール	血中カルシウム濃度の調節，骨代謝	欠乏症：くる病，骨軟化症，骨粗鬆症	過剰症：高カルシウム血症，腎不全	魚，きのこ	×（7-デヒドロコレステロールから合成）	ビタミンD結合たんぱく質
ビタミンE	トコフェロール	過酸化脂質の生成抑制（抗酸化作用）	欠乏症：溶血性貧血	過剰症：なし	アーモンド，大根葉	×	VLDL，LDL
ビタミンK	フィロキノン，メナキノン	血液凝固因子の合成	欠乏症：血液凝固障害	過剰症：なし	春菊，納豆	○	VLDL，LDL

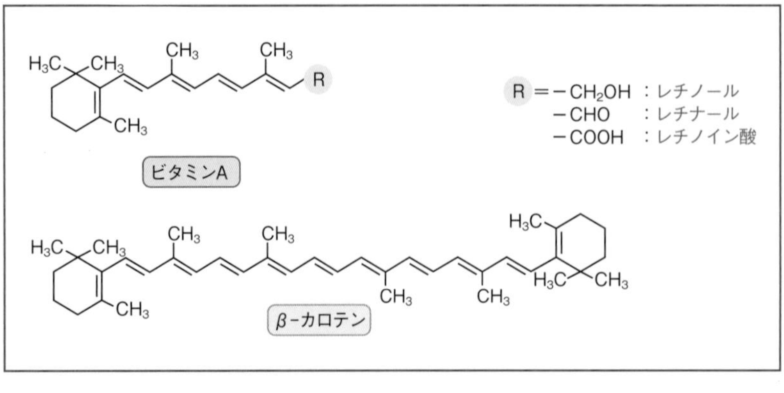

図1 ビタミンAとカロテノイド

ロビタミンAと呼ばれる．食品中に含まれる代表的な
カロテノイドである**β–カロテン**（図1，図2）は，小
腸上皮細胞で酵素のはたらきにより2分子のレチノー
ルに変換される．なお，β–カロテンは体内で必要量
に応じてレチノールとなるため，過剰に摂取しても過
剰症にならない．

①**生理作用**：網膜の桿体細胞に存在する**ロドプシン**は，
暗いところで物を見るための感光色素である．ロド
プシンは，レチノールから変換された11–シス–レ
チナールとオプシン（たんぱく質）が結合して生成
される．また，レチノイン酸は細胞の核内受容体と
結合し，細胞の増殖や分化にかかわる遺伝子発現の
調節を行う．

②**欠乏症**：明暗順応不全による**夜盲症**，皮膚・粘膜の
角化異常，免疫能の低下を引き起こす．

③**過剰症**：**頭蓋内圧亢進**[※1]により頭痛や吐き気が生じる．

2) ビタミンD

　主要なビタミンDは，キノコ類由来の**ビタミンD₂**（エ
ルゴカルシフェロール）や動物由来の**ビタミンD₃**（コ
レカルシフェロール）である．これらのビタミンDは，**プ
ロビタミンD**と呼ばれるビタミンD前駆体から生成され
る．キノコ類においてビタミンD₂はプロビタミンD₂（エ
ルゴステロール）から，脊椎動物の皮膚においてビタミ
ンD₃は**コレステロール**の合成過程で生じたプロビタミ
ンD₃（7–デヒドロコレステロール）から，**紫外線**の作用
によってそれぞれつくられる（図3）．ビタミンD₃はヒト
の皮膚でも合成されるため，日照を受ける機会が少ない
と，ビタミンDの必要量が増加する．

　ビタミンDが生理作用を発揮するためには，**活性型
ビタミンD**に変化する必要がある．まず，肝臓におい

※1　**頭蓋内圧亢進**：頭蓋骨の中の圧力（頭蓋内圧）が上昇した状態をい
い，頭痛と嘔吐が主な症状としてみられる．

動物性食品（うなぎ，レバーなど）　→レチノール　●
植物性食品（緑黄色野菜）　→β–カロテン　○

β–カロテンの活性当量はレチノールの12分の1

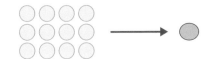

図2　レチノールとβ–カロテンの効力比較
体内でレチノールが不足すると，必要な分だけβ–カロテンからレチ
ノールが合成される．レチノールには過剰症があるが，β–カロテンに
は過剰症はない．効力は統一してレチノール活性当量（μgRAE）と
して用いる．1 μgRAE＝1 μgレチノール＝12 μgβ–カロテン．例え
ば，60 μgβ–カロテンは，5 μgRAEである

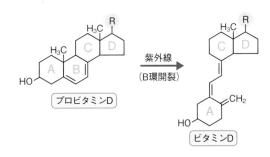

プロビタミンD ——紫外線——→（B環開裂） **ビタミンD**

D₂型（キノコ類）	R：–CH(CH₃)–CH=CH–CH(CH₃)–CH(CH₃)₂

エルゴステロール ——紫外線——→ ビタミンD₂（エルゴカルシフェロール）

D₃型（動物）	R：–CH(CH₃)–CH₂–CH₂–CH₂–CH(CH₃)₂

7–デヒドロコレステロール ——紫外線——→ ビタミンD₃（コレカルシフェロール）

図3　プロビタミンDとビタミンD

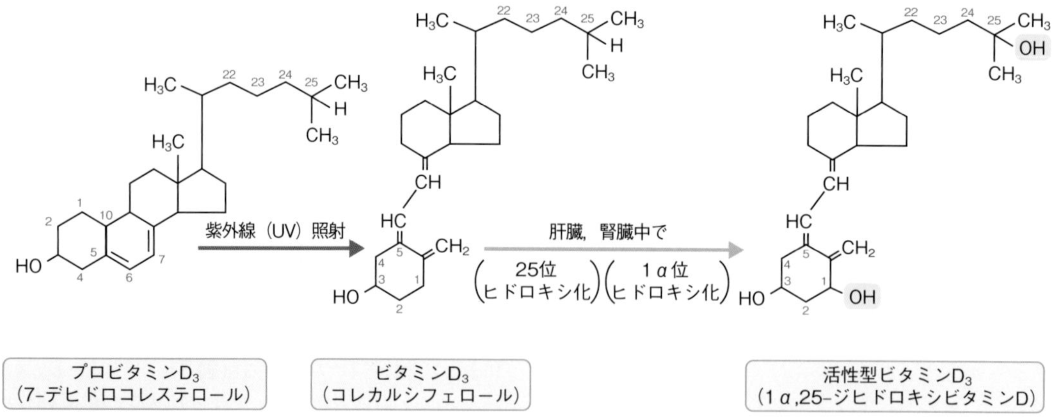

図4 活性型ビタミンD₃への変化
文献1より引用

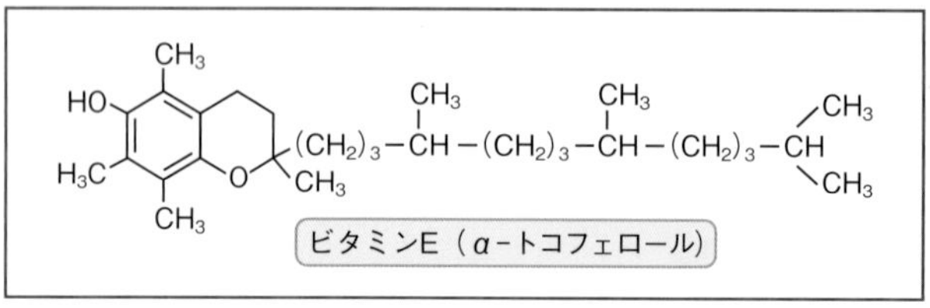

プロビタミンD₃
（7-デヒドロコレステロール）

ビタミンD₃
（コレカルシフェロール）

肝臓，腎臓中で
（25位ヒドロキシ化）（1α位ヒドロキシ化）

活性型ビタミンD₃
（1α,25-ジヒドロキシビタミンD）

紫外線（UV）照射

ビタミンE（α-トコフェロール）

図5 ビタミンE

て25位がヒドロキシ化され，25-ヒドロキシビタミンD〔25(OH)D〕となる．さらに腎臓において1α位がヒドロキシ化され，活性型ビタミンDである**1α,25-ジヒドロキシビタミンD**〔1α,25(OH)₂D〕に変換される（図4）．

①**生理作用**：活性型ビタミンDの主なはたらきは，**血中カルシウム濃度**の調節である．血中カルシウム濃度が低下すると，活性型ビタミンDの合成が促進し，小腸粘膜におけるカルシウム吸収を亢進する（後述図22参照）とともに，骨からのカルシウム遊離や腎臓でのカルシウム再吸収を増加させ，カルシウムの血中濃度を高める（第8章2-B参照）．

②**欠乏症**：乳幼児の**くる病**（本ページコラム参照），成人の**骨軟化症**，骨粗鬆症を引き起こす．

③**過剰症**：高カルシウム血症[*2]，腎障害，軟組織の石灰化が生じる．

Column

"イギリス病"と呼ばれた奇病

くる病は，ビタミンDの不足が原因で全身の骨が柔らかくなる子どもの病気である．自分の体重を支えきれずに足の骨が変形してしまい，体が正常に成長しない．

18世紀半ば，イギリスでは産業革命が始まった．急速に工業化したロンドンの上空はスモッグで覆われ日光がさえぎられた．そのため，体内において紫外線による十分なビタミンD合成が行われず，子どもたちのくる病が多発した．19世紀ごろにはロンドン在住の約80％の子どもがくる病となり，イギリス病と呼ばれるほどになった．

当時は大気汚染がくる病を引き起こしているとは知られず，長年にわたり原因不明の奇病として扱われたが，20世紀に入り，外で太陽光を浴びることがくる病の予防に効果があることが認識され，日光療法としてくる病の子どもたちに施されるようになった．

3) ビタミンE

ビタミンEには，α-，β-，γ-，δ-**トコフェロール**がある．これらのトコフェロールのなかで，α-トコフェロールは広く天然に存在し，最も強い生理活性を有している（図5）．

①**生理作用**：ビタミンEの大部分は，**生体膜**（細胞膜および細胞内小器官膜）中に存在している．生体膜を構成するリン脂質には，酸化されやすい多価不飽和脂肪酸が多く含まれるが，**抗酸化作用**をもつビタミンEは生体膜中でフリーラジカル（**本章2-C参照**）や活性酸素とすばやく反応し，有害な過酸化脂質の生成を抑制する．また，動脈硬化の原因となる**酸化LDL**生成を防ぐはたらきもある．

②**欠乏症**：未熟児において**溶血性貧血**を生じる．

③**過剰症**：認められていない．

4) ビタミンK

天然に存在する**ビタミンK**は，ビタミンK_1（**フィロキノン**）とビタミンK_2（**メナキノン**）である（図6）．フィロキノンは濃緑色の野菜や海草などに多く含まれる．一方，メナキノンは微生物によってつくられるため，発酵食品である納豆やチーズなどに多く含まれるほか，腸内細菌によっても合成される．

①**生理作用**：肝臓での**血液凝固因子**（**プロトロンビン**）合成に補酵素としてかかわっており，血液を正常に凝固させるために必須である．また，骨組織における**骨たんぱく質**（**オステオカルシン**）合成にも補酵素として作用しており，骨形成にも関与している．

②**欠乏症**：腸内細菌によって合成されるため欠乏症に

なりにくいが，不足すると**血液凝固時間延長**や骨形成障害などが生じる．

③**過剰症**：認められていない．

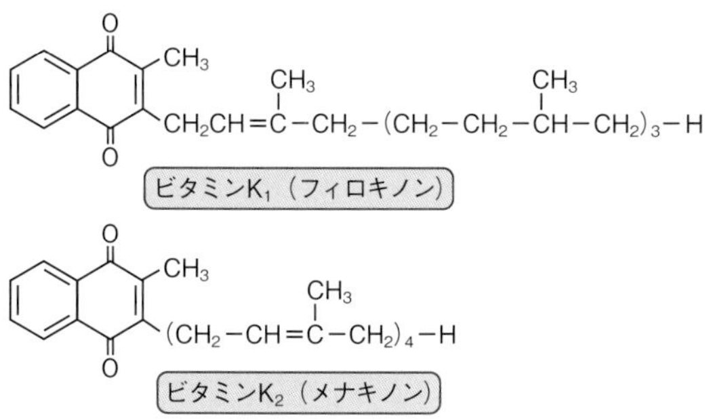

B. 水溶性ビタミン

水溶性ビタミン（9種）には，**ビタミンB群**（ビタミンB_1，B_2，B_6，B_{12}，ナイアシン，パントテン酸，葉酸，ビオチン）と**ビタミンC**がある（表2）．補酵素として作用するビタミンB群は，体内に吸収された後に**活性型**（補酵素型）に変換される．また，水溶性ビタミンは，水溶性であることから，体内に留まらず尿中に排泄されやすい．そのため，過剰摂取による健康障害は起こりにくい．

1) ビタミンB_1

ビタミンB_1の化合物名は，**チアミン**である．ビタミンB_1は体内に吸収されるとリン酸化され，リン酸が2つ結合した**チアミンピロリン酸**（**TPP**，**チアミン二リン酸**）になる（図7）．

①**生理作用**：TPPは，ピルビン酸からアセチルCoAへの反応を触媒するピルビン酸デヒドロゲナーゼ，クエン酸回路の2-オキソグルタル酸（α-ケトグルタル酸）からスクシニルCoAへの反応を触媒する2-オキソグルタル酸デヒドロゲナーゼ，ペントースリン酸回路のトランスケトラーゼなどの補酵素として，**糖質代謝**にかかわっている（**本章4-B参照**）．

②**欠乏症**：**脚気**，疲労感，ウェルニッケ・コルサコフ症候群[*3]を引き起こす．また，アルコールの多飲はアルコール代謝亢進によるビタミンB_1必要量の増加や消化管におけるビタミンB_1の吸収障害を引き起こすため，ビタミンB_1欠乏になりやすい．

③**過剰症**：認められていない．

2) ビタミンB_2

ビタミンB_2の化合物名は，**リボフラビン**である．生体内では，リボフラビンにリン酸が結合した**フラビンモノヌクレオチド**（**FMN**）や，アデノシン二リン酸

図6 **ビタミンK**

[*2] **高カルシウム血症**：症状としては，多飲多尿，倦怠感，吐き気，便秘，衰弱などである．
[*3] **ウェルニッケ・コルサコフ症候群**：ビタミンB_1の欠乏によって起こる脳症である．ビタミンB_1の欠乏だけでも起こりうるが，特にアルコール依存症患者に多く発症する．症状として，眼球運動障害，歩行異常，記憶障害を引き起こす．

表2 水溶性ビタミン

名称		化合物名	機能	欠乏症・過剰症	主な供給源	腸内細菌合成（その他）	血中輸送
ビタミンB群	ビタミンB₁	チアミン	糖質代謝の補酵素	欠乏症：脚気, 疲労感, ウェルニッケ・コルサコフ症候群 過剰症：なし	豚肉, 胚芽米, にんにく	×	
	ビタミンB₂	リボフラビン	フラビン酵素の補酵素	欠乏症：口角炎, 口唇炎, 皮膚炎 過剰症：なし	乳製品, 卵	○	
	ビタミンB₆	ピリドキサール, ピリドキシン, ピリドキサミン	アミノ酸代謝の補酵素	欠乏症：口角炎, 口唇炎, 皮膚炎 過剰症：知覚神経障害	ピーマン, 鶏肉	○	
	ビタミンB₁₂	コバラミン	メチル基転移酵素の補酵素	欠乏症：巨赤芽球性貧血（悪性貧血を含む）, 高ホモシステイン血症（動脈硬化） 過剰症：なし	かき（貝）, 魚	○	トランスコバラミン（吸収時は内因子と複合体を形成する）
	ナイアシン	ニコチン酸, ニコチンアミド	酸化還元反応の補酵素	欠乏症：ペラグラ 過剰症：消化管および肝臓障害	牛肉, 魚	×（トリプトファンから合成）	
	パントテン酸	パントテン酸	糖質代謝, 脂質代謝, アミノ酸代謝の補酵素	欠乏症：成長障害 過剰症：なし	米, 小麦, 鶏肉	○	
	葉酸	プテロイルモノグルタミン酸	核酸合成の補酵素	欠乏症：巨赤芽球性貧血, 高ホモシステイン血症（動脈硬化）, 胎児の神経管閉鎖障害 過剰症：なし	レバー, キャベツ	○	
	ビオチン	ビオチン	炭酸固定反応の補酵素	欠乏症：皮膚炎 過剰症：なし	卵, 乳製品	○	
	ビタミンC	アスコルビン酸	抗酸化作用, コラーゲン合成	欠乏症：壊血病 過剰症：なし	果実, じゃがいも	×	

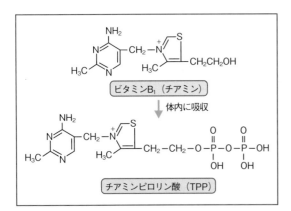

図7 ビタミンB₁

（ADP）が結合した**フラビンアデニンジヌクレオチド（FAD）**に変換される（図8）.

①**生理作用**：FMNやFADは, 生体内での酸化還元反応を触媒する**フラビン酵素**の補酵素として, エネルギー代謝や脂質代謝にかかわっている. FMNはミトコンドリア呼吸鎖のNADHデヒドロゲナーゼ, FADはクエン酸回路のコハク酸デヒドロゲナーゼや脂肪酸酸化のアシルCoAデヒドロゲナーゼなどの補酵素となる.

②**欠乏症**：口角炎, 口唇炎などの**口内外炎症**や皮膚炎を引き起こす.

③**過剰症**：認められていない.

3) ビタミンB₆

ビタミンB₆は, ピリドキサール, ピリドキシン, ピリドキサミンの総称である. 生体内では, それぞれのリン酸エステルである**ピリドキサールリン酸（PLP）**, **ピリドキシンリン酸（PNP）**, ピリドキサミンリン酸

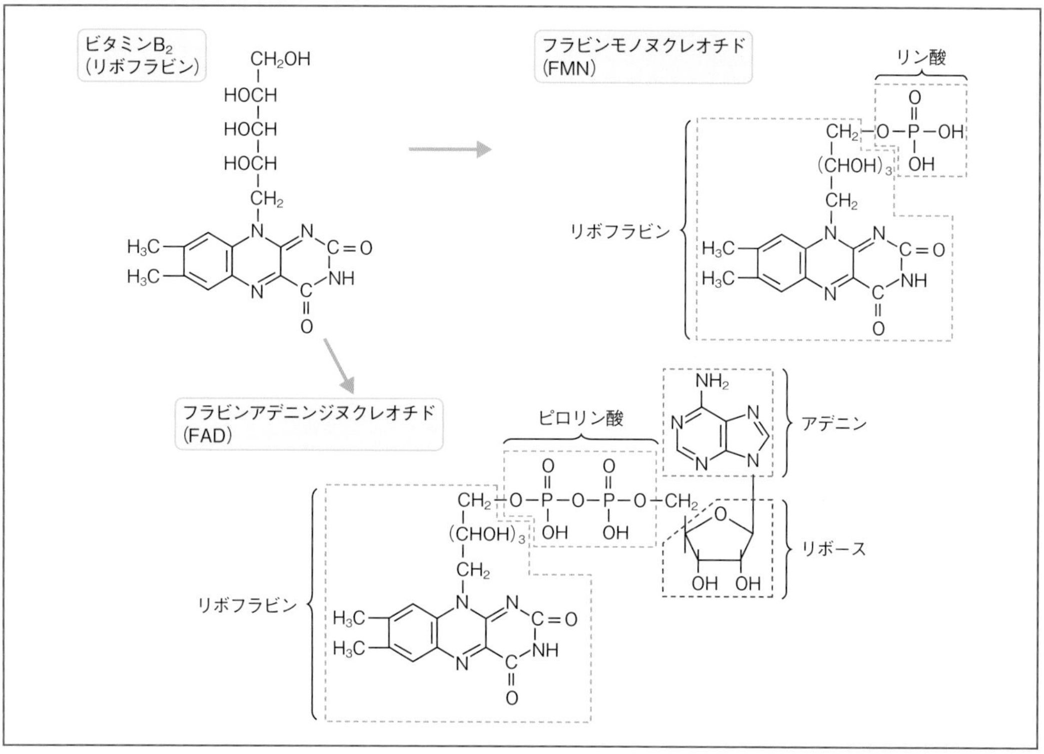

図8　ビタミンB₂

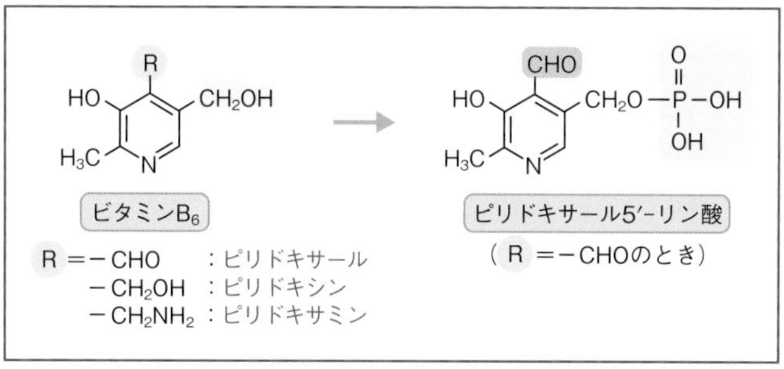

図9　ビタミンB₆

（PMP）に変換される（図9）．

①**生理作用**：補酵素として最も重要な機能をもつPLP
は，アミノ基転移反応を触媒するアミノトランスフェ
ラーゼ（トランスアミナーゼ）などの補酵素として，
アミノ酸代謝にかかわっている．そのため，たんぱ
く質の摂取量が多くなると，ビタミンB₆の必要量が
増加する．

②**欠乏症**：口角炎，口唇炎などの**口内外炎症**や皮膚炎
を引き起こす．

③**過剰症**：長期間大量摂取により知覚神経障害となる．

4）ビタミンB₁₂

　ビタミンB₁₂は，**コバルト**をもつ赤色化合物であり，
化合物名は**コバラミン**である．食品中のコバラミンは
たんぱく質と結合しており，経口摂取されたのちに胃
液の作用によって遊離状態となる．遊離したコバラミ
ンは，胃壁細胞から分泌される**内因子（糖たんぱく質）**
と結合した後に回腸から吸収される．体内に取り込ま
れると，補酵素型の**メチルコバラミン**や**アデノシルコ**

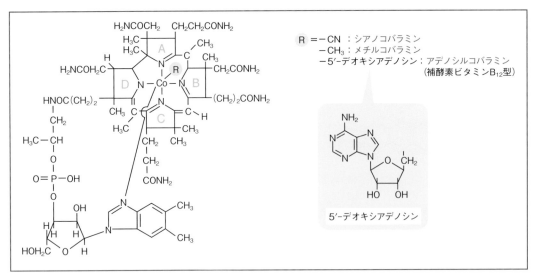

図10 ビタミンB$_{12}$

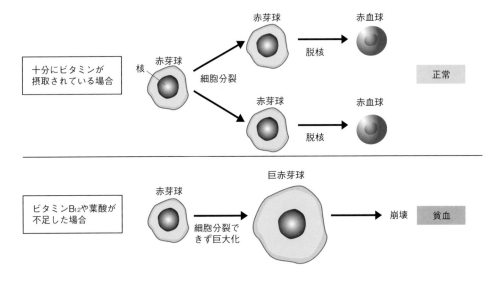

図11 巨赤芽球性貧血の発生メカニズム

バラミンに変換される（図10）.

①**生理作用**：メチルコバラミンやアデノシルコバラミンは，**メチル基転移反応**を触媒する酵素の補酵素である．主にメチオニンシンターゼ（ホモシステインからメチオニンへの変換に関与）の補酵素として，メチオニンの合成にかかわっている．

②**欠乏症**：ホモシステインからメチオニンへの変換が滞るため，血液中のホモシステイン濃度が上昇し，**動脈硬化**を進行させる．また，ビタミンB$_{12}$の欠乏によって間接的に葉酸の欠乏となるため，**巨赤芽球性貧血（悪性貧血を含む，図11）**を引き起こす.

③**過剰症**：認められていない．

5）ナイアシン

ナイアシンは，ニコチン酸とニコチンアミドの総称

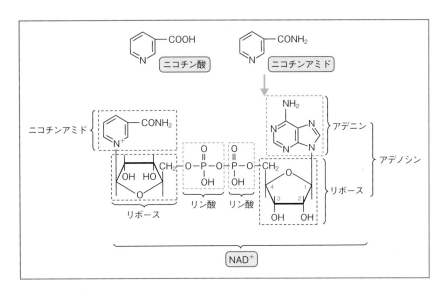

図12 **ナイアシン**

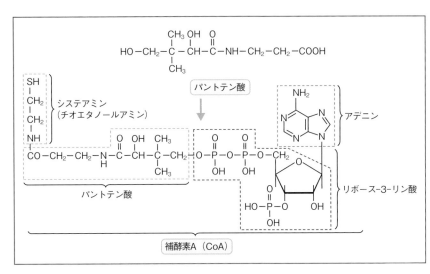

図13 **パントテン酸**

である．生体内では，リボース，リン酸，アデノシンと結合して，**ニコチンアミドアデニンジヌクレオチド（NAD⁺）**や，**ニコチンアミドアデニンジヌクレオチドリン酸（NADP⁺）**に変換される（図12）．また，ナイアシンは，体内で不可欠アミノ酸（必須アミノ酸）である**トリプトファン**から合成される．そのため，たんぱく質の摂取量が少なくなると，ナイアシンの必要量が増加する．また，エネルギー代謝に必要な補酵素のため，エネルギー摂取量が多い場合もナイアシンの必要量が増加する．

①**生理作用**：NAD⁺やNADP⁺は，多くの**酸化還元酵素**（脱水素酵素）の補酵素として，解糖系，クエン酸回路，電子伝達系などに広くかかわっている．
②**欠乏症**：ペラグラ（皮膚炎，下痢，神経障害）を引き起こす．
③**過剰症**：長期間大量摂取により消化管および肝臓障害となる．

6）パントテン酸

パントテン酸は，動物性および植物性食品に広く分布しており，腸内細菌によっても合成される．体内に

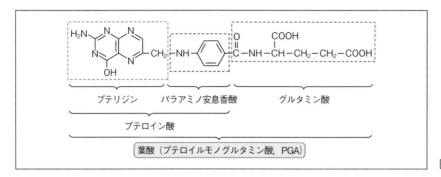

図14 葉酸

プテリジン　パラアミノ安息香酸　グルタミン酸
プテロイン酸
葉酸（プテロイルモノグルタミン酸，PGA）

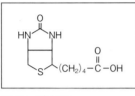

図15 ビオチン

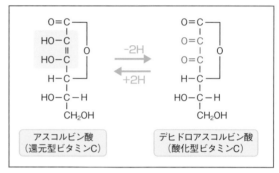

アスコルビン酸
（還元型ビタミンC）

デヒドロアスコルビン酸
（酸化型ビタミンC）

図16 ビタミンC

吸収されたパントテン酸は，活性型の**補酵素A**（コエンザイムA，CoA）に変換される（図13）．

①**生理作用**：補酵素Aは，糖質代謝，脂質代謝，アミノ酸代謝に広く関与する補酵素である．また，脂肪酸，コレステロール，各種ホルモンなどの合成にもかかわっている．

②**欠乏症**：成長障害などが生じるが，ヒトでの欠乏は起こりにくい．

③**過剰症**：認められていない．

7) 葉酸

葉酸の化合物名は，**プテロイルモノグルタミン酸**（**PGA**）である（図14）．腸管吸収されると，腸細胞内の葉酸レダクターゼによって**テトラヒドロ葉酸**に変換される．

①**生理作用**：テトラヒドロ葉酸は，生体内のメチル基，ホルミル基などの一炭素単位転移反応を触媒する酵素の補酵素として，**核酸**の原料となるプリン体やピリミジンの合成にかかわっている．葉酸はメチル基供与体として，**ホモシステイン**（アミノ酸の一種）からメチオニンを生成するためにも必要である．

②**欠乏症**：**巨赤芽球性貧血**を引き起こす（図11）．ビタミンB$_{12}$とともにメチオニン代謝に関与しているため，欠乏により高ホモシステイン血症となり，動脈硬化を促進する．妊娠期の葉酸欠乏は，胎児の**神経管閉鎖障害**の発症リスクを高める．

③**過剰症**：認められていない．

8) ビオチン

ビオチンは，他の水溶性ビタミンと異なり，そのままの形で補酵素機能をもつ（図15）．

①**生理作用**：ビオチンは，ピルビン酸カルボキシラーゼ（ピルビン酸からオキサロ酢酸への変換に関与）やアセチルCoAカルボキシラーゼ（アセチルCoAからマロニルCoAへの変換に関与）の補酵素として，**炭酸固定反応**にかかわっている．

②**欠乏症**：ビオチンは卵白中の**アビジン**（たんぱく質）と強固に結合するため，腸管吸収を妨げられ，皮膚炎や成長障害などの卵白障害を引き起こす．

③**過剰症**：認められていない．

9) ビタミンC

ビタミンCの化合物名は，**アスコルビン酸**である．

グルコースに類似した構造をしており，多くの動物ではグルコースから合成されるが，ヒトを含む霊長類やモルモットなど一部の動物では合成することができない．アスコルビン酸（還元型ビタミンC）は酸化されやすく，生体内で酸化されると**デヒドロアスコルビン酸**（酸化型ビタミンC）となる（図16）．

① **生理作用**：アスコルビン酸は強い還元能（酸化されやすい）をもつため，生体内では**抗酸化作用**があり，過酸化物質の生成を抑制する．また**コラーゲン合成**に必要なプロリル4-ヒドロキシラーゼ（プロリン水酸化酵素）の酵素活性維持，**鉄吸収**の促進など多様な作用をもつ．

② **欠乏症**：コラーゲン生成が低下して血管組織が弱くなり**壊血病**を引き起こす．

③ **過剰症**：認められていない．

2 ビタミンの栄養学的機能

A. レチノイドと活性型ビタミンDのホルモン様作用

脂溶性の**レチノイン酸**や**活性型ビタミンD₃**は，ステロイドホルモンや甲状腺ホルモンと同様に細胞膜を通過して核内に存在する**核内受容体**と直接結合する．これらのビタミンが結合した核内受容体は，核内に移行して発生，分化，代謝などさまざまな役割を担うDNAの転写制御を行う．

B. 補酵素

多くの酵素は，酵素たんぱく質部分（アポ酵素）単独ではなく，補酵素と結合することにより化学反応を触媒することができる．**ビタミンB群**に含まれている8種のビタミンは，いずれも生体内において**活性型（補酵素型）**に変換され，主に三大栄養素の代謝にかかわる補酵素として機能する（表3）．

C. 抗酸化作用とビタミンC・ビタミンE・カロテノイド

フリーラジカル[※4]や**活性酸素**（図17）は，脂質，たんぱく質，核酸などを酸化変性させ，細胞に**酸化スト**

※4 **フリーラジカル**：不対電子（対になっていない電子）をもっているため，他の分子から電子を奪い取ろうとする性質をもつ.

表3 ビタミンB群と補酵素型

ビタミン名	補酵素型（活性型）
ビタミンB₁	チアミンピロリン酸（TPP）
ビタミンB₂	フラビンモノヌクレオチド（FMN），フラビンアデニンジヌクレオチド（FAD）
ビタミンB₆	ピリドキサールリン酸（PLP）
ビタミンB₁₂	メチルコバラミン，アデノシルコバラミン
ナイアシン	ニコチンアミドアデニンジヌクレオチド（NAD⁺），ニコチンアミドアデニンジヌクレオチドリン酸（NADP⁺）
パントテン酸	補酵素A（コエンザイムA，CoA）
葉酸	テトラヒドロ葉酸
ビオチン	ビオチン

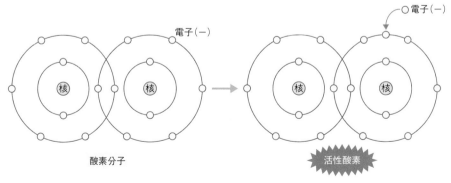

図17 活性酸素のイメージ図

酸素分子

核のプラス（＋）と電子のマイナス（−）のバランスは保たれている

活性酸素

体内代謝の過程で電子（−）が入り込んできてしまうものが出現する．するとプラスとマイナスのバランスが崩れ，不安定な物質となり，体内の物質と反応し，害をおよぼす

電子（−）

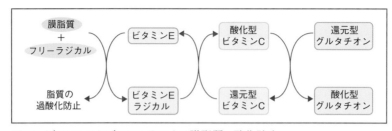

図18 ビタミンEとビタミンCによる膜脂質の酸化防止

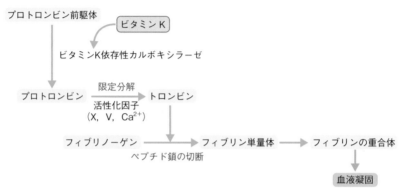

図19 血液凝固とビタミンK

レス傷害を与える．その結果，生活習慣病，がん，認知症，老化などを引き起こす．生体内に生じた有害なフリーラジカルや活性酸素を捕捉あるいは消去し，生体成分の酸化変性を防ぐ抗酸化ビタミンとして，**ビタミンC，ビタミンE，カロテノイド**が知られている．

アスコルビン酸（還元型ビタミンC）は，水溶性で強い還元能力（抗酸化力）を有する．細胞外で発生するフリーラジカルや活性酸素種を捕捉・消去する際，自ら**デヒドロアスコルビン酸**（酸化型ビタミンC）に変化するが，還元型グルタチオンの作用により還元型ビタミンCに再生される．

ビタミンEは，生体膜の脂質二重層内に取り込まれ，膜リン脂質の酸化を防止する．ビタミンEは，生体膜中のフリーラジカルや活性酸素種を消失させることにより自らがビタミンEラジカルに変化し，**連鎖的脂質過酸化反応**を阻止する．生じたビタミンEラジカルは，ビタミンCの抗酸化作用によりビタミンEに再生される（図18）．

カロテノイドは，活性酸素（特に一重項酸素）を効率よく消去する．また，ビタミンEと同様に脂溶性の性質を有するため，生体膜中で生じるラジカルを捕捉する．

D. 血液凝固とビタミンK

ビタミンKは，プロトロンビンをはじめとする**血液凝固因子**の合成に必須である（図19）．血液凝固因子は前駆体たんぱく質として肝臓で合成されるが，活性をもった凝固因子に変換するためには，前駆体たんぱく質中のグルタミン酸残基を γ−カルボキシグルタミン酸へ転換する必要がある．ビタミンKは，この反応を触媒する酵素（ビタミンK依存性カルボキシラーゼ）の補酵素として不可欠である．

E. 一炭素単位代謝とビタミンB$_{12}$・葉酸

一炭素単位は，メチル基，メチレン基，ホルミル基など炭素1個を含む残基の総称である．体内に吸収された**葉酸**は，還元反応により**テトラヒドロ葉酸**に変換された後，メチル基などの一炭素単位を他の分子から受け取り，アミノ酸や核酸合成の中間体へ渡す役割を担っている．

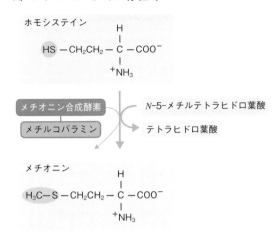

A）メチルコバラミン存在時

ホモシステイン

$$HS-CH_2CH_2-\overset{\overset{\displaystyle H}{|}}{\underset{\underset{\displaystyle +NH_3}{|}}{C}}-COO^-$$

メチオニン合成酵素
メチルコバラミン

N-5-メチルテトラヒドロ葉酸
テトラヒドロ葉酸

メチオニン

$$H_3C-S-CH_2CH_2-\overset{\overset{\displaystyle H}{|}}{\underset{\underset{\displaystyle +NH_3}{|}}{C}}-COO^-$$

B）メチルコバラミン欠乏時

ホモシステイン

$$HS-CH_2CH_2-\overset{\overset{\displaystyle H}{|}}{\underset{\underset{\displaystyle +NH_3}{|}}{C}}-COO^-$$

メチオニン合成酵素

N-5-メチルテトラヒドロ葉酸
テトラヒドロ葉酸

減少

核酸代謝阻害
巨赤芽球性貧血

メチオニン

$$H_3C-S-CH_2CH_2-\overset{\overset{\displaystyle H}{|}}{\underset{\underset{\displaystyle +NH_3}{|}}{C}}-COO^-$$

図20　核酸合成とビタミンB_{12}・葉酸

　例えば，**ホモシステイン**は，血液中に含まれるアミノ酸の1つであるが，ホモシステインに**メチルテトラヒドロ葉酸**（メチル基をもつテトラヒドロ葉酸）から渡されたメチル基が付加すると，不可欠アミノ酸である**メチオニン**がつくられる（図20）．

　この反応を触媒するメチオニン合成酵素の補酵素として**メチルコバラミン**（ビタミンB_{12}の補酵素型）が必要である．すなわち，ビタミンB_{12}が不足すると，ホモシステインからメチオニンへの変換が抑制され，血中ホモシステイン濃度が高くなる（**高ホモシステイン血症**）．ホモシステインは，動脈硬化を引き起こす要因となるため，心筋梗塞や脳血管疾患のリスクを増大させる．

F．造血作用とビタミンB_{12}・葉酸

　葉酸は一炭素単位の供与体としてアミノ酸合成だけでなく，核酸合成にも用いられる．そのため葉酸が欠乏すると，細胞分裂が盛んな骨髄での造血過程において異常が生じる．赤芽球[※5]は正常に成熟すれば細胞分裂をし，赤血球に分化するが，核酸合成が障害されると，細胞分裂ができなくなり巨大化して巨赤芽球となる．巨赤芽球の多くは赤血球になることができずに崩壊し，巨赤芽球性貧血となる（図11，図20）．また，ビタミンB_{12}が欠乏するとメチオニン合成が抑制されるため，核酸合成に必要なテトラヒドロ葉酸の減少を引き起こし，結果として巨赤芽球性貧血となる．巨赤芽球性貧血のうち，ビタミンB_{12}欠乏が原因のものが約97％（このうち約60％は悪性貧血[※6]である）で葉酸欠乏が原因のものは約2％である．

G．脂質・糖質代謝とビオチン・パントテン酸

　ビオチンは各種カルボキシラーゼの補酵素として，脂質や糖質の代謝における**炭酸固定反応**にかかわっている．脂肪酸合成においてはアセチルCoAカルボキシラーゼ，糖新生においてはピルビン酸からオキサロ酢酸を生成するピルビン酸カルボキシラーゼの補酵素として作用する．

　パントテン酸は，補酵素A（CoA）として脂質や糖質の代謝におけるさまざまな反応に関与する．また，アセチルCoAは各代謝においてキーとなる重要な代謝中間体であるが，その構成成分としてのかかわりも大きい．

※5　**赤芽球**：造血幹細胞から赤血球に至る分化途中の幼若な細胞である．
※6　**悪性貧血**：ビタミンB_{12}吸収のために必要な内因子が欠乏することで起きる貧血．先天性の内因子（キャッスル内因子）欠乏のほかに，胃粘膜の萎縮，胃切除などによる後天性の内因子欠乏がある．"悪性"と呼ばれる理由は，ビタミンB_{12}との関連が解明されるまでは治療法がなく，致死的な経過をたどったことによる．

3 ビタミンの生物学的利用度

A. 脂溶性ビタミンと脂質の消化吸収の共通性

　脂溶性ビタミンの吸収は，脂質の吸収と関連深い．脂溶性ビタミンは，脂質とともに胆汁酸によりミセル化され，小腸上皮細胞の微絨毛から吸収される．その後，アポたんぱく質とともに**カイロミクロン（キロミクロン）**へと取り込まれ，**リンパ管**から胸管を経て全身に運ばれる（第5章2-A参照）．脂溶性ビタミンの吸収率は，食品中の脂質の影響を受けやすく，脂質と一緒に摂ることにより上昇する．

B. 水溶性ビタミンの組織飽和と尿中排出

　水溶性ビタミンは，各組織内で**飽和量**に達すると，過剰分が尿中に排出される．そのため，過剰摂取しても体内に蓄積されることはない．逆に，水溶性ビタミンは体内にため込むことができないため，必要量を毎日摂取しないと欠乏症になりやすい．

C. 腸内細菌叢とビタミン

　ヒトの腸内には，健康な成人で約100種類，数にして100兆個の腸内細菌が生育している．これらの腸内細菌は，種類ごとに腸内細菌叢（腸内フローラ）と呼ばれるグループを形成し，ビタミンの合成などヒトにとって有用なはたらきをしている．

　腸内細菌が合成するビタミンは，**ビタミンB₂，B₆，B₁₂，葉酸，ビオチン，パントテン酸およびビタミンK**がある．腸内細菌による供給量が多いビタミンKなどは，抗生物質連用などによる腸内細菌減少時には欠乏症になりうる可能性があり注意が必要である．

D. ビタミンB₁₂吸収機構の特殊性

　ビタミンB₁₂は，胃壁細胞により産生・分泌される糖たんぱく質の**内因子**と複合体を形成して，回腸にあるビタミンB₁₂－内因子複合体に対する受容体を介して吸収される．胃を切除すると内因子分泌が低下するため，ビタミンB₁₂を吸収できなくなり，ビタミンB₁₂欠乏症である**巨赤芽球性貧血**を生じる（図11）．

4 他の栄養素との関係

A. エネルギー代謝とビタミン

　生体にとって主要なエネルギー源は糖質と脂質である．糖質は解糖系を経てクエン酸回路，脂質はβ酸化を経てクエン酸回路によってそれぞれ代謝され電子伝達系においてエネルギーに変換される．これらの代謝過程においてさまざまな酵素が関与しており，その多くは種々の水溶性ビタミンを**補酵素**として必要とする．概略図に，エネルギー代謝経路とそれに関連するビタミンを示す．

B. 糖質代謝とビタミン

　グルコースは，主に解糖系を経たクエン酸回路により代謝される．解糖によって生じたピルビン酸がアセチルCoAに変換される反応は，ミトコンドリア内膜にあるピルビン酸デヒドロゲナーゼ複合体によって行われるが，**チアミンピロリン酸（ビタミンB₁の補酵素型）**はこの酵素複合体の補酵素として不可欠である（図21，第4章 図14参照）．

C. たんぱく質・核酸代謝とビタミン

　アミノ基転移反応を触媒する酵素の補酵素として**ピリドキサールリン酸（ビタミンB₆の補酵素型）**が必要である．また，脱アミノ反応を行う酵素の補酵素として**FAD（ビタミンB₂の補酵素型）**や**NAD⁺（ナイアシンの補酵素型）**がある．

　一方，**メチルコバラミン（ビタミンB₁₂の補酵素型）**は，核酸合成に必要な**テトラヒドロ葉酸（葉酸の補酵素型）**のはたらきを助けている．両ビタミンのどちら

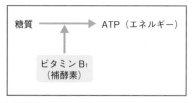

図21　糖質代謝とビタミンB₁
糖質からATPを合成する際は，必ず補酵素としてビタミンB₁が使われる．そのため，糖質摂取量に比例してビタミンB₁が必要となる

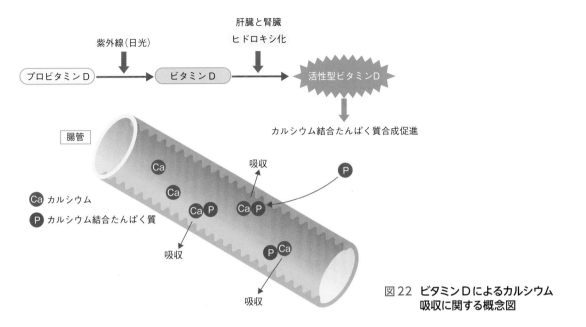

紫外線（日光）　　　　　肝臓と腎臓
　　　　　　　　　　　　ヒドロキシ化

プロビタミンD → ビタミンD → 活性型ビタミンD

カルシウム結合たんぱく質合成促進

腸管

Ca カルシウム

P カルシウム結合たんぱく質

吸収

図22　ビタミンDによるカルシウム
　　　　吸収に関する概念図

かが欠乏すると，赤血球の核形成異常により**巨赤芽球性貧血**を引き起こす（図20）．

D. カルシウム代謝とビタミン

　活性型ビタミンDである**1α, 25-ジヒドロキシビタミンD**は，腸管からのカルシウム吸収を促進するはたらきがある（図22）．カルシウムの血中濃度が低下すると，**パラトルモン**（副甲状腺ホルモン）の作用によ

り，腎臓における1αヒドロキシラーゼが活性化され1α, 25-ジヒドロキシビタミンDが産生される．

　また，骨にはオステオカルシンと呼ばれるカルシウム結合たんぱく質が含まれており，骨からのカルシウム流出を抑制している．骨芽細胞においてオステオカルシンを合成するとき，**ビタミンK**が補酵素としてはたらく．

ビタミンDと低カルシウム血症

図4に示したとおり，食物により摂取されたビタミンD$_2$や皮膚で合成されたビタミンD$_3$は，体内で代謝を受けて活性型に変換される．まずはじめに，肝臓でステロイド骨格の25位がヒドロキシ化（-OH）されて25-ヒドロキシビタミンDとなる．さらに，腎臓で25-ヒドロキシビタミンDの1α位がヒドロキシ化されて1α,25-ジヒドロキシビタミンD，すなわち"活性型ビタミンD"となる．活性型ビタミンDは，腸管からのカルシウム吸収に寄与する．なお，25-ヒドロキシビタミンDから1α,25-ジヒドロキシビタミンDへの変換には，腎臓に局在する酵素（1αヒドロキシラーゼ）が必要である．

一方，低カルシウム血症とは，血漿たんぱく濃度が正常範囲内にあるときに総血漿カルシウム濃度が8.8 mg/dL（2.20 mmol/L）未満となることをいう．低カルシウム血症の発症には，いくつかの要因が考えられているが，そのなかでも腎疾患がよく知られている．腎不全などに代表される腎疾患では，腎酵素である1αヒドロキシラーゼが十分にはたらくことができず，ビタミンDの活性化障害が起こる．そのため，腸管からカルシウムが吸収できず，低カルシウム血症となる．さらに，低カルシウム血症により，副甲状腺ホルモンが分泌されて骨から血液中にカルシウムを補おうとする結果，骨がもろくなってしまう腎性骨症を誘発させる．腎不全の場合，ビタミンDを摂取しても，腎臓で活性型ビタミンDに変換することができない．そのため，活性型ビタミンD製剤で補う必要がある．

文　献

1 ）「イラスト基礎栄養学」（田村 明，他／著），東京教学社，2012
2 ）「イラストレイテッド　ハーパー・生化学　原書28版」（上代淑人，清水孝雄／訳），丸善出版，2011
3 ）「Nブックス　改訂 基礎栄養学」（林 淳三，他／監），建帛社，2010

チェック問題

問 題

□ □ **Q1** ビタミンの分類を述べよ.

□ □ **Q2** 脂溶性ビタミンの種類を述べよ.

□ □ **Q3** 水溶性ビタミンの種類を述べよ.

□ □ **Q4** 生体内におけるビタミンB群のはたらきを説明せよ.

□ □ **Q5** 各ビタミンの欠乏症と過剰症を述べよ.

解答&解説

A1 溶解性の違いから脂溶性ビタミンと水溶性ビタミンに分類される.

A2 ビタミンA, ビタミンD, ビタミンE, ビタミンK.

A3 ビタミンB群 (B$_1$, B$_2$, B$_6$, B$_{12}$, ナイアシン, パントテン酸, 葉酸, ビオチン), ビタミンC.

A4 生体内で活性型に変換され, 代謝や核酸合成, 炭酸固定反応の補酵素として作用する.

A5 表1および表2を参照. 特に過剰症で問題となるのは脂溶性ビタミンである. 水溶性ビタミンは尿中に排泄されやすいため, 過剰摂取による健康障害は起こりにくい.

本書関連ノート「第7章 ビタミンの栄養」でさらに力試しをしてみましょう！ Note

第8章 ミネラルの栄養

Point

1 ミネラルの生体機能の調節における役割を理解する.

2 多量ミネラルと微量ミネラルの性質をそれぞれ理解する.

3 ミネラルの欠乏症や過剰症における特徴を理解する.

概略図　ミネラルの体内における役割

生体組織の構成成分となる

- 骨や歯などの硬組織を形成 ⟶ Ca, P, Mg
- 生体内の有機化合物（ヘム鉄やリン脂質など）の構成成分 ⟶ P, Fe, I, Cr
- 酵素の構成成分となる ⟶ Mg, Zn, Cu, Mn, Mo, Se

生体機能を調節する

- 細胞内外液の浸透圧や酸・塩基平衡を保つ ⟶ K, Na
- 筋肉の収縮・弛緩，神経の興奮伝達にかかわる ⟶ K, Na, Mg, Ca

1 ミネラルの分類と栄養学的機能

生体を構成する多様な元素のうち, 酸素 (O), 炭素 (C), 水素 (H), 窒素 (N) の4元素がおよそ96％を占めている. これらの元素を除いた残り（4％）の元素を**ミネラル（無機質）**という.

ミネラルのなかには, ヒトの必須栄養素として栄養学的に重要な元素が含まれている. 「日本人の食事摂取基準（2020年版）」では, 1日の必要量が**100 mg以上**のものを**多量ミネラル**, **100 mg未満**のものを**微量ミネラル**と分類し, 現在, **13種類**のミネラルについて食事摂取基準が策定されている（付表参照）. これらのミネラルは, **生体の構成成分**や**生体機能の調節**などの多彩な生理作用をもつ. また, 摂りすぎると過剰症を生じたり, 体内合成できないために欠乏症を引き起こす. 日本人に不足しがちなミネラルは, カルシウムと鉄である.

体内におけるミネラルの役割を大きく分けると以下のようになる.

1) 生体組織の構成成分
- 骨や歯などの硬組織を形成する.
- 生体内の有機化合物（ヘム鉄やリン脂質など）の構成成分となる.
- 酵素の構成成分となる.

2) 生体機能の調節
- 細胞内外液の浸透圧や酸・塩基平衡を保つ.
- 筋肉の収縮・弛緩, 神経の興奮伝達にかかわる.

A. 多量ミネラル

食事摂取基準策定の対象となっている**多量ミネラル**は, **カルシウム (Ca), リン (P), カリウム (K), ナトリウム (Na), マグネシウム (Mg)** の5種である（表1）.

1) カルシウム (Ca)
①**生理作用**：生体に最も多く含まれるミネラルであり, 骨や歯の構成成分となる. 体内のカルシウムの**99％**が骨や歯の中に存在する. 残りの1％は, カルシウムイオン（Ca^{2+}）として体液中に含まれ, 筋肉細胞の収縮に重要な役割をはたしている.

②**欠乏症**：くる病, 骨軟化症, 骨粗鬆症を引き起こす.

③**過剰症**：泌尿器系結石, ミルクアルカリ症候群[*1], 高カルシウム血症を引き起こす.

2) リン (P)
①**生理作用**：ミネラルのなかでカルシウムについで多く, 骨や歯の構成成分となる. また, 核酸, リン脂質, 高エネルギーリン酸化合物（ATPなど）, 種々の補酵素の構成元素として機能している.

②**欠乏症**：くる病, 骨軟化症が生じる.

③**過剰症**：骨軟化症を引き起こす.

3) カリウム (K)
①**生理作用**：細胞内液に含まれる主要な陽イオンとして, 浸透圧調節に関与している. また, 筋肉や神経の興奮伝達にもかかわっている.

②**欠乏症**：低カリウム血症（筋力低下, 疲労, 多尿, 不整脈などの症状）を引き起こす.

※1　**ミルクアルカリ症候群**：長期にわたって大量の牛乳と水溶性のアルカリ（胃薬などの制酸剤）を同時に摂取し続けた場合に引き起こされる症状の総称. 腎臓やその他の組織にカルシウムが沈着し, 腎障害, 悪心, 頭痛, 脱力感などが起こる.

表1　多量ミネラル

元素名	主な体内分布	生理作用	欠乏症・過剰症	主な供給源
カルシウム (Ca)	**骨や歯**（99％）	**骨や歯の形成**, 筋肉の収縮	欠乏症：**くる病, 骨軟化症, 骨粗鬆症** 過剰症：結石, ミルクアルカリ症候群	牛乳, 乳製品
リン (P)	**骨や歯**（85％）	**骨や歯の形成**, 生体内化合物の構成成分	欠乏症：**くる病, 骨軟化症** 過剰症：**骨軟化症**	米, 麦
カリウム (K)	**細胞内液**	**浸透圧維持**, 細胞の興奮	欠乏症：低カリウム血症 過剰症：高カリウム血症	野菜
ナトリウム (Na)	**細胞外液**	**浸透圧維持**, 血液量調節, 細胞の興奮	欠乏症：食欲不振, 血圧低下 過剰症：**高血圧症**	食塩
マグネシウム (Mg)	**骨や歯**（60％）	骨や歯の形成, 酵素の構成成分, 細胞の興奮	欠乏症：虚血性心疾患など 過剰症：下痢	野菜, そば

表2 微量ミネラル

元素名	主な体内分布	生理作用	欠乏症・過剰症	主な供給源
鉄（Fe）	ヘモグロビンやミオグロビン（70％），フェリチン（30％）	酸素運搬，ヘムたんぱく質の構成成分	欠乏症：**鉄欠乏性貧血** 過剰症：**ヘモクロマトーシス**	肉，レバー，ほうれん草
亜鉛（Zn）	すべての細胞	酵素（SOD, DNAポリメラーゼなど）の構成成分，核酸代謝	欠乏症：食欲不振，**味覚障害**	米，小麦，かき（貝）
銅（Cu）	筋肉や骨など	酵素（セルロプラスミン，SODなど）の構成成分	欠乏症：**メンケス病**，貧血 過剰症：**ウィルソン病**	米，小麦，レバー
マンガン（Mn）	骨や肝臓など	酵素（SODなど）の構成成分	欠乏症：骨の発育障害	米，小麦，緑茶
クロム（Cr）	筋肉など	**インスリン作用の増強**	欠乏症：**耐糖能の低下**	米，小麦
ヨウ素（I）	**甲状腺**	甲状腺ホルモンの構成成分	欠乏症：**甲状腺腫** 過剰症：甲状腺機能低下，甲状腺腫	海藻
モリブデン（Mo）	肝臓や副腎など	酵素（**亜硫酸オキシダーゼ**，キサンチンオキシダーゼなど）の構成成分	欠乏症：成長障害	米，小麦
セレン（Se）	筋肉や肝臓など	酵素（**グルタチオンペルオキシダーゼ**）の構成成分	欠乏症：**克山病** 過剰症：爪の変形，脱毛	魚，小麦

SOD：スーパーオキシドジスムターゼ

③**過剰症**：高カリウム血症（四肢の痺れ，不整脈，筋力低下，嘔吐などの症状）を引き起こす．

4）ナトリウム（Na）

①**生理作用**：細胞外液に含まれる主要な陽イオンとして，細胞外液の水分量および浸透圧の調節にかかわっている．また，神経興奮や筋肉細胞の収縮にも関与する．

②**欠乏症**：食欲不振や血圧低下が生じる．

③**過剰症**：高血圧症を引き起こす．

5）マグネシウム（Mg）

①**生理作用**：体内マグネシウムの2/3が，骨や歯の構成成分として硬組織に存在する．その他のマグネシウムは，さまざまな酵素の補酵素として作用したり，神経興奮や筋肉細胞の収縮の調整に関与する．

②**欠乏症**：虚血性心疾患のリスクが高まる．

③**過剰症**：下痢を引き起こす．

B. 微量ミネラル

　食事摂取基準策定の対象となっている**微量ミネラル**は，**鉄（Fe），亜鉛（Zn），銅（Cu），マンガン（Mn），クロム（Cr），ヨウ素（I），モリブデン（Mo），セレン（Se）**の8種である（表2）．

1）鉄（Fe）

①**生理作用**：ヘモグロビンやミオグロビン，ヘモジデリンの構成成分として，酸素の運搬や貯蔵にかかわっている（本章5-B参照）．

②**欠乏症**：鉄欠乏性貧血を引き起こす．

③**過剰症**：諸臓器に鉄が沈着し，ヘモクロマトーシス[※2]を引き起こす．

2）亜鉛（Zn）

①**生理作用**：スーパーオキシドジスムターゼ（SOD）をはじめ，核酸合成にかかわるDNAポリメラーゼやRNAポリメラーゼ，アルカリホスファターゼなど，亜鉛含有酵素の構成成分となる（本章4-A参照）．

②**欠乏症**：食欲不振や味覚障害が生じる．

3）銅（Cu）

①**生理作用**：スーパーオキシドジスムターゼ（SOD）をはじめ，シトクロムオキシダーゼなどの銅含有酵素の構成成分となる．血液中の銅は，銅輸送たんぱく質（セルロプラスミン）と結合している．

②**欠乏症**：成長障害や白血球の減少を引き起こす．また，銅欠乏と関連する疾患として，メンケス病[※3]（先天的な銅の吸収機能障害）が知られている．

③**過剰症**：銅過剰と関連する疾患として，ウィルソン

病※4（先天的な銅の排出機能障害）が知られている.

4) マンガン（Mn）
①生理作用：スーパーオキシドジスムターゼ（SOD）の構成成分として，体内の酸化防御に関与している.
②欠乏症：骨の発育障害が生じる.

5) クロム（Cr）
①生理作用：インスリンの作用を増強させるクロモデュリンの構成成分として血糖調節に関与している（本章3-C参照）.
②欠乏症：耐糖能※5の低下や体重減少が生じる.

6) ヨウ素（I）
①生理作用：甲状腺ホルモンのトリヨードチロニン（T3）とチロキシン（T4）の構成成分となる.
②欠乏症：甲状腺腫を発症する.
③過剰症：甲状腺機能低下や甲状腺腫を引き起こす.

7) モリブデン（Mo）
①生理作用：キサンチンオキシダーゼ※6，亜硫酸オキシダーゼなどの構成成分となる.
②欠乏症：成長障害が生じる.

8) セレン（Se）
①生理作用：グルタチオンペルオキシダーゼの構成成分として，体内の酸化防御に関与している.
②欠乏症：セレン欠乏と関連する疾患として，克山病※7（中国の低セレン地域で発生した心筋症）が知られている.
③過剰症：脱毛や爪の変形が生じる.

※2　**ヘモクロマトーシス**：体内貯蔵鉄が異常に増加し，肝臓，皮膚，心臓，精巣などの臓器に鉄が沈着し，その結果それぞれの臓器の障害をもたらす病気．肝硬変，皮膚色素沈着，心不全，性腺機能低下などを生じる.
※3　**メンケス病**：遺伝性の疾患で腸での銅吸収力が低下し，欠乏する病気．ちぢれ毛病ともいう．症状には精神発達障害，痙攣，もろいちぢれ毛の頭髪，骨格の変形などがある.
※4　**ウィルソン病**：遺伝性の疾患で体内に銅が蓄積することにより，脳・肝臓・腎臓・眼などに障害が生じる病気．肝臓中に取り込まれた銅が体外へ排泄されず，肝臓に貯まることによって発症する.
※5　**耐糖能**：耐糖能とはグルコース（ブドウ糖）に対して生体が示す代謝能力のこと．血糖値はインスリン，またはグルカゴンやアドレナリンといったホルモンによってコントロールされているが，耐糖能とは，このコントロール能力のことである．耐糖能の低下が進行すると糖尿病となる.
※6　**キサンチンオキシダーゼ**：核酸（DNAやRNA）の材料であるプリン体の分解過程ではたらく酵素．プリン体分解の過程で生じるヒポキサンチンをキサンチンへ変換する．さらにキサンチンを尿酸へと触媒する.
※7　**克山病**：中国東北部にある黒竜江省の克山県に発生した心筋症を主とする疾患のこと．"こくざんびょう" とも読む．この地域では土壌や水に含まれるセレンの含有量が少なく，食糧を自給自足しているため栄養成分が偏りやすいことからセレン欠乏を招いたと考えられている．日本での発症は，まずないと考えてよい.

2　硬組織におけるはたらき

A. 硬組織とカルシウム，リン，マグネシウム

カルシウムは，骨および歯（硬組織）の主要構成成分である．骨のカルシウムは，カルシウム摂取が少ないときに溶け出し，血中カルシウム濃度を一定に保つために利用される．カルシウム不足が続くと，骨密度が低下して**骨粗鬆症**を引き起こす.

リンは，生体内の**約85％**は硬組織に存在する．骨や歯のカルシウムは，リン酸と結びついて**リン酸カルシウム**となり，最終的には**ヒドロキシアパタイト**と呼ばれる強固な結晶構造を形成する．リンの摂取が不足すると，リン酸カルシウムを十分につくることができなくなる.

インスタント食品や加工食品の利用が増えている現代の食生活では添加物として含まれているリンが過剰となる傾向がある．そのため，欠乏よりも過剰摂取に注意が必要である．リンはカルシウムと結合しやすいため，過剰なリンは腸管におけるカルシウムの**吸収率を低下**させる．また，リンとカルシウムのバランスは重要で，リンがカルシウムより多くなると，バランスを取るために骨からカルシウムが溶出してしまう．すなわち，リンは過剰でも欠乏でも骨密度を下げてしまい，骨や歯をもろくする一因となる.

また，**マグネシウム**は，カルシウム，リンにつぐ硬組織の構成成分である．生体内のマグネシウムの約**60％**は骨中に含まれており，カルシウムとリンとともに骨や歯をつくるためには欠かせないミネラルである.

B. 骨と運動・ビタミンDの関係

ビタミンD（活性型ビタミンD）は，細胞核内にあるビタミンD受容体（核内受容体の一種）と結合し，腸管内で**カルシウム吸収**にかかわっている輸送たんぱく質である**カルシウム結合たんぱく質**の遺伝子発現を促進する．それによって産生されたカルシウム結合たんぱく質は，腸管内で食物中のカルシウムと結合し，**カルシウムを体内へ吸収する**はたらきを担っている．すなわち，ビタミンDが不足すると腸管からのカルシ

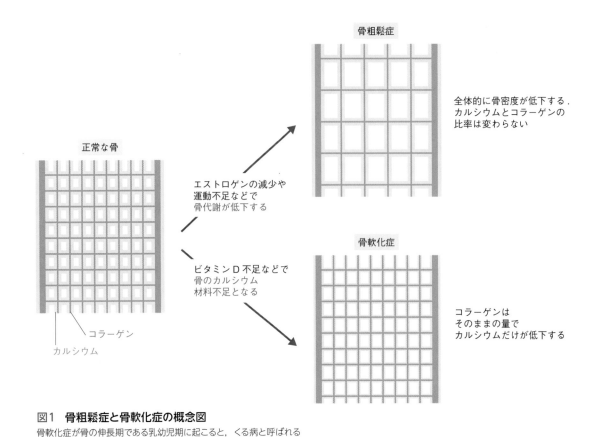

図1 骨粗鬆症と骨軟化症の概念図
骨軟化症が骨の伸長期である乳幼児期に起こると，くる病と呼ばれる

正常な骨

コラーゲン
カルシウム

エストロゲンの減少や
運動不足などで
骨代謝が低下する

骨粗鬆症

全体的に骨密度が低下する．
カルシウムとコラーゲンの
比率は変わらない

ビタミンD不足などで
骨のカルシウム
材料不足となる

骨軟化症

コラーゲンは
そのままの量で
カルシウムだけが低下する

ウム吸収が悪くなる．カルシウム吸収量が低下すると，血中のカルシウム濃度を維持するために，骨のカルシウムが血中に溶け出す（骨吸収）．その結果，骨がもろくなってしまい，子どもでは**くる病**[8]，成人では**骨軟化症**[8]を引き起こす．また，高齢化社会において**骨粗鬆症**の一因となる（図1）．なお，血中カルシウム濃度の調節には，ビタミンDのほか，**甲状腺ホルモン**（カルシトニン）や**副甲状腺ホルモン**（パラトルモン）[9]も重要な役割を担う（図2）．

　一方，吸収されたカルシウムの骨への沈着（**骨形成**）は，適度な**運動**によって促進されるといわれている．骨を強くするためには，カルシウムやビタミンDの摂取とともに，適度な運動を心がけることも大切である．

C. 歯とフッ素

　フッ素は日本人の食事摂取基準策定の対象ではないが，骨や歯に含まれる微量ミネラルである．歯の表面は，生体中で最も硬い組織であるエナメル質で覆われており，その硬度は**ヒドロキシアパタイト**の結晶構造による．しかし，この結晶構造は虫歯原因菌が産生する酸には弱い性質があり，虫歯（う蝕）の原因となる．適量のフッ素はヒドロキシアパタイトを耐酸性の高い**フルオロアパタイト**に変換し，虫歯を防止する（図3）．

---

[8] **くる病，骨軟化症**：カルシウムが骨に沈着しないため，骨の成長障害や変形を伴う．骨成長前の小児に発症するものをくる病といい，骨成長後に発症するものを骨軟化症という．

[9] **副甲状腺ホルモン（パラトルモン）**：別名が多くあり，パラサイロドホルモン，PTH，パラソルモンともいう．

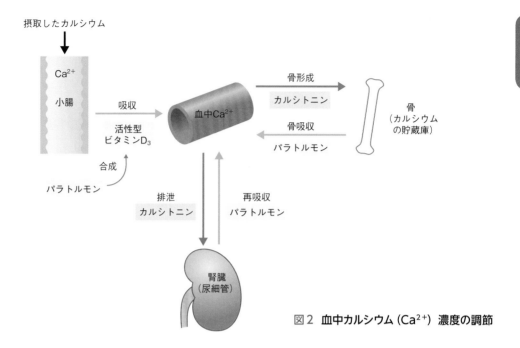

図2 血中カルシウム（Ca²⁺）濃度の調節

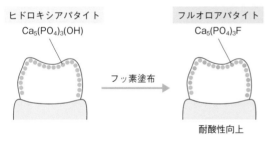

図3 ヒドロキシアパタイトとフッ素

3 生体機能の調節機構

A. レニン‐アンジオテンシン‐アルドステロン系とナトリウム

腎臓の糸球体につながる動脈には傍糸球体装置と呼ばれる血圧センサーがあり，血圧の低下を感知すると**レニン**と呼ばれるたんぱく質が分泌される．レニンは腎臓でつくられる酵素で，血流中を循環している**アンジオテンシノーゲン**と呼ばれるたんぱく質を分解し，**アンジオテンシンI**を産生する．アンジオテンシンIは，さ

らにアンジオテンシン変換酵素（ACE）のはたらきによって**アンジオテンシンII**に変換される．アンジオテンシンIIは，副腎皮質から**アルドステロン**と呼ばれるステロイドホルモンを放出させ，尿細管における**ナトリウム**の再吸収を促進する．体液量は体内のナトリウム量に左右されるため，ナトリウムが再吸収され体内に保持されると，血液量が増加して血圧が上昇する（図4）．

なお，**カリウム**にはナトリウム再吸収を抑制して尿中への排出量を増加させることにより血圧を低下させるはたらきがある．

B. 神経・筋肉の機能維持とカリウム・マグネシウム

すべての細胞の内部には**カリウムイオン**（K⁺）が多く，外部には**ナトリウムイオン**（Na⁺）が多い．神経や筋肉などの興奮性細胞は，刺激を受けて興奮すると，細胞外のナトリウムが細胞内に流入し，細胞内のカリウムが細胞外へ流出する．その際，細胞に**活動電位**が発生し，隣接する細胞との間に生じた電位差を利用して興奮を伝達していく．そのため，カリウムは神経伝達や筋肉収縮において重要なはたらきを担っている．

一方，細胞内外の陽イオンバランスは**Na⁺/K⁺‐ポ**

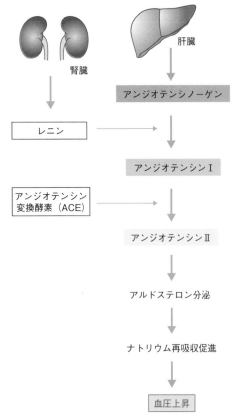

図4 レニン-アンジオテンシン-アルドステロン系

ンプ（Na⁺/K⁺-ATPアーゼ）によって，もとの状態に戻される．カリウムについで細胞内液に多く含まれる**陽イオン**である**マグネシウム**はNa⁺/K⁺-ポンプを活性化し，カリウムの細胞内への取り込みを促進するはたらきがある．そのため，神経や筋肉の機能維持に欠かせない．

C. 糖代謝とクロム

クロムは**糖代謝**の維持に必要な微量ミネラルである．**クロモデュリン**と呼ばれる**オリゴペプチド**は，**インスリン**受容体に結合し，細胞内へインスリンの刺激伝達を促進するはたらきがある．クロモデュリンはクロムと結合することで活性化し，**インスリン作用**を増強する．そのため，クロム欠乏は耐糖能の低下を引き起こす．

生体内の多くの**酵素**は，酵素としてのはたらきを発揮するためにたんぱく質以外の成分を必要とする．これらの成分のことを補因子と呼び，酵素の**構成成分**となる．

A. 活性酸素と銅・亜鉛・マンガン・セレン

普通の酸素分子は，生体内で反応しやすい不安定な形に変わることがある．この不安定な状態の酸素分子のことを**活性酸素**と呼ぶ．活性酸素は他の物質と反応して安定になろうとする性質があるため，たんぱく質，脂質，DNAなどを酸化変性させてしまい，老化やがんの原因となる．

生体は活性酸素を消去するための防御システムを備えており，活性酸素を分解する種々の酵素をもっている．代表的な酵素として，**スーパーオキシドジスムターゼ（SOD）**や**グルタチオンペルオキシダーゼ**が知られている．SODは活性酸素（スーパーオキシド）を過酸化水素と酸素に分解する酵素で，**銅**，**亜鉛**，**マンガン**が構成成分となる．また，グルタチオンペルオキシダーゼは過酸化水素や過酸化脂質を分解する酵素で**セレン**を構成成分とする（図5）．

B. 呼吸酵素と鉄・銅・モリブデン・ヨウ素

ミトコンドリアに存在するシトクロムは，**鉄**を含有する**ヘムたんぱく質**の一種である．シトクロム中の鉄イオンは，**呼吸酵素**と呼ばれる**シトクロムオキシダーゼ**の作用を受けると原子価が変化（二価と三価）する．その際に生じる電子を伝達してATP合成に利用する．

ミトコンドリア膜の**電子伝達系**には複数の呼吸酵素が存在する．電子伝達系の最終段階ではたらく**シトクロムcオキシダーゼ（複合体Ⅳ）**は，**銅**を補因子とする銅酵素である．また，**モリブデン**を補因子とする**亜硫酸オキシダーゼ**は，ミトコンドリアにおいて亜硫酸を硫酸に酸化する．その際に生じた電子は，**シトクロムc**を経由して電子伝達系へと移される．

一方，体内の**ヨウ素**は，その大部分が甲状腺に存在し，**甲状腺ホルモン**のチロキシンとトリヨードチロニ

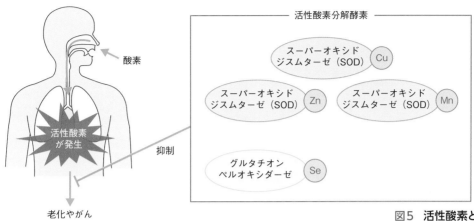

図5　活性酸素と分解酵素

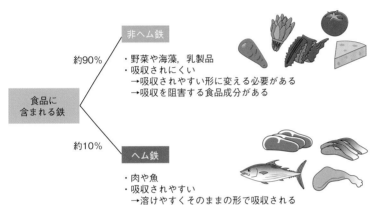

図6　食品に含まれる鉄

ンをつくる材料になる．甲状腺ホルモンは酸化的リン酸化を促進し，エネルギー代謝を活性化する．

5　鉄代謝と栄養

A. ヘム鉄と非ヘム鉄

　食品中の鉄は，**ヘム鉄**と**非ヘム鉄**に大別される（図6）．ヘム鉄は，**ヘモグロビン**や**ミオグロビン**に含まれる鉄とポルフィリンの錯体[10]であり（図7），動物性食品（肉や魚などの赤身）に多く含まれている．一方，ヘム鉄以外の鉄を非ヘム鉄といい，野菜や穀類などの植物性食品や乳製品および海藻に含まれている．摂取

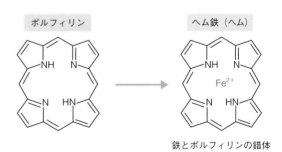

鉄とポルフィリンの錯体

図7　ヘム鉄の構造

※10　**錯体**：分子の中心に金属イオンが存在し，それを取り囲むように配位子と呼ばれる分子やイオンが結合した化合物のことをいう．

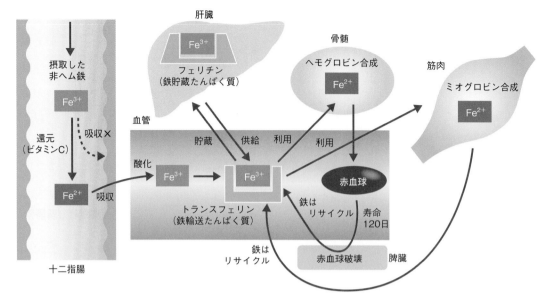

図8　鉄の体内運搬
Fe^{3+}（三価の鉄），Fe^{2+}（二価の鉄）

した鉄の吸収は，ヘム鉄と非ヘム鉄で大きく異なり，ヘム鉄の方が非ヘム鉄より吸収率が高い．

B. 鉄の体内運搬と蓄積

体内鉄の総量は約4 gである．そのうちの約70%は**機能鉄**と呼ばれ，主に**酸素の運搬や保持**に関与している．そのほとんどが血液中の**赤血球**で酸素を全身に配る役割を担っている**ヘモグロビン**の構成成分として存在する．そのため，鉄が欠乏すると，赤血球をつくる

ことができなくなり**鉄欠乏性貧血**を引き起こす．分解された赤血球の鉄は，ヘモグロビンの合成に再利用される．

残りの30%は**貯蔵鉄**と呼ばれ，肝臓を中心に鉄貯蔵たんぱく質の**フェリチン**として蓄えられる．また，血液中において鉄が輸送される際は，**トランスフェリン**と呼ばれる鉄輸送たんぱく質として運搬される（図8）．

Column

必須ミネラルとは…

ヒトにとって欠かせないミネラルのことを"必須ミネラル"という．「日本人の食事摂取基準（2020年版）」において摂取量が策定されている13種類のミネラルに，「塩素」，「硫黄」，「コバルト」を加えた16種類のミネラルのことをさす．

塩素は胃酸（塩酸）の成分として必要なミネラルである．食塩（塩化ナトリウム）として多くの食品に含まれているため，現代の食生活において摂取不足になることはない．また，硫黄はアミノ酸の構成成分であるため，たんぱく質摂取の不足

がなければ硫黄欠乏になることは考えにくい．コバルトについても，ビタミンB_{12}の成分として分子内に存在しているため，食事摂取基準においてコバルト単体としての策定はされていない．しかし，ビタミンB_{12}は，造血系においてヘモグロビン合成にかかわる重要なビタミンであることから，コバルトの欠乏はビタミンB_{12}の欠乏症と同じく巨赤芽球性貧血（悪性貧血）を引き起こす．

6 ミネラルの生物学的利用度

A. カルシウムの消化吸収率と変動要因

　カルシウムや鉄など食品中のミネラルは水に溶けてイオンとなり，腸管吸収される．ミネラルの吸収率は一定ではなく，体内での要求量や共存する他の食品成分の影響を受けて変動する．

　成人におけるカルシウム吸収率は約20〜30％であるが，加齢によってしだいに低下する．その要因として，カルシウム吸収の促進因子である**活性型ビタミンD**の産生が加齢に伴い低下することが考えられる．また，カルシウムの吸収を阻害する食品因子として，穀類中の**フィチン酸**や野菜に含まれる**シュウ酸**が知られている．

B. 鉄の消化吸収率と変動要因

　鉄の吸収率はヘム鉄か非ヘム鉄かによって大きく異なる．他の共存因子の影響を受けやすい非ヘム鉄の吸収率（2〜3％以下）は，ヘム鉄の吸収率（20〜30％）より低くなる．実に10倍異なるのである．また，非ヘム鉄の吸収率は，鉄欠乏によって促進される．非ヘム鉄が極端に吸収されにくい理由として，次のことが考えられる．非ヘム鉄がイオン化する場合，三価の鉄イオン（Fe^{3+}）と二価の鉄イオン（Fe^{2+}）の2通りがある．このどちらで存在するかはpH（ピーエイチ，ペーハー）によって変化する．中性やアルカリ性では三価の鉄イオン（Fe^{3+}）だが，酸性の場合のみ二価の鉄イオン（Fe^{2+}）となる．ヒトが吸収できるのは二価の鉄イオン（Fe^{2+}）だけである．基本的に消化管のなかで食塊が酸性なのは，胃と十二指腸上部だけである．十二指腸の中ほどからアルカリ性の膵液が分泌され，中和され

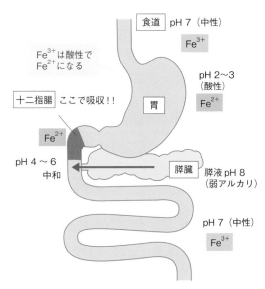

図9　十二指腸における非ヘム鉄の吸収

るためそれ以降は中性となる．つまり吸収できる二価の鉄イオン（Fe^{2+}）として存在するのは胃と十二指腸上部だが，胃では鉄の吸収は行われないため，実際に非ヘム鉄を吸収できるのは十二指腸上部の数センチに限られているのである（図9）．

　非ヘム鉄の吸収を促進する食品成分として，**ビタミンC**をはじめ，**クエン酸や乳酸**，**動物性たんぱく質（肉・魚類）**が知られている．一方，玄米の殻などに含まれるフィチン酸のほか，緑茶，紅茶などに含まれる渋みの成分である**タンニン**，**不溶性食物繊維**などは鉄吸収を阻害する．

C. ビタミンCと鉄吸収

　ビタミンCなどの還元物質は，三価鉄から二価鉄への変換（還元）を促進するため，非ヘム鉄の吸収率を高める（図8）．

肝機能の異常とウィルソン病

ウィルソン病は，体内に銅が蓄積することにより，肝臓をはじめ脳，角膜，腎臓などが冒される病気である．食事より摂取した銅は，十二指腸や小腸上部で吸収され，肝臓に運ばれる．肝臓において，銅はセルロプラスミンと呼ばれる銅結合たんぱく質（銅酵素）となり，血液中を運ばれたり，過剰な銅は肝臓から胆汁中に排泄される．しかし，ウィルソン病においては，セルロプラスミンの合成障害があり，これらの銅代謝がうまくできない．そのため，銅が肝臓に蓄積し，さらには過剰な銅が，脳，角膜，腎臓などに沈着し，それらの器官に障害を起こす．

ウィルソン病は，3〜15歳の小児期に，血中AST（GOT）およびALT（GPT）などの値から肝機能の異常を指摘され，肝障害として発見されることが多い．肝障害はしだいに進行し，思春期すぎには肝硬変になる場合があるが，早期に治療を開始すれば予後は良好となる．

文　献

1)「イラストレイテッド　ハーパー・生化学　原書28版」（上代淑人，清水孝雄／訳），丸善出版，2011
2)「Nブックス　改訂 基礎栄養学」（林 淳三，他／監），建帛社，2010

1 生体内の水

糖質，脂質，たんぱく質は，生命維持のためのエネルギー源として重要な栄養素である．また，栄養素ではないが生体に必要な物質が**水**である．「水」と聞くと，尿や汗を想像するが，生体はそれ以外にも目に見えない多くの水を保持しており，その量は体構成成分のなかで最も多い．

ヒトの体重あたりの**水分割合**は，成人男性で約**60%**，成人女性で約**55%**である．女性は**体脂肪量が多いため少ない**．肥満の場合も同様の理由で少なく，逆にやせの場合は多い．年齢別では乳幼児で多く，高齢者で少ない（図1）．

A. 水の分布

生体の水は，水分全体の約3分の2（**体重に対して約40%**）が**細胞内液**，残り約3分の1（**体重に対して約20%**）が**細胞外液**として存在する（図2）．細胞内液は細胞内（細胞質）に存在する水で，細胞内の恒常性維持に関与している．細胞外液は細胞を囲む**細胞間液**（組織間液，間質液ともいう）と，血液の液体成分である**血漿**[※1]の2種類があり，その割合は**細胞間液が約15%**，**血漿が約5%**である．細胞内液と細胞外液を合わせて**体液**という．

細胞内液-細胞間液-血漿の間では常に水が移動できる（本ページコラム参照）．また，体液は，外部環境が変動しても，細胞内へ変化が届かないようにする緩衝材としての役割も担っている．

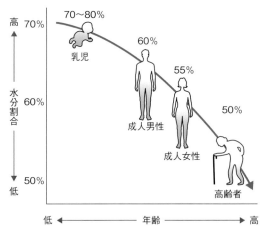

図1 生体の水分割合と年齢による変化
文献1より引用

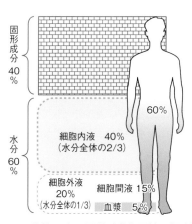

図2 生体の水の区分（成人男性の場合）
文献1より引用

Column

体液の調節：細胞内液，細胞外液（細胞間液，血漿）のかかわり

生体の生命活動の基本は個々の細胞である．細胞は，細胞内液の調整を自身で行っており，細胞間液を介して，必要な物質を取り込み，不要な物質を放出している．細胞間液は，血液から細胞内へ栄養分や酸素を輸送し，細胞内で生じた老廃物を血液へ運ぶ橋渡し役を担う．さらに，細胞間液の低分子成分は血漿と相互交換ができる．血液の成分は，体内を循環し，肺や腎臓，消化管など外界とつながりのある臓器を介して調節される．つまり，血中の成分を調節することは，細胞外液や細胞内液の電解質濃度を調整することにつながる．

※1 **血液，血漿，血清**：血液は，液体成分である血漿（電解質，アルブミンなどを含む）55%と有形成分である血球（赤血球，白血球，血小板など）45%からなる．血漿の採取は，血液にヘパリンなど抗凝固物質を入れ，遠心分離した上清を得る．抗凝固物質を入れずに遠心分離して得た上清は血清という．

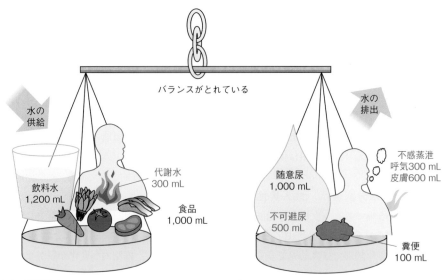

図3 1日の水の出納量

水分必要量（不可避水分摂取量，158ページ2-B-3参照）＝不感蒸泄（呼気300 mL＋皮膚600 mL）＋不可避尿（500 mL）−代謝水（300 mL）＝1,100 mL．1日の出納量を2,500 mLとした場合．赤字：水分摂取に関係なく供給または排出される水分

2 水の出納 {#すいとう}

われわれは水を飲み，尿や汗として体外に排出しているが，摂取した水がそのまま尿や汗となるわけではない．

A. 水の特徴

水は1分子の酸素と2分子の水素が結合した比較的分子量の小さな物質であるが，分子量が同程度の物質と比較すると**沸点や融点が高く**，さまざまな物質を溶かす**溶媒**としての特徴をもつ．このため生命活動に必要な栄養素や物質を溶解し運搬することが可能であり，酵素反応のようなさまざまな反応の場として利用される．このような水特有の性質が，今日の生命体をつくり出したと考えられる．

B. 1日の水の出納

水の出納は，健全な状態では供給と排出のバランスがとれており，1日あたりの**出納はほぼ一定**である．

成人における出納は2,000〜3,000 mL/日である．仮に水の出納量が2,500 mL/日と想定した場合，供給量はおよそ，**飲料水1,200 mL，食品1,000 mL，代謝**水300 mL．排出量はおよそ，**尿1,500 mL，糞便100 mL，不感蒸泄900 mL**となる（図3）．また，目視では区別できないが，尿は**随意尿1,000 mL**と**不可避尿500 mL**に分類される．

1）水の供給
①飲料水，食品

飲料水は，水やお茶などの飲み物から，食品は，食べ物に含まれる水分からの供給をさす．

②代謝水

代謝水は，生体外から供給される水（飲料水や食品）と異なり，生体内で栄養素が代謝されて生じる水で，供給される水の10％程度を占める．

三大栄養素のうち糖質や脂質を構成する主な元素は，炭素（C），水素（H），酸素（O）である．たんぱく質はこれに窒素（N）も含む．生体内ではエネルギー生成のために，これらの元素と酸素が化学反応（酸化反応）し，最終的に**水（H_2O）と二酸化炭素（CO_2）**[2]になる．この水を**代謝水**（または**酸化水，燃焼水**）とよぶ．前述の反応は有機化合物を完全燃焼した場合と同様である．

※2 **二酸化炭素（CO_2）**：二酸化炭素は状態により名前が変化する．気体は「炭酸ガス」，固体は「ドライアイス」，また水に溶けるとH_2CO_3「炭酸」という．二酸化炭素は常温常圧では気体である．

たんぱく質，糖質，脂質から生成する代謝水量はそれぞれ異なる．水の構成元素は酸素と水素であり，代謝により酸素が供給されることから，**水素含量が多い物質ほど代謝水の生成量は多くなる**．三大栄養素から生成する代謝水量は，**単位重量あたり（1gあたり），たんぱく質0.433g，糖質0.555g，脂質1.07g**である．脂質は構成元素に水素が多いため，**単位重量あたりの代謝水生成量が最も多い**．また，脂質100kcalあたりで換算した場合の生成量は脂肪酸の種類により約10.1〜13.5gとなる．単純に比較すると，代謝水の生成量はたんぱく質＜糖質＜脂質の順となる．

2）水の排出
①不可避尿
代謝により生じた不要な物質は，体外へ排出する必要がある．例えば，たんぱく質に約16％含有される窒素（N）は，代謝により毒性の強いアンモニア（NH_3）となる．NH_3は肝臓の尿素回路で毒性の弱い尿素になり，尿中へ排泄される．

生命は常に代謝を行っており，尿素のような代謝産物を絶えず排泄する必要がある．このため，**飲水の有無にかかわらず一定量の尿が必要**になる．この尿は生存上，**排出を避けられない（不可）**ため**不可避尿**とよばれる．1日の尿量約1,500mLのうち500mLが不可避尿である．この排出が十分にできない場合は，不要な物質が体内へ蓄積していく．

残りの1,000mL程度は**随意尿**と呼ばれ，この量は飲水の増減により影響を受け，過剰摂取時は増加し，不足時には減少する．このような機構により，体水分量が調整される．

②不感蒸泄
生体内の水分は，無自覚のうちに呼気や皮膚（体表面）から発散されている．これを**不感蒸泄**という．**不感蒸泄量は体重1kgあたり約15mL**であり，体重60kgのヒトでは約900mL/日（呼気300mL，皮膚600mL）となる．**発汗**は皮膚から水分が発散されるという観点では同様であるが，自覚できるため，**不感蒸泄には含まれない**．また，発汗では**電解質損失**があることも大きな違いである．

水は蒸発熱が大きいゆえに，多くの熱を奪うことが可能である．不感蒸泄により体表面から水が蒸発する

と，代謝に伴い産生され**体内にたまった熱が放散されるため**，体温の上昇を抑え一定に保つことができる．この不感蒸泄の作用は**外気温に影響される**ため，夏のように**暑いときには増加する**．外気温が30℃から1℃上昇すると不感蒸泄は約15％上昇する．また，**運動時も熱産生が亢進するので，不感蒸泄量は増加する**．

③糞便中への排泄
糞便中に排泄される水は，摂取した水分がそのまま出るわけではない．栄養素の消化・吸収は消化管（口腔→食道→胃→小腸→大腸）で行われる．消化管内における水の出納は，図3の体内の水の出納には勘案されない．しかし，消化管内には消化・吸収に必要なさまざまな消化液が分泌されているため，大量の水の出納がある（図4）．

消化管に分泌される**消化液量**は，1日あたり6,000〜8,000mLといわれ，**飲料水や食品から供給される水**

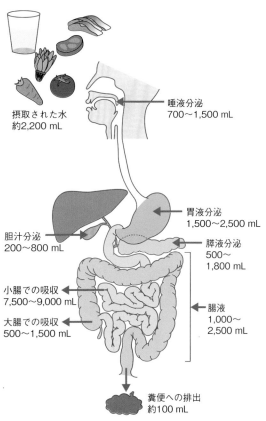

摂取された水
約2,200mL

唾液分泌
700〜1,500mL

胃液分泌
1,500〜2,500mL

胆汁分泌
200〜800mL

膵液分泌
500〜1,800mL

小腸での吸収
7,500〜9,000mL

腸液
1,000〜2,500mL

大腸での吸収
500〜1,500mL

糞便への排出
約100mL

図4 消化管内での水の出納（1日あたり）

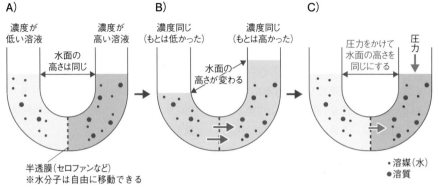

図5 浸透圧
A) U字管の左右を半透膜で仕切り，異なる濃度の溶液を同量入れる
B) 濃度が均一になるように，水は濃度の低い溶液から高い溶液へ移動する（濃度を薄める）．これを浸透（osmosis）という．このため，濃度が高かった溶液の水量は増え，水面の位置が高くなる
C) Bの水面の高さを同様にするために必要な圧力を浸透圧（osmotic pressure）という

（約2,200 mL）よりも多い．分泌液の種類は，唾液（700〜1,500 mL），胃液（1,500〜2,500 mL），胆汁（200〜800 mL），膵液（500〜1,800 mL），腸液（1,000〜2,500 mL）である．したがって消化管内には8,000〜10,000 mLもの水が供給されていることになる．その水分は，小腸（7,500〜9,000 mL）と大腸（500〜1,500 mL）で再吸収され，残りは糞便中（約100 mL）に排泄される．

3）水分必要量

水分必要量は，水分摂取量に関係なく必ず排出される水分で，**不可避水分摂取量**とも呼ばれる．その量は，**不可避尿500 mL**と**不感蒸泄900 mL**を足した総量の1,400 mLにみえる．しかし，代謝によって生成した**代謝水300 mL**が補われるため，これを差し引いた**1,100 mL**が真の水分必要量となる（図3）．

3 脱水，浮腫（ふしゅ）

これまで「水」や「水分」と記載してきた生体内の水は純粋な水ではなく，アルブミンなどのたんぱく質や電解質が溶解している**体液**である．脱水や浮腫の理解には，体液量の変動要因や状態変化を理解する必要がある．

A. 浸透圧

水に物質を溶かした場合，溶けている物質を**溶質**，溶かしている水を**溶媒**と呼び，できた液を**溶液**という．溶媒量が一定であれば，溶質が多いほど濃度は高くなる．

溶液の性質の1つに，濃度の異なる溶液を同じ容器内で混合すると，濃度が均一（同じ）になるという現象がある（**拡散**）．では，水分子は通すが，特定の溶質は通さない性質をもつ半透膜でU字管の左右を仕切り，異なる濃度の溶液を同量入れた場合，双方の濃度はどうなるだろうか．実は，この場合も濃度が均一になるような性質がはたらく．半透膜は水分子が自由に移動できるため，濃度の高い溶液を薄めるよう水だけが移動する．この現象を**浸透**（**osmosis**）と呼び，高濃度の溶液を入れた筒では水量が増え，水面の位置が高くなる．**浸透圧**（**osmotic pressure**）はこの水面の高さを同様にするために必要な圧力をさす（図5）．

生体内の膜も同様に，水はある程度通すが，物質は通過できないような半透膜様の性質をもつ．この半透膜を**水が移動することで，体液の浸透圧の恒常性を保っている**．正常な体液の浸透圧は**約280 mOsm/L（ミリオスモル）**[※3]である．半透膜が何を通すかは膜の種類により異なる．細胞内液と細胞間液は脂質二重層の**細胞膜**で区切られており，電解質や糖，アミノ酸な

※3　**mOsm/L**：ミリオスモルと読む．溶液に溶解しているイオンや分子の数を表す浸透圧の単位．

どの低分子物質すら膜を通過できない．細胞間液と血漿の間を隔てる血管（特に毛細血管）は，低分子物質は通過できるが，たんぱく質（アルブミン）のような高分子物質は通過できない．このため，これらの量が浸透圧に影響を及ぼす．アルブミンのような血漿中たんぱく質が電解質としてはたらく浸透圧を**血漿膠質浸透圧**といい，水分を血管内に引き込み，血液を留める役割を果たす（163ページコラム参照）．

B. 脱水

1）脱水とは

脱水は，その名の通り，浸透圧の恒常性が維持できず体内の水分が脱した（少なくなった）状態を示す．生体の水分は，**1％程度の水を失うと口渇**（喉が渇く）を感じ，4％程度であくびが出るようになり，8％程度で吐き気，10～20％以上の損失で死に至る．これは，代謝に必要な水が不足し，障害を受けるためである．

成人にも起こるが，**乳幼児**では体重が少ないため水分量も少なく，脱水に陥りやすい．また**高齢者**は，水分割合が少ないうえに，身体機能低下により口渇を感じにくく，尿の濃縮能低下も加わり脱水に陥りやすい．

脱水の原因は，大量発汗，乾燥による不感蒸泄の増加，嘔吐や下痢による水分排出増加などであり，このとき，細胞外液量（特に血漿水分量）が減少する．

脱水には水分欠乏だけでなく塩分が欠乏する場合もあり，欠乏状態により**水分欠乏型脱水（高張性脱水）**，**塩分欠乏型脱水（低張性脱水）**，**等張性脱水**の3種類に分類されるが，厳密に区別できない場合が多い．「張性」は浸透圧のことを意味し，**細胞外液の浸透圧**をさす．

2）脱水の種類（図6）

①水分欠乏型脱水（高張性脱水）

水分欠乏型脱水は，大量発汗時に**飲水がない**場合や，**下痢や尿崩症**のように，**大量の水分が体外へ排泄され**て起こる．このとき，血漿水分量の損失量が電解質損失量を上回るため細胞外液の電解質濃度は高くなり，**浸透圧が増加する（高張）**．すると，浸透圧を一定に保つように，細胞内液から血漿へ水が移動し，**細胞内液量が減少**し，脱水に陥る．身体症状としては，**口渇感**があるが，循環血漿量低下は少ないため**血圧は正常**である．

②塩分欠乏型脱水（低張性脱水）

塩分欠乏型脱水は，大量発汗や嘔吐，下痢などで体液損失が起こった際に，水分のみを補給することで起こる．水分補給はされるので**細胞外液量（血漿量）**はもとに戻るが，失った電解質の補給はないため，細胞外液の電解質濃度が低くなり，**浸透圧が低下する（低張）**．すると浸透圧を一定に保つよう，細胞外液から細胞内液へ水が移動し，細胞内液量は増加するが，**血漿量は減少**する．この場合，水分補給により**口渇感は少ない**が，循環血漿量低下に伴い**血圧が低下**し，脱水に陥る．この場合，水分と電解質を同時に摂取する必要がある．

③等張性脱水

等張性脱水は，水分欠乏型脱水（高張性脱水）と塩分欠乏型脱水（低張性脱水）の混合型で，水分と塩分の両方が欠乏する状態になる．

3）浸透圧の維持機構（図7）

浸透圧の変化は**間脳視床下部**にある口渇中枢（血液浸透圧調節中枢）で察知され，その情報が脳下垂体後葉へと送られ，**バソプレシン**（arginine vasopressin：AVP）の分泌を制御する．バソプレシンは主に腎集合管で水の再吸収を調節するホルモンで，別名，**抗利尿ホルモン**（antidiuretic hormone：ADH）とも呼ばれる．

水分欠乏型脱水（高張性脱水）は**血漿浸透圧が高い状態**が引きがねとなり起こる．浸透圧を正常に戻すためには血漿水分量を増加させる必要がある．そのためバソプレシン分泌が増え，主に腎集合管での水の再吸収が促進され，尿量は少なくなる．逆に塩分欠乏型脱水（低張性脱水）は**血漿浸透圧が低い状態**が引きがねとなるため，浸透圧を正常に戻すためには血漿水分量を減少させる必要がある．そのためバソプレシン分泌が減り，水分は尿として排泄される．

この調節は，腎臓に発現する**水チャネル（アクアポリン）**[4]とのかかわりが大きく，再吸収促進の際，バソプレシンはアクアポリン活性化を誘導する．

※4　**水チャネル（アクアポリン）**：1992年にアグレ（Agre）らにより赤血球の細胞膜からはじめてクローニングされた．主に水を透過するチャネル．水の半透膜透過性はイオンなどと比較すると高いが，生体に必要な水分の確保には不十分である．水チャネルを発現する細胞は，水の透過性が非常に高く効率的に水を取り込む．発見者のアグレ（Agre）は2003年にノーベル賞を受賞した．

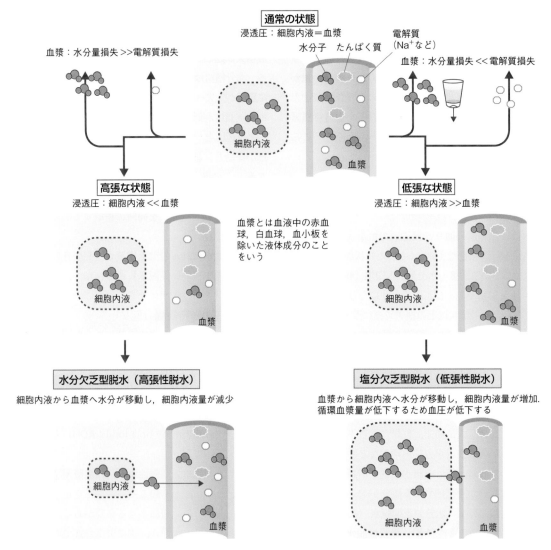

通常の状態
浸透圧：細胞内液＝血漿
水分子　たんぱく質　電解質
（Na⁺など）

血漿：水分量損失＞＞電解質損失

血漿：水分量損失＜＜電解質損失

細胞内液

血漿

高張な状態
浸透圧：細胞内液＜＜血漿

低張な状態
浸透圧：細胞内液＞＞血漿

血漿とは血液中の赤血球，白血球，血小板を除いた液体成分のことをいう

細胞内液

血漿

細胞内液

血漿

水分欠乏型脱水（高張性脱水）

細胞内液から血漿へ水分が移動し，細胞内液量が減少

塩分欠乏型脱水（低張性脱水）

血漿から細胞内液へ水分が移動し，細胞内液量が増加．循環血漿量が低下するため血圧が低下する

細胞内液

血漿

細胞内液

血漿

図6　脱水の種類

C. 浮腫

1）浮腫（むくみ）とは

　浮腫は，**細胞間液量が異常に増加**した状態で，水分排泄よりも摂取が増加した場合や排泄障害が原因で，多飲や輸液による水分過多，循環機能不全（心不全），腎障害，栄養不良などで起こる．

　まず物理的要因変化が起こり，その後生理的調節機構がはたらき水分蓄積が進行する．

2）物理的要因

　体液の交換は，末梢の毛細血管にかかる血圧と血漿膠質浸透圧の2つの圧力の影響を受ける．

　血管は，血流により常に押されている．この圧力が**血圧**で，血漿の水は細胞間液へ移動しやすい．末梢毛細血管では，**動脈に35 mmHg，静脈に15 mmHg**の血圧がかかる．血圧は血管内に流れる血液量に比例して変化する．

　一方，**血漿膠質浸透圧**は，細胞間液より血漿の方が，アルブミンなどのたんぱく質量が多いため，高い状態にある．そのため，細胞間液の水分は血漿へと移行しやすい．その圧力は動脈と静脈ともに，**25 mmHg**である（図8）．

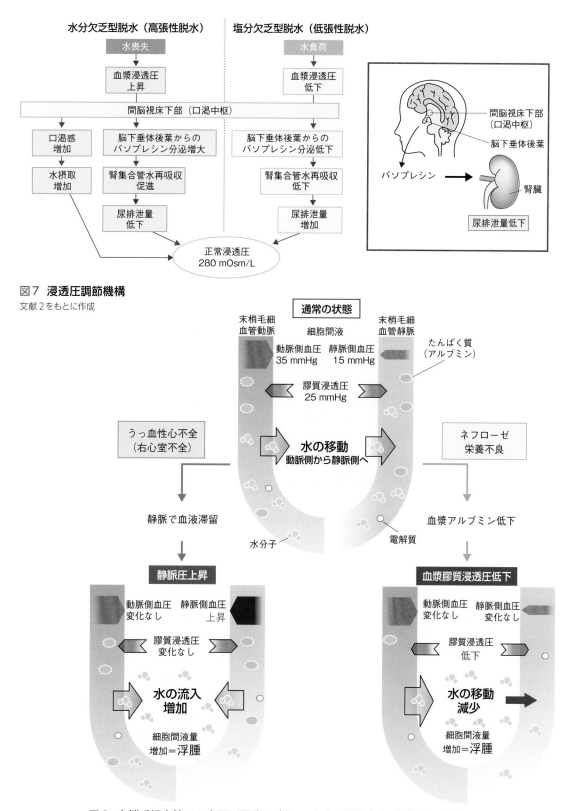

図7 浸透圧調節機構
文献2をもとに作成

図8 末梢毛細血管での血圧−浸透圧バランスと水分移動および浮腫との関係

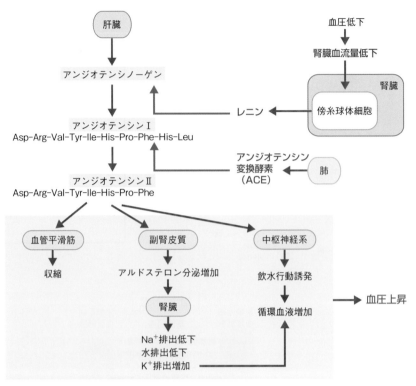

図9　レニン-アンジオテンシン-アルドステロン系
文献3をもとに作成

水は血管壁を自由に通過するため，血圧による血漿から細胞間液へ水を押し出す力と，血漿膠質浸透圧による細胞間液から血漿へ水を引き込む力のバランスが，体液交換に重要な役割を果たす．末梢毛細血管の**動脈**では，血圧が血漿膠質浸透圧よりも高い（35 mmHg － 25 mmHg ＝ 10 mmHg）ので，**血漿→細胞間液方向へ水が移動**し，栄養素の供給に役立つ．一方，**静脈**では血漿膠質浸透圧が血圧よりも高い（15 mmHg － 25 mmHg ＝ － 10 mmHg）ので，**細胞間液→血漿方向へ水が移動**し，細胞内で生成した老廃物除去に役立っている．

浮腫の原因の１つに，この圧力バランスの乱れがあげられる．例えば，**うっ血性心不全**，特に末梢静脈から心臓へ血液を戻す右心室のはたらきが弱い場合，末梢の**静脈に血液が滞留**し，**血圧が上昇**する．このため血漿→細胞間液へ水の移動が増加し，**細胞間液量が増加**するため浮腫となる．浮腫は**下肢で起こりやすい**．

また**ネフローゼ症候群**[※5]や**栄養不良**では，**血漿アルブミン濃度が低下**し**血漿膠質浸透圧が低下**する．この

ため水の移動は，動脈では血漿→細胞間液が増加し，静脈では，細胞間液→血漿が減少するため，**細胞間液量が増加**し浮腫となる．

3）血圧調節機構と浮腫（生理的調節機構）

浮腫では，血漿水分量が低下し循環血液量が減少するため，血圧が低下する．すると生体は血圧を上昇させる機構，レニン-アンジオテンシン-アルドステロン系（第8章3-A参照）をはたらかせる（図9）．

血圧低下により腎臓血流量が減少すると，腎臓から**レニン**が分泌される．レニンは酵素で，肝臓で合成された**アンジオテンシノーゲン**と呼ばれるたんぱく質の一部を切り，**アンジオテンシンI**を生成する．

アンジオテンシンIには，肺などで合成された**アンジオテンシン変換酵素**（angiotensin-converting enzyme：ACE）が作用し，**血管収縮作用を有するアンジオテンシンII**となる．この作用で血管が収縮し，血

圧が回復するため，血漿→細胞間液への水の移動がさらに促進される．

アンジオテンシンⅡは，**副腎皮質**からの**アルドステロン**〔ミネラルコルチコイド（鉱質コルチコイド）〕分泌を促進する作用ももつ．アルドステロンは，**腎集合管**にある，Na^+チャネルやNa^+–K^+ATPアーゼの発現を誘導し，**Na^+再吸収の促進，水の再吸収促進，K^+の排出増加**を行うため，細胞外液のNa^+濃度は増加し，浸透圧が上昇する．するとバソプレシン分泌が促進され，主に腎集合管の水再吸収が増加し（図7）さらなる細胞間液量の増加が起こるため，浮腫が増悪する．

4 電解質代謝と栄養

A. 水・電解質・酸塩基平衡の調節

1）体液と電解質

前述のNa^+やK^+のほかにも，体液には数々の電解質が含まれている．**電解質**（electrolyte）とは，溶媒中に溶解したときに，陽イオンや陰イオンに電離する物質のことである．

人体の電解質組成は，細胞内外で異なる．細胞内液と細胞外液は，脂質二重層構造の細胞膜で隔てられているため，電解質は細胞膜を貫く**チャネル**や**ポンプ**を通じて出入りする．これらは**選択的透過性**をもつため，細胞内外で**電解質濃度差**をつくる．**細胞内液**は，陽イオンとして**カリウムイオン**（K^+），**マグネシウムイオン**（Mg^{2+}），陰イオンとして**リン酸イオン**（HPO_4^{2-}），**たんぱく質**などが多い（図10）．

一方，細胞外液の細胞間液は，1層の内皮細胞からなる**毛細血管**で血漿と隔てられており，たんぱく質など

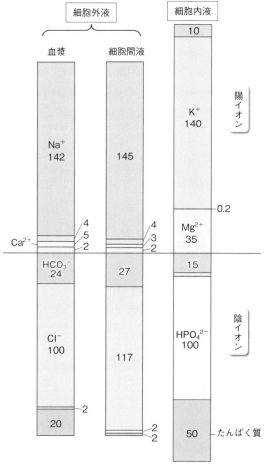

図10 体液の電解質組成
数値は濃度 mEq/L.
文献3より引用

の高分子物質は透過できないが，電解質のような低分子物質は自由に通過できるため，たんぱく質以外の電解質組成は血漿と細胞間液で類似している．**細胞外液**は，陽イオンとして**ナトリウムイオン**（Na^+），陰イオンとして**塩化物イオン**（Cl^-）や**重炭酸（炭酸水素）イオン**

Column

電解質としてのたんぱく質

たんぱく質は電解質として，血漿膠質浸透圧を保つ役割を任っている．

たんぱく質を構成しているアミノ酸はアミノ基（–NH_2）とカルボキシ基（–COOH）を併せもつ化合物である．血中アル

ブミンなどのたんぱく質は，水溶液中ではアミノ基が陽イオン，カルボキシ基が陰イオンとなった状態で存在するため，電解質としての役割をもつ．体液のpHは弱塩基性のため，体液中のたんぱく質は陰イオンとしての性質を示す．

（HCO$_3^-$）が多い（図10）.

2）電解質の役割

電解質は，**浸透圧の維持**，**酸塩基平衡**のほか，神経・筋の**活動電位の発生**（興奮），細胞内外の**水や物質の出入り**などに関与する．ここでは酸塩基平衡について説明する．

3）酸塩基平衡とは

酸とは水素イオン（H$^+$）を遊離する分子やイオン，**塩基（アルカリ）**とは，H$^+$を受け取る分子やイオンと定義される．酸はH$^+$を遊離する力の強弱により，強酸〔塩酸（HCl），硫酸（H$_2$SO$_4$）など〕と弱酸〔炭酸（H$_2$CO$_3$），リン酸（H$_3$PO$_4$）など〕に，塩基はH$^+$を受け取る力の強弱により，強塩基〔水酸化物イオン（OH$^-$），アンモニア（NH$_3$）など〕と弱塩基〔重炭酸イオン（HCO$_3^-$）など〕に分類される．

われわれは代謝により**CO$_2$**のような揮発性[※6]の酸や**リン酸，硫酸，乳酸**のような不揮発性の酸を生成しているため，体液は酸性側に傾きやすい．1日に約13,000 mmol/LのCO$_2$が呼気中へ排泄される．不揮発性の酸は主にたんぱく質の代謝で生じ，1日に約40〜80 mmol/Lが腎臓から尿中へ排泄される．

酸性，塩基性の度合いはpHで表される．pH 7.00が中性，pH 7.00未満を酸性，pH 7.00より大きい場合を塩基性といい，体液は**細胞内液がpH 7.00，細胞外液（血液）がpH 7.35〜7.45**という狭い範囲に維持されている．

pHの変動は酵素活性などの生命活動に影響を与えるため，体内のpHを一定に保つことは重要である．pHと電解質濃度は密接な関係があり，生体では，電解質の種類や濃度を調節する**緩衝系**によりpHを維持しており，これを**酸塩基平衡**という．

4）酸塩基平衡の調節機構

生命活動により生成した酸や塩基は，体内で次のように調節される．

$$CO_2 + H_2O \Leftrightarrow H_2CO_3 \Leftrightarrow HCO_3^- + H^+$$

このなかで，CO$_2$は弱酸性，HCO$_3^-$は弱塩基性の物質である．この過程は**可逆性**で，H$^+$濃度が増加すると左側へ反応が進行する．またその逆の反応も行われ酸塩基平衡が調節される．この緩衝系は，主に体液，肺

および腎臓で行われる．

① 体液（血液）による調節

生体内で生成したCO$_2$は血中に移行し，赤血球内で炭酸脱水酵素によりH$_2$CO$_3$となるが不安定なため，すぐにH$^+$とHCO$_3^-$に解離する．このH$^+$はヘモグロビンと結合し，HCO$_3^-$は血漿中へ戻り血中を循環する．肺に到達すると逆の反応が進み，H$^+$とHCO$_3^-$はCO$_2$に戻され呼気として外界に排泄される．これを**炭酸−重炭酸緩衝系**という（図11）．

生体には**リン酸緩衝系**も存在する（H$_2$PO$_4^- \Leftrightarrow$ H$^+$ + HPO$_4^{2-}$）．化学的な緩衝系としては優れているが，細胞外液中の総リン濃度が低いため，血漿の緩衝能に与える影響は低い（1〜5％程度）．

② 肺によるCO$_2$排泄量の調節

血漿中のCO$_2$濃度は呼吸によっても変動する．この調節は**即効型**であり，血液のpHやCO$_2$分圧に応じて肺での排出量が制御される．

③ 腎臓によるH$^+$，HCO$_3^-$の排泄の調節

腎臓ではHCO$_3^-$の再吸収，不揮発性の酸やアンモニウム塩，H$^+$の排泄などを制御している．この調節は**遅延型**である．

B. 高血圧とナトリウム・カリウム

1）血圧と高血圧

血圧は，**血流により血管壁が押される圧力**であり，主に動脈血圧をさす．

高血圧（hypertension）は，血圧が高い状態が慢性的に続くことで，日本高血圧学会の高血圧治療ガイドライン2019では「医療機関での血圧測定において，収縮期血圧が140 mmHg以上，または，拡張期血圧が90 mmHg以上のどちらか，もしくはその両方が該当する場合を高血圧という」とされている．高血圧は，心臓や脳血管疾患のリスクファクターであるため，適切な血圧維持が重要になる．

2）血圧の調節

血圧は，**心拍出量×末梢血管抵抗**により決定される．心拍出量は循環血流量や心拍数，心収縮力などに，末梢血管抵抗は血管の面積や血管壁の弾力，血液粘度などに影響される．血管をホースに例えると，蛇口から出る水の勢い，ホースの太さや弾力，中を通る水の

[※6] **揮発性**：常温常圧で液体が蒸発する性質.

A) 組織における反応

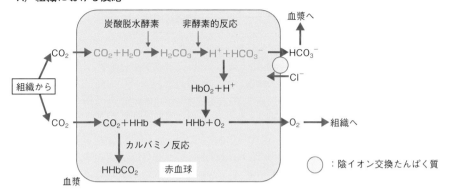

B) 肺における反応

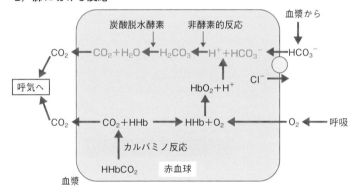

図11　酸塩基平衡の調節（炭酸−重炭酸緩衝系）

A) 組織を血液が通る際，赤血球はO_2を放出するとともに，CO_2を取り込む．取り込まれたCO_2はすみやかにHCO_3^-に変換されて血漿に出ていくが，一部はカルバミノ反応によりヘモグロビンに結合し，カルバミノヘモグロビン（$HHbCO_2$）となる

B) 肺を血液が通る際，赤血球はO_2を取り込むとともに，CO_2を放出する．炭酸脱水酵素は平衡のズレを補うために，CO_2を次々に産出する．その結果，血漿中のHCO_3^-が減少する

文献5，6をもとに作成

量，粘度などが血圧に影響を与える．

　血液量には浸透圧が関与し，その調整には電解質量が影響している．なかでも，細胞外液に多いNa^+や細胞内液に多いK^+が関与する．

①一過性の血圧調節

　塩分と高血圧の関係は広く知られており，食塩（NaCl）の過剰摂取により，細胞外液のNa^+濃度が上昇し，細胞外液量が増えるため血圧は上昇する．

　通常，Na^+や水は腎臓から排泄されるため，血圧上昇時はNa^+排出量が増加し，血圧低下時は排泄量が減少する．しかし，腎臓での排泄は**遅延型**のため，過剰摂取したNa^+の排泄は2〜3日遅れる．このため，

Na^+と水分が細胞間液に貯留し，体重増加や浮腫が観察される（162〜163ページ参照）．

②ホルモンによる調節

　血圧は，交感神経系やホルモンなどの内分泌系のはたらきによっても調節される．血圧に関係する主なホルモンは，**アルドステロン**（図9），**バソプレシン**（図7），**心房性ナトリウム利尿ペプチド**などである．

　心房性ナトリウム利尿ペプチドは，細胞外液量や塩分摂取の過剰により，心房から分泌されるホルモンで，腎臓でのNa^+再吸収を抑制し，尿の排泄を促し，細胞外液量を低下させ，血圧を下げる作用がある．

アシドーシス（acidosis）とアルカローシス（alkalosis）

血液にはpHを維持する機構（酸塩基平衡）があり，弱塩基（弱アルカリ）性のpH 7.35～7.45の間に保たれている．しかし，このバランスが崩れ，過剰に酸性側（pH 7.35以下）に傾いた状態を**アシデミア**（acidemia：酸血症）といい，アルカリ性側（pH 7.45以上）に傾いた状態を**アルカレミア**（alkalemia：アルカリ血症）という．

また，血液を酸性側に傾けようとする（H⁺を増加させる）状態を**アシドーシス**といい，アルカリ性側に傾けようとする（H⁺を減少させる）状態を**アルカローシス**という（図12）．

アシドーシス，アルカローシスには，それぞれ，呼吸性と代謝性がある（**表1**）．

呼吸異常が原因の場合を呼吸性アシドーシスまたは呼吸性アルカローシスという．

呼吸性アシドーシスでは，呼吸器疾患などにより呼吸数や換気量が減少するため，肺から呼気へのCO_2排出が不十分となる．その結果，体内に弱酸性のCO_2が蓄積しpHが低下していく．

呼吸性アルカローシスでは，過換気症候群などにより呼吸数や換気量が亢進するため，肺から呼気へのCO_2の排出が必要以上に起こる．その結果，体内循環CO_2が減少しpHが上昇する．

一方，腎疾患，糖尿病，消化器疾患など，代謝障害が原因の場合を代謝性アシドーシスまたは代謝性アルカローシスという．

代謝性アシドーシスは，体内のH⁺が増加しているか，HCO_3^-が減少している状態である．腎臓は，酸を排泄したり，HCO_3^-を産生する器官である．腎疾患では代謝で生じる酸の排泄低下が起こる．下痢では，腸液に含まれるHCO_3^-が大量に損失し，酸塩基平衡の障害が生じるため，アシドーシスが起こる．また糖尿病では，代謝障害により酸性のケトン体が大量に産生し，血中に増加するため，糖尿病性ケトアシドーシスが起こる．また，血中酸素濃度の低下など嫌気的条件下では酸性の乳酸が産生され，乳酸アシドーシスが起こる．

代謝性アルカローシスは，H⁺が減少しているか，体内のHCO_3^-が増加している状態である．嘔吐，胃液吸引などにより胃液（HCl）の大量損失が起こると，腎臓ではNa⁺やHCO_3^-の再吸収が促進しpHが上昇する．また，先天性Cl⁻喪失性下痢症のように，HCO_3^-分泌とCl⁻吸収の交換系に障害をきたす場合にも，HCO_3^-が貯留することがある．代謝性アルカローシスではしばしば低K血症もみられ，代償的にH⁺が細胞内に移行することにより細胞外液のpH上昇も起こる．

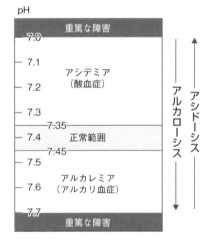

図12 血液のpHと状態
文献7をもとに作成

表1 アシドーシスとアルカローシス

状態	過程	原因
呼吸性アシドーシス	呼吸不全により，肺からのCO_2排出能力の低下により，体内にCO_2がたまるため，血液が酸性に傾く（pHが低下）	呼吸器疾患（喘息や肺気腫など）
呼吸性アルカローシス	肺からのCO_2排出過剰により，体内のCO_2（H_2CO_3）濃度が減少し，塩基性に傾く（pHが上昇）	過換気症候群
代謝性アシドーシス	重度の下痢によるアルカリ性腸液の排泄や糖尿病などの代謝不良により，乳酸やケトン体など酸（H⁺）の排泄障害や過剰産生が起こり，相対的に，HCO_3^-が減少する（pHが低下）	腎臓障害，重度の下痢，糖尿病など
代謝性アルカローシス	激しい嘔吐やカリウム欠乏などで酸が失われることにより起こる．体液中のCl⁻の低下，薬などによるHCO_3^-（重炭酸）の過剰で塩基性に傾く（pHが上昇）	嘔吐，胃液吸引，先天性Cl喪失性下痢症，低カリウム血症，ミルクアルカリ症候群

文　献

1)「エスカベーシック　基礎栄養学」(江指隆年／著)，同文書院，2010
2)「ネオエスカ代謝栄養学」(横越英彦／著)，同文書院，2005
3)「はじめの一歩のイラスト生理学 改訂第 2 版」(照井直人／編)，羊土社，2011
4)「エビデンスに基づくネフローゼ症候群診療ガイドライン 2014」(日本腎臓学会／編)，56，2014
5)「栄養科学イラストレイテッド　解剖生理学 人体の構造と機能 改訂第 2 版」(志村二三夫，他／編)，羊土社，2014
6)「イラストレイテッド　ハーパー・生化学　原書29版」(清水孝雄／監訳)，pp784–786，丸善出版，2013
7)「管理栄養士講座　人体栄養学の基礎」(小林修平，山本 茂／著)，建帛社，2009
8)「改訂第 2 版　はじめの一歩のイラスト生化学・分子生物学」(前野正夫，磯川桂太郎／著)，羊土社，2008
9)「理系総合のための生命科学　第 3 版」(東京大学生命教科書編集委員会／編)，羊土社，2013
10)「健康・栄養科学シリーズ　基礎栄養学 改訂第 3 版」(奥 恒行，柴田克己／編)，南江堂，2009
11)「からだと水の辞典」(佐々木 成，石橋賢一／編)，朝倉書店，2008

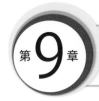

チェック問題

問 題

☐ ☐ **Q1** 生体内の水の区分と，その水分割合を書け．

☐ ☐ **Q2** 1日のおよその体内水分出納量とその内容を書け．

☐ ☐ **Q3** 水分欠乏型脱水（高張性脱水）と塩分欠乏型脱水（低張性脱水）の違いを，細胞外液の浸透圧との関係から述べよ．

☐ ☐ **Q4** 細胞内液，細胞外液に主に存在する電解質をそれぞれ答えよ．

☐ ☐ **Q5** 酸塩基平衡を表す式を書け．

解答＆解説

A1 生体内の水は体重あたり60％を占めており，その内訳は，細胞内液40％，細胞外液20％で，細胞外液は細胞間液15％と血漿5％よりなる．

A2 1日の供給，排出ともに約2,500 mLでバランスがとれている．供給はおよそ飲料水1,200 mL，食品1,000 mL，代謝水300 mLである．排出はおよそ随意尿1,000 mL，不可避尿500 mL，不感蒸泄900 mL（呼気300 mL，皮膚600 mL），糞便100 mLである．

A3 水分欠乏型脱水（高張性脱水）は水分が欠乏し，細胞外液量が減少することで浸透圧が上昇し，細胞内液が外液へ移行して，細胞内の水分が減少する状態である．塩分欠乏型脱水（低張性脱水）は，体液喪失が起こった際，水分のみを補給し，電解質補給がないことで，細胞外液の浸透圧が低下し，細胞内へ水分が移行して，血漿量（循環血流量）が減少する状態である．

A4 細胞外液はNa^+，細胞内液はK^+が多い．

A5 $CO_2 + H_2O \Leftrightarrow H_2CO_3 \Leftrightarrow HCO_3^- + H^+$

本書関連ノート「第9章 水・電解質の栄養的意義」でさらに力試しをしてみましょう！ Note

第10章 エネルギー代謝

Point

1. 炭水化物，脂質，たんぱく質の生理的燃焼値（生体利用エネルギー量）を理解する．

2. 基礎代謝・安静時代謝の定義，およびそれらに影響を及ぼす因子について理解する．

3. 活動時代謝，メッツ（METs），身体活動レベル（PAL）の定義を理解する．

4. 安静時における臓器別エネルギー代謝量の特徴を理解する．

5. 呼気ガス分析によるエネルギー代謝量の測定原理，およびエネルギー基質としての糖質と脂質の燃焼割合の算出法を理解する．

概略図 エネルギー代謝の概要

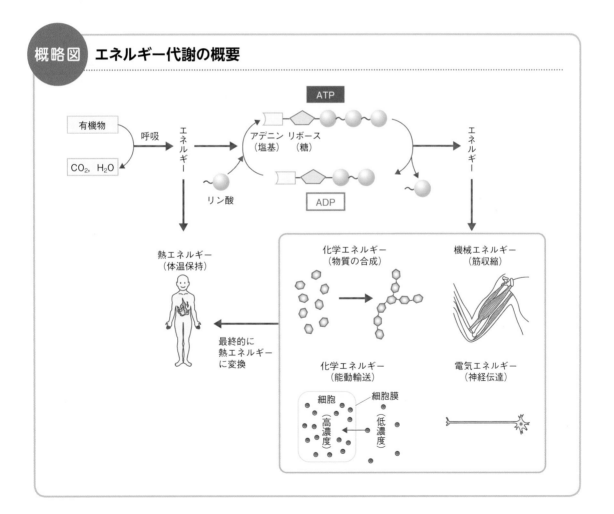

ヒトは食物からエネルギー源となる炭水化物，脂肪，たんぱく質を取り込み，筋肉などを動かすための**機械エネルギー**，神経伝達のための**電気エネルギー**，必要な物質を生合成するための**化学エネルギー**，体温保持のための**熱エネルギー**として利用する．このような生命現象に伴うエネルギーの出入りや変換のことを**エネルギー代謝**という（**概略図**）．生物は，熱エネルギーを化学エネルギーや機械エネルギーに換えて利用することはできない．

A. 物理的燃焼値

栄養素の有するエネルギーを測定するには，**ボンベ熱量計**（ボンベカロリーメーター：**図1**）を用いる．この装置内で栄養素を完全に燃焼させ，そのときに発生した燃焼熱によって一定量の水の温度がどの程度上昇したかを測定する．**物理的燃焼値**（physical energy value）とは，物質1gを完全に燃焼した際に得られるエネルギー量のことであり，このようにして炭水化物，脂質，たんぱく質を燃焼させた場合，それぞれ1gあたり4.10 kcal，9.40 kcal，5.65 kcalを生じる[※1]．

B. 生理的燃焼値（生体利用エネルギー量）

栄養素の消化吸収率を考慮すると，実際に食品から確保できるエネルギー量はボンベ熱量計で求めた物理的燃焼値よりも低値を示す．糖質と脂質は物理的燃焼値に消化吸収率を乗じた値，たんぱく質は物理的燃焼値に消化吸収率を乗じた値からさらに尿中に排出される損失エネルギーを引いた値が生体で利用可能なエネルギーの値となる．このように生体で利用可能となる各栄養素のエネルギー値を**生理的燃焼値**（physiological energy value）という．アトウォーター（Atwater）は，炭水化物，脂質，たんぱく質1gあたりの生理的燃焼値をそれぞれ**4 kcal，9 kcal，4 kcal**と定め，これはアトウォーター係数（**アトウォーターのエネルギー換算係数**）として広く用いられている．物

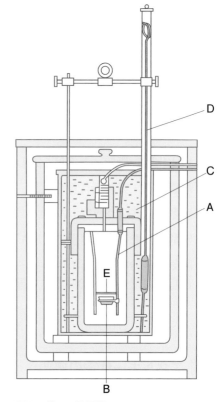

図1 ボンベ熱量計
A) 酸素を導入する銅管でBを支える
B) 白金皿に被検物を入れる
C) ニッケル製の円筒に水を満たす
D) 温度計
E) 被検物を貫く細い白金製の針金

理的燃焼値と生理的燃焼値の差はたんぱく質で最も大きいが（**表1**），これはたんぱく質の平均的な消化吸収率が糖質や脂質よりも低いこと，さらに未利用の窒素化合物（尿素，尿酸，クレアチニンなど）が尿中に排泄されることに基づいている．

食品のエネルギー値は，可食部100gあたりに含まれる炭水化物，脂質，たんぱく質の量（g）をもとに，各成分のエネルギー換算係数を乗じて算出される．「日本食品標準成分表2015年版（七訂）」では，穀類，動物性食品，油脂類，大豆および大豆製品のうち主要な食品については，「日本食品標準成分表の改訂に関する調査」（科学技術庁資源調査会編資料）の考察に基づく

[※1] 熱量の単位としては，国際的にはジュール（J）の使用が推奨されている．栄養学ではカロリー（cal）が用いられることが多いため，「日本人の食事摂取基準（2020年版）」においてもキロカロリー（kcal）で示され

ている．1 calは，1gの水の温度を1気圧下で1℃上昇させるのに要する熱量に由来する．「日本人の食事摂取基準（2020年版）」では，FAO/WHO合同特別専門委員会報告に従い，1 kcal＝4.184 kJとしている．

表1 三大栄養素の物理的燃焼値と生理的燃焼値（アトウォーター係数）

エネルギー産生栄養素	物理的燃焼値（kcal/g）	アトウォーター係数（kcal/g）
炭水化物	4.10	4
脂質	9.45	9
たんぱく質	5.65	4

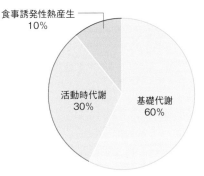

図2　1日に消費されるエネルギー量の割合

係数が適用されている．また，前述以外の食品については，原則としてFAO/WHO合同特別専門委員会報告のエネルギー換算係数が適用されている．さらに，適用すべきエネルギー換算係数が明らかでない食品については，アトウォーター係数が用いられている．

2　エネルギー消費量

1日あたりのエネルギー消費量は，**基礎代謝，活動時代謝**，および**食事による産熱（食事誘発性熱産生）**に伴うエネルギーで構成される（図2）．発育期や妊娠期・授乳期など体重が変動している状態を除けば，エネルギー摂取量とエネルギー消費量は等しい．エネルギー消費量よりも過剰にエネルギーを摂取すると，消費されないエネルギー基質はトリグリセリドの形で主に脂肪組織に蓄積されることになる（**正のエネルギー出納バランス**）．一方，エネルギー摂取量がエネルギー消費量に満たず，体のエネルギー貯蔵が減少するとき，**負のエネルギー出納バランス**が生じる．

A. 基礎代謝量

1）基礎代謝量の測定・推定

基礎代謝量（basal metabolic rate：**BMR**）とは，体成分の合成・分解，および体温の維持や最低限の臓器の活動を維持するために必要とされるエネルギー量である．標準的な日本人の1日あたりの基礎代謝量（kcal/日）は，総エネルギー消費量の約6割を占める．

基礎代謝量の測定は，食物摂取，身体活動，温度環境など，さまざまな因子の影響をできるだけ排除するため，一般に以下の4つの条件下で行われる．

- 前日の夕食後12〜15時間経過していること（早朝空腹時）
- 安静仰臥位で，心身ともにストレスの少ない状態であること
- 快適な室温環境（23℃程度）であること
- 覚醒状態であること（睡眠状態でないこと）

基礎代謝量は個人ごとに実測することが望ましいが，体格によっておおよそ決定されるので，体重などを用いた推定式が策定されている．「日本人の食事摂取基準（2020年版）」の参考資料として，性・年齢別に体重1kgあたりの基礎代謝量（**基礎代謝基準値**）（kcal/kg体重/日）が示されており（付表5参照），これに参照体重を乗じることにより1日あたりの基礎代謝量が求められる．基礎代謝基準値は参照体位において推定値と実測値が一致するように決定されていることから，基準から大きく外れた体位では推定誤差が大きくなるため注意を要する．

基礎代謝量（kcal/日）＝
基礎代謝基準値（kcal/kg体重/日）× 参照体重（kg）

日本人の基礎代謝量の推定式（国立健康・栄養研究所の式：表2）は，BMIが30 kg/m² 程度までならば体重による系統誤差を生じないことが示されており，年齢，性別，身長，体重を用いて基礎代謝量の推定が可能である．

2）基礎代謝に影響を与える因子
①身体組成

基礎代謝量は**体重**に比例する．しかし，脂肪組織の

表2 基礎代謝量の推定式（国立健康・栄養研究所の式）（kcal／日）

男性	（0.0481×体重（kg）＋0.0234×身長（cm）－0.0138×年齢（歳）－0.4235）×1000/4.186
女性	（0.0481×体重（kg）＋0.0234×身長（cm）－0.0138×年齢（歳）－0.9708）×1000/4.186

推定式は20～74歳の集団で作成され，18～79歳の集団で妥当性が確認されている．
文献1をもとに作成

代謝活性は筋肉組織などに比べて低いことから，同じ体重の場合であっても体脂肪率が高いほど基礎代謝量は低くなる．したがって，とりわけ**除脂肪体重**がわかれば基礎代謝量を高精度で推定することができる．また，体内で産生された熱エネルギーのほとんどは体表より失われることから，**体表面積**と基礎代謝量にも相関が認められる．体重と体表面積を比較した場合，体表面積の方がより顕著に基礎代謝量に相関することが知られている．

②年齢

付表5のとおり，体重1kgあたりの基礎代謝量（基礎代謝基準値）は加齢とともに低下する．成人に比べて小児期の基礎代謝基準値が高いのは，小児期には一般に体脂肪率が低く，除脂肪体重の比率が高いためであり，さらに除脂肪体重そのものの代謝活性も高いためと考えられている．1日あたりの基礎代謝量は思春期になると急激に上昇し，男性では15～17歳（だいたい高校生時代），女性では12～14歳（だいたい中学生時代）で最大となる．高齢者の基礎代謝量の低下は，除脂肪体重が低下することで説明がつく．

③性別

一般的に女性の方が男性より体脂肪率が高いことから，体重1kgあたりの基礎代謝量は女性の方が男性よりも低い．しかし，除脂肪体重としてみた基礎代謝量には顕著な性差は認められないことが知られている．

成人女性における月経と基礎代謝量の関係では，基礎体温が低い卵胞期には基礎代謝量も低く，排卵後の黄体期には基礎代謝量が高くなる．妊娠期の場合，妊娠初期では基礎代謝量はわずかに減少するが，その後体重が増加するにつれ高くなる．

④ホルモン

甲状腺ホルモン（チロキシン，トリヨードチロニン）は，標的細胞の核内受容体への結合を介して作用を発現し，組織での熱産生を促進する．甲状腺機能が亢進するバセドウ病ではエネルギー代謝が上昇し，甲状腺

機能が低下する橋本病（慢性甲状腺炎）では低下する．

副腎髄質ホルモン（アドレナリン，ノルアドレナリン）は，筋肉，肝臓，脂肪組織でのエネルギー産生にかかわる代謝を調節する．精神的な緊張で興奮したときや，血糖の低下などのストレスを受けたときに分泌される．しかし，慢性的な心理ストレスがエネルギー消費量に与える影響については明らかになっていない．

レプチンは，脂肪細胞から分泌され，視床下部のレプチン受容体に作用することにより，交感神経系の活性化を介して，エネルギー消費を増大させる．このように，レプチンは自律神経系と連動してエネルギー代謝の役割を担う．

⑤その他

寒冷環境下では体温を一定に保とうと熱産生を増やすため，基礎代謝が高まる．一方，高温環境下では熱産生が抑制され，さらには体外への熱放散が高まる．

低栄養状態では，熱産生を行う臓器の代謝活性が下がるため基礎代謝は低下する．

B. 安静時代謝量

安静時代謝量（resting energy expenditure：REE）は仰臥位や座位で静かに休息している状態で消費されるエネルギー量のことである．基礎代謝量の測定時に比べ，座位の姿勢では骨格筋が緊張しており，食後数時間経過した段階でも消化・吸収の影響も存在するので，安静時代謝量は基礎代謝量よりもおよそ10％高くなる．安静時代謝量の測定には「安静」の条件は要求されるものの，基礎代謝量に比べて測定の際の制約が緩い．臨床現場では基礎代謝量の測定条件を厳密に整えることは必ずしも容易でないことから，安静時代謝量の測定はより実践的であるといえる．

C. 睡眠時代謝量

睡眠時は骨格筋が弛緩しており，交感神経系および心拍数が低下していることから，理論的には生命を維

持するための最小のエネルギー代謝量といえる。睡眠時代謝量には就寝前に摂取した食事の影響が含まれるため、就寝直後には高めの値をとり、その影響が小さくなるとともに値が低下していく。結果として、睡眠時間中の平均的なエネルギー代謝量は基礎代謝量と同等の値を示すことになる。

D. 活動時代謝量

身体活動とは、安静にしている状態よりも多くのエネルギーを消費するすべての動作のことをいう。スポーツなど、特に体力の維持・向上を目的として計画的・意図的に実施し、継続性のある**運動**、日常生活における労働、家事、通勤・通学などの**生活活動**、姿勢の保持や筋トーヌスの維持などの**自発的活動**にわけられる。身体活動によって亢進するエネルギー消費量のことを**活動時代謝量**（activity-related energy expenditure）という。活動時代謝量は1日の総エネルギー消費量の30〜40％程度が標準的であると考えられるが、スポーツ選手や重労働に携わる人々では50％を超えることもあり、個人のライフスタイルによって大きく異なる。活動時代謝量を知ることは、1日あたりのエネルギー必要量の推定に必要である。

E. メッツ（METs），身体活動レベル（PAL）

身体活動によるエネルギー消費量は、身体活動の強度と安静時代謝量に比例する。このため、エネルギー消費量を算出する際には、**メッツ**（metabolic equivalents：**METs**）という単位が使用される。メッツは各身体活動の強度を座位安静時代謝量の倍数として表した指標であり、安静状態を維持するための酸素摂取量（3.5 mL/kg/分）を1単位としたものである（表3、表4）。

身体活動レベル（physical activity level：PAL）は、1日の総エネルギー消費量（kcal/日）を1日あたりの基礎代謝量（kcal/日）で除したものである。食事誘発性熱産生の影響も受けるが、主に身体活動量の指標である。

身体活動レベル ＝ エネルギー消費量 ÷ 基礎代謝量

「日本人の食事摂取基準（2020年版）」では、二重標識水法（**本章4-D参照**）により測定されたエネルギー消費量の値をもとに、18〜64歳の身体活動レベルをレベルⅠ（低い：身体活動レベルの代表値＝**1.50**）、レベルⅡ（ふつう：身体活動レベルの代表値＝**1.75**）、レベルⅢ（高い：身体活動レベルの代表値＝**2.00**）と3区分している（表5）。

F. 食事誘発性熱産生（DIT）

食後は食物を消化・吸収・運搬するためにエネルギー代謝が亢進する。また、咀嚼などの感覚的な刺激や、トウガラシに含まれるカプサイシンやコーヒーなどに含まれるカフェインによっても熱産生が亢進する。これらの食物の摂取により誘発される熱産生は**食事誘発性熱産生**（diet-induced thermogenesis：**DIT**）あるいは**特異動的作用**（specific dynamic action：**SDA**）と呼ばれる。

栄養素別にみると、糖質のみを摂取した場合は摂取エネルギーの約6％、脂質のみを摂取した場合は約

Column

トウガラシによる熱産生

トウガラシに含まれるカプサイシンは辛味とともに痛みを引き起こす。これは、カプサイシンが感覚神経などに発現するカプサイシン受容体（transient receptor potential vanilloid receptor subtype 1：TRPV1）を活性化することに起因する。カプサイシンが口内で辛味を呈するのも、この受容体を介している。また、カプサイシンによるTRPV1刺激は、交感神経活動の上昇と副腎髄質からのアドレナリンの放出をもたらし、エネルギー消費を増加させると考えられている。一方、カプサイシン分子中のアミド結合がエステル結合であるカプシエイト（辛くないトウガラシ品種"CH19甘"に含まれる）はほとんど辛味を呈さないが、カプサイシンと同様、カプシエイトもエネルギー消費量の増加を惹起する。トウガラシはその辛味によって摂取量が限定されるため、辛味を呈さないカプシエイトに注目が集まっている。

表3 生活活動と運動のメッツ表

メッツ	3メッツ以上の生活活動の例	メッツ	3メッツ以上の運動の例
3.0	普通歩行（平地，67 m/分，犬を連れて），電動アシスト付き自転車に乗る，家財道具の片付け，子どもの世話（立位），台所の手伝い，大工仕事，梱包，ギター演奏（立位）	3.0	ボウリング，バレーボール，社交ダンス（ワルツ，サンバ，タンゴ），ピラティス，太極拳
3.3	カーペット掃き，フロア掃き，掃除機，電気関係の仕事：配線工事，身体の動きを伴うスポーツ観戦		
3.5	歩行（平地，75〜85 m/分，ほどほどの速さ，散歩など），楽に自転車に乗る（8.9 km/時），階段を下りる，軽い荷物運び，車の荷物の積み下ろし，荷づくり，モップがけ，床磨き，風呂掃除，庭の草むしり，子どもと遊ぶ（歩く/走る，中強度），車椅子を押す，釣り（全般），スクーター（原付）・オートバイの運転	3.5	自転車エルゴメーター（30〜50ワット），自体重を使った軽い筋力トレーニング（軽・中等度），体操（家で，軽・中等度），ゴルフ（手引きカートを使って），カヌー
		3.8	全身を使ったテレビゲーム（スポーツ・ダンス）
4.0	自転車に乗る（≒16 km/時未満，通勤），階段を上る（ゆっくり），動物と遊ぶ（歩く/走る，中強度），高齢者や障がい者の介護（身支度，風呂，ベッドの乗り降り），屋根の雪下ろし	4.0	卓球，パワーヨガ，ラジオ体操第1
4.3	やや速歩（平地，やや速めに＝93 m/分），苗木の植栽，農作業（家畜に餌を与える）	4.3	やや速歩（平地，やや速めに＝93 m/分），ゴルフ（クラブを担いで運ぶ）
4.5	耕作，家の修繕	4.5	テニス（ダブルス），水中歩行（中等度），ラジオ体操第2
		4.8	水泳（ゆっくりとした背泳）
5.0	かなり速歩（平地，速く＝107 m/分），動物と遊ぶ（歩く/走る，活発に）	5.0	かなり速歩（平地，速く＝107 m/分），野球，ソフトボール，サーフィン，バレエ（モダン，ジャズ）
		5.3	水泳（ゆっくりとした平泳ぎ），スキー，アクアビクス
5.5	シャベルで土や泥をすくう	5.5	バドミントン
5.8	子どもと遊ぶ（歩く/走る，活発に），家具・家財道具の移動・運搬		
6.0	スコップで雪かきをする	6.0	ゆっくりとしたジョギング，ウェイトトレーニング（高強度，パワーリフティング，ボディビル），バスケットボール，水泳（のんびり泳ぐ）
		6.5	山を登る（0〜4.1 kgの荷物を持って）
		6.8	自転車エルゴメーター（90〜100ワット）
		7.0	ジョギング，サッカー，スキー，スケート，ハンドボール＊
7.8	農作業（干し草をまとめる，納屋の掃除）	7.3	エアロビクス，テニス（シングルス）＊，山を登る（約4.5〜9.0 kgの荷物を持って）
8.0	運搬（重い荷物）	8.0	サイクリング（約20 km/時）
8.3	荷物を上の階へ運ぶ	8.3	ランニング（134 m/分），水泳（クロール，ふつうの速さ，46 m/分未満），ラグビー＊
8.8	階段を上る（速く）	9.0	ランニング（139 m/分）
		9.8	ランニング（161 m/分）
		10.0	水泳（クロール，速い，69 m/分）
		10.3	武道・武術（柔道，柔術，空手，キックボクシング，テコンドー）
		11.0	ランニング（188 m/分），自転車エルゴメーター（161〜200ワット）
メッツ	3メッツ未満の生活活動の例	メッツ	3メッツ未満の運動の例
1.8	1.8 立位（会話，電話，読書），皿洗い		
2.0	2.0 ゆっくりした歩行（平地，非常に遅い＝53 m/分未満，散歩または家の中），料理や食材の準備（立位，座位），洗濯，子どもを抱えながら立つ，洗車・ワックスがけ		
2.2	子どもと遊ぶ（座位，軽度）		
2.3	ガーデニング（コンテナを使用する），動物の世話，ピアノの演奏	2.3	ストレッチング，全身を使ったテレビゲーム（バランス運動，ヨガ）
2.5	植物への水やり，子どもの世話，仕立て作業	2.5	ヨガ，ビリヤード
2.8	ゆっくりした歩行（平地，遅い＝53 m/分，子ども・動物と遊ぶ（立位）	2.8	座って行うラジオ体操

＊：試合の場合.
文献2 をもとに作成

表4 身体活動レベル別に見た活動内容と活動時間の代表例

身体活動レベル[1]	低い（Ⅰ）	ふつう（Ⅱ）	高い（Ⅲ）
	1.50（1.40〜1.60）	1.75（1.60〜1.90）	2.00（1.90〜2.20）
日常生活の内容[2]	生活の大部分が座位で，静的な活動が中心の場合	座位中心の仕事だが，職場内での移動や立位での作業・接客等，通勤・買い物での歩行，家事，軽いスポーツ等のいずれかを含む場合	移動や立位の多い仕事への従事者，あるいは，スポーツ等余暇における活発な運動習慣を持っている場合
中程度の強度（3.0〜5.9メッツ）の身体活動の1日当たりの合計時間（時間/日）[3]	1.65	2.06	2.53
仕事での1日当たりの合計歩行時間（時間/日）[3]	0.25	0.54	1.00

[1] 代表値.（ ）内はおよその範囲.
[2] Black, et al.[3], Ishikawa-Takata, et al.[4]を参考に，身体活動レベル（PAL）に及ぼす仕事時間中の労作の影響が大きいことを考慮して作成.
[3] Ishikawa-Takata. et al.[5]による.
文献1より引用

表5 年齢階級別に見た身体活動レベルの群分け（男女共通）

身体活動レベル	レベルⅠ（低い）	レベルⅡ（ふつう）	レベルⅢ（高い）
1〜2（歳）	—	1.35	—
3〜5（歳）	—	1.45	—
6〜7（歳）	1.35	1.55	1.75
8〜9（歳）	1.40	1.60	1.80
10〜11（歳）	1.45	1.65	1.85
12〜14（歳）	1.50	1.70	1.90
15〜17（歳）	1.55	1.75	1.95
18〜29（歳）	1.50	1.75	2.00
30〜49（歳）	1.50	1.75	2.00
50〜64（歳）	1.50	1.75	2.00
65〜74（歳）	1.45	1.70	1.95
75以上（歳）	1.40	1.65	—

文献1より引用

4％，たんぱく質を摂取した場合は約30％が食事誘発性熱産生にまわされる．単純に摂取エネルギー量あたりで比較すると，食事誘発性熱産生は，脂質＜糖質＜たんぱく質となる．日本人の食事内容から，通常の食事では摂取エネルギーの約10％が食事誘発性熱産生として消費される．たんぱく質の食事誘発性熱産生が高いのは，その分解や合成にエネルギーを多く使用するためである．食事誘発性熱産生により発生する熱エネルギーは，寒冷環境下での体温保持に役立つが，機械エネルギー（筋肉運動のためのエネルギー）としては利用できない．

3 臓器別エネルギー代謝

各臓器のエネルギー消費は安静時，活動時で大きく異なる．**表6**は安静時における主な臓器・組織のエネルギー消費量を示している．単位重量あたりのエネルギー代謝率は**心臓**や**腎臓**が高いが，一人あたりに換算すると最も多くエネルギーを消費するのは**骨格筋**となる．

A. 筋肉

骨格筋は除脂肪体重の約半分を占めることから，安静時に消費するエネルギー量のうち，約22％と最も大

表6 安静時における臓器別エネルギー消費量

	重量（kg）	代謝率 （kcal/kg/日）	代謝量の割合 （％）
骨格筋	28	13	**21.6**
肝臓	1.8	200	21.3
脳	1.4	240	19.9
心臓	0.33	**440**	8.6
腎臓	0.31	**440**	8.1
脂肪組織	15	4.5	4.0
その他	23.16	12	16.5
計	70		100.0

体重70 kgで，体脂肪率が約20％の男性を想定.
文献6をもとに作成

表7 最大運動負荷を課したときに起こる血流配分の変化

	血流量（mL/分）		
	静止， 直立	運動時	運動時／ 静止時の比
心拍出量	5,900	24,000	4倍
血液が流入する器官			
心臓	250	1,000	4倍
脳	750	750	1倍
活動している骨格筋	650	20,850	32倍
非活動の骨格筋	650	300	0.4倍
皮膚	500	500	1倍
腎，肝，胃腸など	3,100	600	0.2倍

文献7をもとに作成

きな割合を示す．また，運動時には骨格筋が活発に収縮をくり返すので，そのエネルギー消費量も安静時に比べて高まる．さらに，運動時には心拍数も増すことから（**表7**），心臓が消費するエネルギー量も高まる．

骨格筋は，心筋のように持続的にゆっくりと収縮する赤筋（遅筋），普通は運動せずに必要な場合に急激な収縮を行う白筋（速筋），さらにその中間の性質のものがある．赤筋では酸化的リン酸化（有酸素過程）によるエネルギー供給が中心であり，白筋では解糖系（嫌気的過程）によるものが中心とされている．

B. 肝臓

肝臓は代謝活動を保つため，安静時においてもエネルギー消費量が高く，全体における割合でみると約

21％に達する．

劇症肝炎や非代償性肝硬変のような重症な肝障害ではエネルギー消費量が亢進する．健常人に比べ，これらの患者では，エネルギー基質として内因性脂肪の利用比率が高く，糖質の利用比率が低い．

C. 脂肪組織

脂肪組織はその形態から**白色脂肪組織**と**褐色脂肪組織**に分類される．成人でみられる脂肪組織の多くは白色脂肪組織である．脂肪組織は代謝活性が非常に低く，重量1 kgあたり4.5 kcal/日程度である．安静時に脂肪組織が消費するエネルギー量は，総エネルギー消費量のわずか4％にすぎない．

褐色脂肪組織は腎臓周囲および肩甲骨周辺にみられるが，その重量はきわめてわずかである．しかし，褐色脂肪組織には細胞内にミトコンドリアが多量に含まれ，ミトコンドリアに特異的に存在する脱共役たんぱく質（UCP）が酸化的リン酸化を脱共役してそのエネルギーを熱に変換することから，寒冷時の体温調節に重要性をもつ．熱産生の基質は主に脂肪酸であるため，UCPは蓄積脂肪の消費を亢進する分子としての役割も想定されている．

D. 脳

脳は睡眠時，安静時とも常に電気化学的活動を行っているため，多くのエネルギーを消費している．安静時代謝量に占める脳の比率は約20％にも達する．主にグルコースをエネルギー源としているが，絶食などのグルコース供給が十分でない場合はケトン体も利用される．

4 エネルギー代謝の測定法

A. 直接法と間接法

1）直接法

生体で利用されたエネルギーのほとんどは熱となって放散される．直接法は，測定室内に循環する水に体から放散された熱を吸収させて，その温度の上昇から

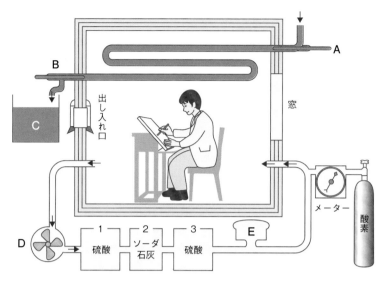

図3 直接法（アトウォーター・ロー
ザ・ベネディクトの直接熱量計）
A，B：出入りする水の温度を測定する温度計
C：出た水の重量を量るタンク
D：空気を循環させるモーター
E：圧力調節器
文献8より引用

熱量を直接測定する方法である．代表的な直接法の測定機器として**アトウォーター・ローザ・ベネディクトの直接熱量計**（Atwater–Rosa–Benedict human calorimeter）がある（図3）．ただし，装置が大がかりであり，間接法と異なりエネルギー基質に関する情報が得られないため，最近はほとんど使用されていない．

2）間接法

エネルギー源となる栄養素は酸素と反応することで水と二酸化炭素へと変換され，その際にエネルギーが得られる．この**酸素消費量（VO$_2$）と二酸化炭素排出量（VCO$_2$）**を測定し，尿中に排泄された**窒素化合物**のもつエネルギーを差し引くことによりエネルギー消費量を推定することができる．エネルギー消費量の算定には，**ウェイアー（Weir）の計算式**が広く用いられている．

エネルギー消費量（kcal）＝ 3.941 × VO$_2$（L）＋ 1.106 × VCO$_2$（L）－ 2.17 × N（g）

ここで，VO$_2$とVCO$_2$はそれぞれ酸素消費量と二酸化炭素排出量の体積であり，Nは尿中窒素排泄量を示している．三大栄養素のうち，摂取エネルギーに占めるたんぱく質の割合は比較的安定している．もし尿中窒素排泄量が測定されずに，たんぱく質の占める割合を12.5％と仮定するならば，次の**ウェイアー（Weir）**

の**変式**となる．

エネルギー消費量（kcal）
＝ 3.9 × VO$_2$（L）＋ 1.1 × VCO$_2$（L）

B. 呼気ガス分析

1）酸素消費量のみを測定する簡易分析

酸素消費量を測定し，日常のさまざまな活動におけるエネルギー消費量を求める方法である．通常，**1 Lの酸素消費量が約5 kcal**に相当することをもとにエネルギー消費量を求める．二酸化炭素排出量を測定していないので，呼吸商を求めることはできない．簡易的な評価としては有用であるが，あくまでも概算のエネルギー消費量を算出するという位置づけである．

2）酸素消費量と二酸化炭素排出量を測定する分析

①ダグラスバッグ法

マスクを装着し，呼吸弁で吸気と呼気が混じらないようにしたうえで，一定時間の呼気を**ダグラスバッグ**に集める（図4）．十分に換気された環境下では，吸気（大気）の酸素濃度と二酸化炭素濃度はそれぞれ20.95％と0.04％であるので，呼気の容積（呼気量）と呼気中の酸素濃度および二酸化炭素濃度の分析結果から，酸素消費量と二酸化炭素排出量を求めることが

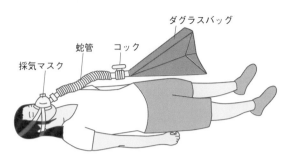

図4 ダグラスバッグ法による呼気ガス分析

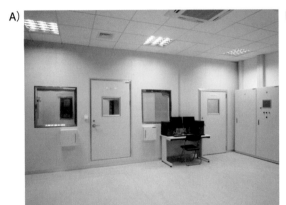

図5 ヒューマンカロリーメーター
A) 外観，B) 内部
写真提供：富士医科産業株式会社

できる．ダグラスバッグ法は，安静時や運動中における短時間のエネルギー消費量の測定に多く用いられているが，呼気を採取した時間の平均値が得られるにすぎない．また，長時間連続して測定する場合においても食事や一部の日常活動が制限される．

②エネルギー代謝測定室（ヒューマンカロリーメーター）

エネルギー代謝測定室（ヒューマンカロリーメーターまたはメタボリックチャンバー）は，被験者が数時間から数日間生活できる部屋（机やベッド，トイレなど）とガス濃度や流量などの測定機器を備えた設備である（図5）．被験者は室内で食事を摂取することもでき，一定の実験計画に従ってすごすことができる．流量計により給排気される空気の量を求め，さらに被験者の滞在中の酸素消費量と二酸化炭素排出量を求めることにより，エネルギー消費量を推定する．

C. 呼吸商と非たんぱく質呼吸商

体内でのエネルギー源となる栄養素が燃焼するときに排出された二酸化炭素の量と，消費された酸素の量の体積比を**呼吸商**（respiratory quotient：RQ）という．呼吸商は燃焼された栄養素により異なる．グルコース1分子が燃焼する場合には，6分子の酸素を消費して6分子の二酸化炭素が排出されるので，呼吸商は**1.0**となる．トリステアリン（ステアリン酸グリセリド）1分子が燃焼する場合には，81.5分子の酸素を消費して57分子の二酸化炭素が排出されるので，呼吸商は**0.7**となる．たんぱく質の場合には，アミノ酸の構成元素に由来する三酸化硫黄や尿素が産生される．ロイシン1分子が燃焼する場合には，7.5分子の酸素を消費して6分子の二酸化炭素が排出されるので，呼吸商は**0.8**となる．

表8　非たんぱく質呼吸商よりみた糖質・脂質の燃焼比率

非たんぱく質呼吸商	燃焼比率		酸素1Lあたりの発生熱量 (kcal)	非たんぱく質呼吸商	燃焼比率		酸素1Lあたりの発生熱量 (kcal)
	糖質 (%)	脂質 (%)			糖質 (%)	脂質 (%)	
0.707	0	100	4.686	0.86	54.1	45.9	4.875
0.71	1.10	98.9	4.690	0.87	57.5	42.5	4.887
0.72	4.76	95.2	4.702	0.88	60.8	39.2	4.899
0.73	8.40	91.6	4.714	0.89	64.2	35.8	4.911
0.74	12.0	88.0	4.727	0.90	67.5	32.5	4.924
0.75	15.6	84.4	4.739	0.91	70.8	29.2	4.936
0.76	19.2	80.8	4.751	0.92	74.1	25.9	4.948
0.77	22.8	77.2	4.764	0.93	77.4	22.6	4.961
0.78	26.3	73.7	4.776	0.94	80.7	19.3	4.973
0.79	29.9	70.1	4.788	0.95	84.0	16.0	4.985
0.80	33.4	66.6	4.801	0.96	87.2	12.8	4.998
0.81	36.9	63.1	4.813	0.97	90.4	9.58	5.010
0.82	40.3	59.7	4.825	0.98	93.6	6.37	5.022
0.83	43.8	56.2	4.838	0.99	96.8	3.18	5.035
0.84	47.2	52.8	4.850	1.00	100.0	0	5.047
0.85	50.7	49.3	4.862				

文献9より引用

<糖質>　例：グルコース

$C_6H_{12}O_6 + 6O_2 \rightarrow 6CO_2 + 6H_2O$

　　呼吸商＝6/6＝1.0

<脂質>　例：トリステアリン

$C_{57}H_{110}O_6 + 81.5O_2 \rightarrow 57CO_2 + 55H_2O$

　　呼吸商＝57/81.5≒0.7

<たんぱく質（アミノ酸）>　例：ロイシン

$C_6H_{13}O_2N + 7.5O_2 \rightarrow 6CO_2 + 5H_2O + NH_3$

　　呼吸商＝6/7.5＝0.8

　たんぱく質の燃焼量は，尿中に排泄された窒素量に6.25（窒素－たんぱく質換算係数）を乗じて算出する．したがって，尿中に排泄された尿素窒素1gは，体内で6.25gのたんぱく質が燃焼したことを示す．このとき酸素は**5.92L**消費され，二酸化炭素は**4.75L**排出されることがわかっている．したがって，一定時間内に尿中に排泄された尿素窒素量（N）から，たんぱく質の燃焼によって消費された酸素量（N×5.92L）および排出された二酸化炭素量（N×4.75L）を求めることができる．ここで，たんぱく質の燃焼を除き，糖質

と脂質の燃焼によって排出された二酸化炭素の量と消費された酸素の量の比を**非たんぱく質呼吸商**（nonprotein respiratory quotient：**NPRQ**）という．

$$\text{非たんぱく質呼吸商} = \frac{（全二酸化炭素排出量－たんぱく質の燃焼による二酸化炭素排出量）}{（全酸素消費量－たんぱく質の燃焼による酸素消費量）}$$

たんぱく質の燃焼による二酸化炭素排出量（L）
＝N×4.75

たんぱく質の燃焼による酸素消費量（L）＝N×5.92

　この式によって得られた値から，表8を用いて，体内で消費された糖質と脂質の燃焼割合と酸素1Lに対する発生熱量を求めることができる．

D. 二重標識水法

　二重標識水（doubly labeled water：**DLW**）法は，水素と酸素の安定同位体を用いてエネルギー消費量を測定する方法である．現時点では日常生活におけるエネルギー消費量の測定法のなかで最も信頼できる値が

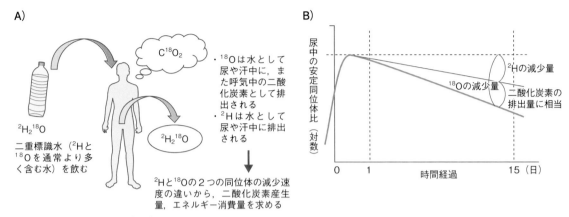

図6 二重標識水 (DLW) 法
A) 二重標識水法の原理
B) DLW投与後における尿中の安定同位体比の変化 (文献10をもとに作成)

得られるとされている.「日本人の食事摂取基準 (2020年版)」における推定エネルギー必要量 (付表4) の策定にも二重標識水法により測定されたエネルギー消費量の値が採用されている (図6).

自然界に多く存在する水素および酸素はそれぞれ ^1H, ^{16}O で表される. 二重標識水法では, 安定同位体である ^2H, ^{18}O を含む二重標識水 ($^2H_2^{18}O$) を経口摂取させ, 同位体比質量分析計を用いて尿中に排出される ^2H と ^1H の存在比 ($^2H/^1H$), ^{18}O と ^{16}O の存在比 ($^{18}O/^{16}O$) を測定する. 体内では, それぞれの存在比 ($^2H/^1H$ と $^{18}O/^{16}O$) が平衡状態に達した後, 体外に水 ($^2H_2^{18}O$) と二酸化炭素 ($C^{18}O_2$) として排出されるので, それぞれの存在比は経時的に減少する. このとき, **^2Hは水としてのみ排出され, ^{18}Oは水および二酸化炭素とし**て排出されるので, ^{18}O の減少率が ^2H の減少率よりも大きくなる. この減衰速度の差によって, 一定期間内に産生された二酸化炭素の量を査定することができる. 身体活動レベルが高ければ二酸化炭素の排出量が多くなることから, 間接的にエネルギー消費量を知ることができる.

二重標識水法では, 測定される対象者は二重標識水を摂取し, 尿や唾液などのサンプルを採るのみで, 特段の活動制約がないため, 乳幼児や妊産婦, 高齢者など幅広い対象への適用が可能である. 一方で, ^{18}O と ^2H を投与後, 体内で $^2H/^1H$ と $^{18}O/^{16}O$ が十分に低下した時点まで (1~2週間) の平均のエネルギー消費量を測定する方法であるため, 短期間のエネルギー消費量を測定するには適さない.

個人の推定エネルギー必要量の把握

エネルギー必要量は，各個人によって異なり，同じ体格の人であっても必ずしも同じではない．また，さまざまな疾患に由来する病態によっても異なる（表9）．したがって，栄養管理においては，個々の患者が必要とするエネルギー量を正確に評価し，それに見合う適切なエネルギー投与量や投与基質を決定することが重要となる．重症患者や代謝動態への影響が大きい疾患では，患者に過度の負担をかけないで行うことができる呼気ガス分析法を用いて実測することが望ましい．一方で，代謝動態にほとんど影響を及ぼさない疾患では計算から推定したエネルギー必要量が実測値とほぼ一致するので，推定エネルギー必要量を計算によって算出する．

表9 基礎代謝を変動させる疾患

基礎代謝の亢進をきたす疾患	内分泌疾患	甲状腺機能亢進症, クッシング症候群, 副腎機能亢進症
	重症炎症性疾患	急性肺炎, 急性膵炎, 劇症肝炎, 敗血病など
	慢性疾患	肝硬変, 慢性閉塞性肺疾患, 心不全, 本態性高血圧, 貧血
	細胞分裂の亢進	白血病, 悪性腫瘍などを伴う疾患
	手術, 外傷, 火傷, 発熱時	
基礎代謝の低下をきたす疾患	内分泌疾患	甲状腺機能低下症, 副腎機能低下症, 下垂体機能低下症
	ショック時	
	低栄養状態	神経性食思不振症, 栄養失調
	安静	脳血管病変によるベッド上安静など

（ただし, これらは病期, 病態により変化する）
文献11より引用

文　献

1 ）「日本人の食事摂取基準（2020年版）」（厚生労働省「日本人の食事摂取基準」策定検討会報告書）

2 ）健康づくりのための身体活動基準2013 〜生活習慣病予防のために〜（厚生労働省　運動基準・運動指針の改定に関する検討会）

3 ）Black AE, et al：Human energy expenditure in affluent societies:an analysis of 574 doubly-labelled water measurements. Eur J Clin Nutr, 50：72-92, 1996

4 ）Ishikawa-Takata K, et al：Physical activity level in healthy free-living Japanese estimated by doubly labelled water method and International Physical Activity Questionnaire. Eur J Clin Nutr, 62：885-891, 2008

5 ）Ishikawa-Takata K, et al：Use of doubly labeled water to validate a physical activity questionnaire developed for the Japanese population. J Epidemiol, 21：114-121, 2011

6 ）Gallagher D, et al：Organ-tissue mass measurement allows modeling of REE and matabolically active tissue mass. Am J Physiol, 275：E249-E258, 1998

7 ）Mitchell JH & Blomqvist G：Maximal oxygen uptake. N Engl J Med, 284：1018-1022, 1971

8 ）「肥満と脂肪エネルギー代謝－メタボリックシンドロームへの戦略－」（日本栄養・食糧学会／監, 河田照雄, 他／責任編集）, 30, 建帛社, 2008

9 ）「健康・栄養科学シリーズ　基礎栄養学 改訂第4版」（奥 恒行, 柴田克己／編）, 南江堂, 2012

10）田中茂穂：総論　エネルギー消費量とその測定方法. 静脈経腸栄養, 24：1013-1019, 2009

11）「臨床病態栄養学　第2版」（武田英二／著）, 文光堂, 2009

12）「今なぜエネルギー代謝か－生活習慣病予防のために」（細谷憲政／著）, 第一出版, 2000

13）McNeill G：エネルギーの摂取と消費.「ヒューマン・ニュートリション－基礎・食事・臨床－第10版」（細谷憲政, 荒井綜一, 小林修平, 他／監訳）, 25-37, 医歯薬出版, 2004

14）「栄養科学イラストレイテッド　臨床栄養学 基礎編」（本田佳子, 土江節子, 曽根博仁／編）, 羊土社, 2012

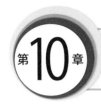

チェック問題

問 題

□ □ **Q1** 基礎代謝の定義，およびそれらに影響を及ぼす因子を述べよ．

□ □ **Q2** 安静時における臓器別エネルギー代謝量の特徴を述べよ．

□ □ **Q3** エネルギー消費量の測定原理を述べよ．

□ □ **Q4** メッツ（METs），身体活動レベル（PAL）の定義を述べよ．

□ □ **Q5** 糖質，脂質，たんぱく質の燃焼比率を求める方法を述べよ．

解答&解説

A1 基礎代謝は体成分の合成・分解，および体温の維持や最低限の臓器の活動を維持するために必要とされるエネルギーである．基礎代謝は，身体組成，性別，年齢，甲状腺ホルモン，外気温によって影響を受ける．

A2 各臓器におけるエネルギー消費量は異なる．1日あたりの安静時のエネルギー消費量が最も大きいのは骨格筋であり，これは身体に占める割合が高いためである．肝臓，脳もエネルギー消費量の高い臓器であるが，脂肪組織は非常に低い．

A3 体内で消費したエネルギーを直接熱エネルギーの形で測定する「直接法」と，呼吸により消費した酸素量と排出した二酸化炭素量，さらに尿中に排泄された窒素量によりエネルギー産生量を推定する「間接法」がある．間接法では，ダグラスバッグに呼気を集積させ，呼気の容積，酸素濃度，二酸化炭素濃度の分析からエネルギー消費量を算出する方法がよく用いられる．

A4 身体活動によるエネルギー消費量は，身体活動の強度と安静時代謝量に比例する．このため，各身体活動によって消費するエネルギー量を算出する際に，各身体活動の強度を座位安静時代謝量の倍数で表すメッツ（METs）という単位が使用される．身体活動レベル（PAL）は，1日のエネルギー消費量を1日あたりの基礎代謝量で除した指標である．食事誘発性熱産生の影響も受けるが，主に身体活動量の指標である．

A5 たんぱく質の燃焼量は，尿中に排泄された窒素量に6.25（窒素−たんぱく質換算係数）を乗じて算出される．このたんぱく質の燃焼により発生した二酸化炭素と消費した酸素量が求まる．糖質と脂質の燃焼割合は，たんぱく質の燃焼に関与していない酸素消費量と二酸化炭素排出量から，非たんぱく質呼吸商の理論より推定する．

本書関連ノート「第10章 エネルギー代謝」でさらに力試しをしてみましょう！

日本人の食事摂取基準 (2020年版)

表1 基準を策定した栄養素と指標[①] (1歳以上)

栄養素		推定平均必要量 (EAR)	推奨量 (RDA)	目安量 (AI)	耐容上限量 (UL)	目標量 (DG)
たんぱく質[②]		○[b]	○[b]	—	—	○[③]
脂質	脂質	—	—	—	—	○[③]
	飽和脂肪酸[④]	—	—	—	—	○[③]
	n-6系脂肪酸	—	—	○	—	—
	n-3系脂肪酸	—	—	○	—	—
	コレステロール[⑤]	—	—	—	—	—
炭水化物	炭水化物	—	—	—	—	○[③]
	食物繊維	—	—	—	—	○
	糖質	—	—	—	—	—
主要栄養素バランス[②]		—	—	—	—	○[③]
ビタミン	脂溶性 ビタミンA	○[a]	○[a]	—	○	—
	ビタミンD[②]	—	—	○	○	—
	ビタミンE	—	—	○	○	—
	ビタミンK	—	—	○	—	—
	水溶性 ビタミンB₁	○[c]	○[c]	—	—	—
	ビタミンB₂	○[c]	○[c]	—	—	—
	ナイアシン	○[a]	○[a]	—	○	—
	ビタミンB₆	○[b]	○[b]	—	○	—
	ビタミンB₁₂	○[a]	○[a]	—	—	—
	葉酸	○[a]	○[a]	—	○[⑦]	—
	パントテン酸	—	—	○	—	—
	ビオチン	—	—	○	—	—
	ビタミンC	○[x]	○[x]	—	—	—
ミネラル	多量 ナトリウム[⑥]	○	—	—	—	○
	カリウム	—	—	○	—	○
	カルシウム	○[b]	○[b]	—	○	—
	マグネシウム	○[b]	○[b]	—	○[⑦]	—
	リン	—	—	○	—	—
	微量 鉄	○	○	—	○	—
	亜鉛	○	○	—	○	—
	銅	○[b]	○[b]	—	○	—
	マンガン	—	—	○	○	—
	ヨウ素	○[a]	○[a]	—	○	—
	セレン	○[a]	○[a]	—	○	—
	クロム	—	—	○	○	—
	モリブデン	○[b]	○[b]	—	○	—

① 一部の年齢区分についてだけ設定した場合も含む
② フレイル予防を図るうえでの留意事項を表の脚注として記載
③ 総エネルギー摂取量に占めるべき割合（％エネルギー）
④ 脂質異常症の重症化予防を目的としたコレステロールの量と，トランス脂肪酸の摂取に関する参考情報を表の脚注として記載
⑤ 脂質異常症の重症化予防を目的とした量を飽和脂肪酸の表の脚注に記載
⑥ 高血圧および慢性腎臓病（CKD）の重症化予防を目的とした量を表の脚注として記載
⑦ 通常の食品以外の食品からの摂取について定めた
ⓐ 集団内の半数の者に不足または欠乏の症状が現れうる摂取量をもって推定平均必要量とした栄養素
ⓑ 集団内の半数の者で体内量が維持される摂取量をもって推定平均必要量とした栄養素
ⓒ 集団内の半数の者で体内量が飽和している摂取量をもって推定平均必要量とした栄養素
ⓧ 上記以外の方法で推定平均必要量が定められた栄養素

表2 参照体位（参照身長，参照体重）[1]

性　別	男　性		女　性[2]	
年齢等	参照身長（cm）	参照体重（kg）	参照身長（cm）	参照体重（kg）
0〜5（月）	61.5	6.3	60.1	5.9
6〜11（月）	71.6	8.8	70.2	8.1
6〜8（月）	69.8	8.4	68.3	7.8
9〜11（月）	73.2	9.1	71.9	8.4
1〜2（歳）	85.8	11.5	84.6	11.0
3〜5（歳）	103.6	16.5	103.2	16.1
6〜7（歳）	119.5	22.2	118.3	21.9
8〜9（歳）	130.4	28.0	130.4	27.4
10〜11（歳）	142.0	35.6	144.0	36.3
12〜14（歳）	160.5	49.0	155.1	47.5
15〜17（歳）	170.1	59.7	157.7	51.9
18〜29（歳）	171.0	64.5	158.0	50.3
30〜49（歳）	171.0	68.1	158.0	53.0
50〜64（歳）	169.0	68.0	155.8	53.8
65〜74（歳）	165.2	65.0	152.0	52.1
75以上（歳）	160.8	59.6	148.0	48.8

[1] 0〜17歳は，日本小児内分泌学会・日本成長学会合同標準値委員会による小児の体格評価に用いる身長，体重の標準値をもとに，年齢区分に応じて，当該月齢および年齢区分の中央時点における中央値を引用した．ただし，公表数値が年齢区分と合致しない場合は，同様の方法で算出した値を用いた．18歳以上は，平成28年国民健康・栄養調査における当該の性および年齢区分における身長・体重の中央値を用いた
[2] 妊婦，授乳婦を除く

表3 目標とするBMIの範囲（18歳以上）[1][2]

年齢（歳）	目標とするBMI（kg/m²）
18〜49	18.5〜24.9
50〜64	20.0〜24.9
65〜74[3]	21.5〜24.9
75以上[3]	21.5〜24.9

[1] 男女共通．あくまでも参考として使用すべきである
[2] 観察疫学研究において報告された総死亡率が最も低かったBMIをもとに，疾患別の発症率とBMIの関連，死因とBMIとの関連，喫煙や疾患の合併によるBMIや死亡リスクへの影響，日本人のBMIの実態に配慮し，総合的に判断し目標とする範囲を設定
[3] 高齢者では，フレイルの予防および生活習慣病の発症予防の両者に配慮する必要があることもふまえ，当面目標とするBMIの範囲を21.5〜24.9 kg/m²とした

表4　参考表：推定エネルギー必要量（kcal/日）

性　別	男　性			女　性		
身体活動レベル[①]	Ⅰ	Ⅱ	Ⅲ	Ⅰ	Ⅱ	Ⅲ
0～5（月）	－	550	－	－	500	－
6～8（月）	－	650	－	－	600	－
9～11（月）	－	700	－	－	650	－
1～2（歳）	－	950	－	－	900	－
3～5（歳）	－	1,300	－	－	1,250	－
6～7（歳）	1,350	1,550	1,750	1,250	1,450	1,650
8～9（歳）	1,600	1,850	2,100	1,500	1,700	1,900
10～11（歳）	1,950	2,250	2,500	1,850	2,100	2,350
12～14（歳）	2,300	2,600	2,900	2,150	2,400	2,700
15～17（歳）	2,500	2,800	3,150	2,050	2,300	2,550
18～29（歳）	2,300	2,650	3,050	1,700	2,000	2,300
30～49（歳）	2,300	2,700	3,050	1,750	2,050	2,350
50～64（歳）	2,200	2,600	2,950	1,650	1,950	2,250
65～74（歳）	2,050	2,400	2,750	1,550	1,850	2,100
75以上（歳）[②]	1,800	2,100	－	1,400	1,650	－
妊婦（付加量）[③]　初期				＋50	＋50	＋50
中期				＋250	＋250	＋250
後期				＋450	＋450	＋450
授乳婦（付加量）				＋350	＋350	＋350

① 身体活動レベルは，低い，ふつう，高いの三つのレベルとして，それぞれⅠ，Ⅱ，Ⅲで示した
② レベルⅡは自立している者，レベルⅠは自宅にいてほとんど外出しない者に相当する．レベルⅠは高齢者施設で自立に近い状態で過ごしている者にも適用できる値である
③ 妊婦個々の体格や妊娠中の体重増加量および胎児の発育状況の評価を行うことが必要である
注1：活用にあたっては，食事摂取状況のアセスメント，体重およびBMIの把握を行い，エネルギーの過不足は，体重の変化またはBMIを用いて評価すること
注2：身体活動レベルⅠの場合，少ないエネルギー消費量に見合った少ないエネルギー摂取量を維持することになるため，健康の保持・増進の観点からは，身体活動量を増加させる必要がある

表5　参照体重における基礎代謝量

性　別	男　性			女　性		
年　齢（歳）	基礎代謝基準値（kcal/kg体重/日）	参照体重（kg）	基礎代謝量（kcal/日）	基礎代謝基準値（kcal/kg体重/日）	参照体重（kg）	基礎代謝量（kcal/日）
1～2	61.0	11.5	700	59.7	11.0	660
3～5	54.8	16.5	900	52.2	16.1	840
6～7	44.3	22.2	980	41.9	21.9	920
8～9	40.8	28.0	1,140	38.3	27.4	1,050
10～11	37.4	35.6	1,330	34.8	36.3	1,260
12～14	31.0	49.0	1,520	29.6	47.5	1,410
15～17	27.0	59.7	1,610	25.3	51.9	1,310
18～29	23.7	64.5	1,530	22.1	50.3	1,110
30～49	22.5	68.1	1,530	21.9	53.0	1,160
50～64	21.8	68.0	1,480	20.7	53.8	1,110
65～74	21.6	65.0	1,400	20.7	52.1	1,080
75以上	21.5	59.6	1,280	20.7	48.8	1,010

表6 身体活動レベル別にみた活動内容と活動時間の代表例

身体活動レベル[①]	低い（Ⅰ）	ふつう（Ⅱ）	高い（Ⅲ）
	1.50（1.40～1.60）	1.75（1.60～1.90）	2.00（1.90～2.20）
日常生活の内容[②]	生活の大部分が座位で，静的な活動が中心の場合	座位中心の仕事だが，職場内での移動や立位での作業・接客等，通勤・買い物での歩行，家事，軽いスポーツ，のいずれかを含む場合	移動や立位の多い仕事への従事者，あるいは，スポーツなど余暇における活発な運動習慣をもっている場合
中程度の強度（3.0～5.9メッツ）の身体活動の1日当たりの合計時間（時間／日）[③]	1.65	2.06	2.53
仕事での1日当たりの合計歩行時間（時間／日）[③]	0.25	0.54	1.00

① 代表値.（　）内はおよその範囲
② Black AE, et al：Eur J Clin Nutr, 50：70-92, 1996, Ishikawa-Takata K, et al：Eur J Clin Nutr, 62：885-891, 2008 を参考に，身体活動レベル（PAL）におよぼす仕事時間中の労作の影響が大きいことを考慮して作成
③ Ishikawa-Takata K, et al：J Epidemiol, 21：114-121, 2011 による

表7 たんぱく質の食事摂取基準（推定平均必要量，推奨量，目安量：g／日，目標量：％エネルギー）

性　別	男　性				女　性			
年齢等	推定平均必要量	推奨量	目安量	目標量[①]	推定平均必要量	推奨量	目安量	目標量[①]
0～5（月）	－	－	10	－	－	－	10	－
6～8（月）	－	－	15	－	－	－	15	－
9～11（月）	－	－	25	－	－	－	25	－
1～2（歳）	15	20	－	13～20	15	20	－	13～20
3～5（歳）	20	25	－	13～20	20	25	－	13～20
6～7（歳）	25	30	－	13～20	25	30	－	13～20
8～9（歳）	30	40	－	13～20	30	40	－	13～20
10～11（歳）	40	45	－	13～20	40	50	－	13～20
12～14（歳）	50	60	－	13～20	45	55	－	13～20
15～17（歳）	50	65	－	13～20	45	55	－	13～20
18～29（歳）	50	65	－	13～20	40	50	－	13～20
30～49（歳）	50	65	－	13～20	40	50	－	13～20
50～64（歳）	50	65	－	14～20	40	50	－	14～20
65～74（歳）[②]	50	60	－	15～20	40	50	－	15～20
75以上（歳）[②]	50	60	－	15～20	40	50	－	15～20
妊婦（付加量）初期					＋0	＋0	－	－[③]
中期					＋5	＋5	－	－[③]
後期					＋20	＋25	－	－[④]
授乳婦（付加量）					＋15	＋20	－	－[④]

① 範囲に関しては，おおむねの値を示したものであり，弾力的に運用すること
② 65歳以上の高齢者について，フレイル予防を目的とした量を定めることは難しいが，身長・体重が参照体位に比べて小さい者や，特に75歳以上であって加齢に伴い身体活動量が大きく低下した者など，必要エネルギー摂取量が低い者では，下限が推奨量を下回る場合がありうる．この場合でも，下限は推奨量以上とすることが望ましい
③ 妊婦（初期・中期）の目標量は，13～20％エネルギーとした
④ 妊婦（後期）および授乳婦の目標量は，15～20％エネルギーとした

表8 炭水化物の食事摂取基準

性　別	炭水化物（％エネルギー）		食物繊維（g/日）	
	男　性	女　性	男　性	女　性
年齢等	目標量[1][2]	目標量[1][2]	目標量	目標量
0～5（月）	－	－	－	－
6～11（月）	－	－	－	－
1～2（歳）	50～65	50～65	－	－
3～5（歳）	50～65	50～65	8以上	8以上
6～7（歳）	50～65	50～65	10以上	10以上
8～9（歳）	50～65	50～65	11以上	11以上
10～11（歳）	50～65	50～65	13以上	13以上
12～14（歳）	50～65	50～65	17以上	17以上
15～17（歳）	50～65	50～65	19以上	18以上
18～29（歳）	50～65	50～65	21以上	18以上
30～49（歳）	50～65	50～65	21以上	18以上
50～64（歳）	50～65	50～65	21以上	18以上
65～74（歳）	50～65	50～65	20以上	17以上
75以上（歳）	50～65	50～65	20以上	17以上
妊　婦		50～65		18以上
授乳婦		50～65		18以上

① 範囲に関しては，おおむねの値を示したものである
② アルコールを含む．ただし，アルコールの摂取を勧めるものではない

表9 脂質の食事摂取基準

性　別	脂質（％エネルギー）			
	男　性		女　性	
年齢等	目安量	目標量[1]	目安量	目標量[1]
0～5（月）	50	－	50	－
6～11（月）	40	－	40	－
1～2（歳）	－	20～30	－	20～30
3～5（歳）	－	20～30	－	20～30
6～7（歳）	－	20～30	－	20～30
8～9（歳）	－	20～30	－	20～30
10～11（歳）	－	20～30	－	20～30
12～14（歳）	－	20～30	－	20～30
15～17（歳）	－	20～30	－	20～30
18～29（歳）	－	20～30	－	20～30
30～49（歳）	－	20～30	－	20～30
50～64（歳）	－	20～30	－	20～30
65～74（歳）	－	20～30	－	20～30
75以上（歳）	－	20～30	－	20～30
妊　婦			－	20～30
授乳婦			－	20～30

① 範囲に関しては，おおむねの値を示したものである

（表9つづき）

性　別	飽和脂肪酸（％エネルギー）[①②]		
年齢等	男　性		女　性
	目標量		目標量
0～5（月）	―		―
6～11（月）	―		―
1～2（歳）	―		―
3～5（歳）	10以下		10以下
6～7（歳）	10以下		10以下
8～9（歳）	10以下		10以下
10～11（歳）	10以下		10以下
12～14（歳）	10以下		10以下
15～17（歳）	8以下		8以下
18～29（歳）	7以下		7以下
30～49（歳）	7以下		7以下
50～64（歳）	7以下		7以下
65～74（歳）	7以下		7以下
75以上（歳）	7以下		7以下
妊　婦			7以下
授乳婦			7以下

① 飽和脂肪酸と同じく，脂質異常症および循環器疾患に関与する栄養素としてコレステロールがある．コレステロールに目標量は設定しないが，これは許容される摂取量に上限が存在しないことを保証するものではない．また，脂質異常症の重症化予防の目的からは，200 mg/日未満に留めることが望ましい

② 飽和脂肪酸と同じく，冠動脈疾患に関与する栄養素としてトランス脂肪酸がある．日本人の大多数は，トランス脂肪酸に関する世界保健機関（WHO）の目標（1％エネルギー未満）を下回っており，トランス脂肪酸の摂取による健康への影響は，飽和脂肪酸の摂取によるものと比べて小さいと考えられる．ただし，脂質に偏った食事をしている者では，留意する必要がある．トランス脂肪酸は人体にとって不可欠な栄養素ではなく，健康の保持・増進を図るうえで積極的な摂取は勧められないことから，その摂取量は1％エネルギー未満に留めることが望ましく，1％エネルギー未満でもできるだけ低く留めることが望ましい

性　別	n–6系脂肪酸（g/日）		n–3系脂肪酸（g/日）	
	男　性	女　性	男　性	女　性
年齢等	目安量	目安量	目安量	目安量
0～5（月）	4	4	0.9	0.9
6～11（月）	4	4	0.8	0.8
1～2（歳）	4	4	0.7	0.8
3～5（歳）	6	6	1.1	1.0
6～7（歳）	8	7	1.5	1.3
8～9（歳）	8	7	1.5	1.3
10～11（歳）	10	8	1.6	1.6
12～14（歳）	11	9	1.9	1.6
15～17（歳）	13	9	2.1	1.6
18～29（歳）	11	8	2.0	1.6
30～49（歳）	10	8	2.0	1.6
50～64（歳）	10	8	2.2	1.9
65～74（歳）	9	8	2.2	2.0
75以上（歳）	8	7	2.1	1.8
妊　婦		9		1.6
授乳婦		10		1.8

表10 脂溶性ビタミンの食事摂取基準

性　別	ビタミンA（μgRAE/日）[1]							
	男　性				女　性			
年齢等	推定平均必要量[2]	推奨量[2]	目安量[3]	耐容上限量[3]	推定平均必要量[2]	推奨量[2]	目安量[3]	耐容上限量[3]
0～5（月）	－	－	300	600	－	－	300	600
6～11（月）	－	－	400	600	－	－	400	600
1～2（歳）	300	400	－	600	250	350	－	600
3～5（歳）	350	450	－	700	350	500	－	850
6～7（歳）	300	400	－	950	300	400	－	1,200
8～9（歳）	350	500	－	1,200	350	500	－	1,500
10～11（歳）	450	600	－	1,500	400	600	－	1,900
12～14（歳）	550	800	－	2,100	500	700	－	2,500
15～17（歳）	650	900	－	2,500	500	650	－	2,800
18～29（歳）	600	850	－	2,700	450	650	－	2,700
30～49（歳）	650	900	－	2,700	500	700	－	2,700
50～64（歳）	650	900	－	2,700	500	700	－	2,700
65～74（歳）	600	850	－	2,700	500	700	－	2,700
75以上（歳）	550	800	－	2,700	450	650	－	2,700
妊婦（付加量）初期					＋0	＋0		
中期					＋0	＋0		
後期					＋60	＋80		
授乳婦（付加量）					＋300	＋450	－	－

① レチノール活性当量（μgRAE）
　＝レチノール（μg）＋β-カロテン（μg）×1/12＋α-カロテン（μg）×1/24
　　＋β-クリプトキサンチン（μg）×1/24＋その他のプロビタミンAカロテノイド（μg）×1/24
② プロビタミンAカロテノイドを含む
③ プロビタミンAカロテノイドを含まない

性　別	ビタミンD（μg/日）[1]				ビタミンE（mg/日）[2]				ビタミンK（μg/日）	
	男　性		女　性		男　性		女　性		男　性	女　性
年齢等	目安量	耐容上限量	目安量	耐容上限量	目安量	耐容上限量	目安量	耐容上限量	目安量	目安量
0～5（月）	5.0	25	5.0	25	3.0	－	3.0	－	4	4
6～11（月）	5.0	25	5.0	25	4.0	－	4.0	－	7	7
1～2（歳）	3.0	20	3.5	20	3.0	150	3.0	150	50	60
3～5（歳）	3.5	30	4.0	30	4.0	200	4.0	200	60	70
6～7（歳）	4.5	30	5.0	30	5.0	300	5.0	300	80	90
8～9（歳）	5.0	40	6.0	40	5.0	350	5.0	350	90	110
10～11（歳）	6.5	60	8.0	60	5.5	450	5.5	450	110	140
12～14（歳）	8.0	80	9.5	80	6.5	650	6.0	600	140	170
15～17（歳）	9.0	90	8.5	90	7.0	750	5.5	650	160	150
18～29（歳）	8.5	100	8.5	100	6.0	850	5.0	650	150	150
30～49（歳）	8.5	100	8.5	100	6.0	900	5.5	700	150	150
50～64（歳）	8.5	100	8.5	100	7.0	850	6.0	700	150	150
65～74（歳）	8.5	100	8.5	100	7.0	850	6.5	650	150	150
75以上（歳）	8.5	100	8.5	100	6.5	750	6.5	650	150	150
妊婦			8.5	－			6.5	－		150
授乳婦			8.5	－			7.0	－		150

① 日照により皮膚でビタミンDが産生されることをふまえ，フレイル予防を図る者はもとより，全年齢区分を通じて，日常生活において可能な範囲内での適度な日光浴を心がけるとともに，ビタミンDの摂取については，日照時間を考慮に入れることが重要である
② α-トコフェロールについて算定した．α-トコフェロール以外のビタミンEは含んでいない

表11 水溶性ビタミンの食事摂取基準

	ビタミンB₁ (mg/ 日)①②						ビタミンB₂ (mg/ 日)③					
性 別	男 性			女 性			男 性			女 性		
年齢等	推定平均必要量	推奨量	目安量	推定平均必要量	推奨量	目安量	推定平均必要量	推奨量	目安量	推定平均必要量	推奨量	目安量
0～5 (月)	−	−	0.1	−	−	0.1	−	−	0.3	−	−	0.3
6～11 (月)	−	−	0.2	−	−	0.2	−	−	0.4	−	−	0.4
1～2 (歳)	0.4	0.5	−	0.4	0.5	−	0.5	0.6	−	0.5	0.5	−
3～5 (歳)	0.6	0.7	−	0.6	0.7	−	0.7	0.8	−	0.6	0.8	−
6～7 (歳)	0.7	0.8	−	0.7	0.8	−	0.8	0.9	−	0.7	0.9	−
8～9 (歳)	0.8	1.0	−	0.8	0.9	−	0.9	1.1	−	0.9	1.0	−
10～11 (歳)	1.0	1.2	−	0.9	1.1	−	1.1	1.4	−	1.0	1.3	−
12～14 (歳)	1.2	1.4	−	1.1	1.3	−	1.3	1.6	−	1.2	1.4	−
15～17 (歳)	1.3	1.5	−	1.0	1.2	−	1.4	1.7	−	1.2	1.4	−
18～29 (歳)	1.2	1.4	−	0.9	1.1	−	1.3	1.6	−	1.0	1.2	−
30～49 (歳)	1.2	1.4	−	0.9	1.1	−	1.3	1.6	−	1.0	1.2	−
50～64 (歳)	1.1	1.3	−	0.9	1.1	−	1.2	1.5	−	1.0	1.2	−
65～74 (歳)	1.1	1.3	−	0.9	1.1	−	1.2	1.5	−	1.0	1.2	−
75以上 (歳)	1.0	1.2	−	0.8	0.9	−	1.1	1.3	−	0.9	1.0	−
妊 婦 (付加量)				＋0.2	＋0.2	−				＋0.2	＋0.3	−
授乳婦 (付加量)				＋0.2	＋0.2	−				＋0.5	＋0.6	−

① チアミン塩化物塩酸塩（分子量＝337.3）の重量として示した
② 身体活動レベルⅡの推定エネルギー必要量を用いて算定した
特記事項：推定平均必要量は，ビタミンB₁の欠乏症である脚気を予防するに足る最小必要量からではなく，尿中にビタミンB₁の排泄量が増大しはじめる摂取量（体内飽和量）から算定
③ 身体活動レベルⅡの推定エネルギー必要量を用いて算定した
特記事項：推定平均必要量は，ビタミンB₂の欠乏症である口唇炎，口角炎，舌炎などの皮膚炎を予防するに足る最小量からではなく，尿中にビタミンB₂の排泄量が増大しはじめる摂取量（体内飽和量）から算定

	ナイアシン (mgNE/ 日)①②							
性 別	男 性				女 性			
年齢等	推定平均必要量	推奨量	目安量	耐容上限量③	推定平均必要量	推奨量	目安量	耐容上限量③
0～5 (月)④	−	−	2	−	−	−	2	−
6～11 (月)	−	−	3	−	−	−	3	−
1～2 (歳)	5	6	−	60 (15)	4	5	−	60 (15)
3～5 (歳)	6	8	−	80 (20)	6	7	−	80 (20)
6～7 (歳)	7	9	−	100 (30)	7	8	−	100 (30)
8～9 (歳)	9	11	−	150 (35)	8	10	−	150 (35)
10～11 (歳)	11	13	−	200 (45)	10	10	−	150 (45)
12～14 (歳)	12	15	−	250 (60)	12	14	−	250 (60)
15～17 (歳)	14	17	−	300 (70)	11	13	−	250 (65)
18～29 (歳)	13	15	−	300 (80)	9	11	−	250 (65)
30～49 (歳)	13	15	−	350 (85)	10	12	−	250 (65)
50～64 (歳)	12	14	−	350 (85)	9	11	−	250 (65)
65～74 (歳)	12	14	−	300 (80)	9	11	−	250 (65)
75以上 (歳)	11	13	−	300 (75)	9	10	−	250 (60)
妊 婦 (付加量)					＋0	＋0	−	−
授乳婦 (付加量)					＋3	＋3	−	−

① ナイアシン当量（NE）＝ナイアシン＋1/60 トリプトファンで示した
② 身体活動レベルⅡの推定エネルギー必要量を用いて算定した
③ ニコチンアミドの重量（mg/ 日），（ ）内はニコチン酸の重量（mg/ 日）
④ 単位はmg/ 日

（表11つづき）

性　別	ビタミンB6 (mg/日)[1]								ビタミンB12 (µg/日)[3]					
	男　性				女　性				男　性			女　性		
年齢等	推定平均必要量	推奨量	目安量	耐容上限量[2]	推定平均必要量	推奨量	目安量	耐容上限量[2]	推定平均必要量	推奨量	目安量	推定平均必要量	推奨量	目安量
0〜5（月）	−	−	0.2	−	−	−	0.2	−	−	−	0.4	−	−	0.4
6〜11（月）	−	−	0.3	−	−	−	0.3	−	−	−	0.5	−	−	0.5
1〜2（歳）	0.4	0.5	−	10	0.4	0.5	−	10	0.8	0.9	−	0.8	0.9	−
3〜5（歳）	0.5	0.6	−	15	0.5	0.6	−	15	0.9	1.1	−	0.9	1.1	−
6〜7（歳）	0.7	0.8	−	20	0.6	0.7	−	20	1.1	1.3	−	1.1	1.3	−
8〜9（歳）	0.8	0.9	−	25	0.8	0.9	−	25	1.3	1.6	−	1.3	1.6	−
10〜11（歳）	1.0	1.1	−	30	1.0	1.1	−	30	1.6	1.9	−	1.6	1.9	−
12〜14（歳）	1.2	1.4	−	40	1.0	1.3	−	40	2.0	2.4	−	2.0	2.4	−
15〜17（歳）	1.2	1.5	−	50	1.0	1.3	−	45	2.0	2.4	−	2.0	2.4	−
18〜29（歳）	1.1	1.4	−	55	1.0	1.1	−	45	2.0	2.4	−	2.0	2.4	−
30〜49（歳）	1.1	1.4	−	60	1.0	1.1	−	45	2.0	2.4	−	2.0	2.4	−
50〜64（歳）	1.1	1.4	−	55	1.0	1.1	−	45	2.0	2.4	−	2.0	2.4	−
65〜74（歳）	1.1	1.4	−	50	1.0	1.1	−	40	2.0	2.4	−	2.0	2.4	−
75以上（歳）	1.1	1.4	−	50	1.0	1.1	−	40	2.0	2.4	−	2.0	2.4	−
妊　婦（付加量）					＋0.2	＋0.2	−	−				＋0.3	＋0.4	−
授乳婦（付加量）					＋0.3	＋0.3	−	−				＋0.7	＋0.8	−

① たんぱく質の推奨量を用いて算定した（妊婦・授乳婦の付加量は除く）
② ピリドキシン（分子量＝169.2）の重量として示した
③ シアノコバラミン（分子量＝1,355.37）の重量として示した

葉酸（µg/日）[1]								
性　別	男　性				女　性			
年齢等	推定平均必要量	推奨量	目安量	耐容上限量[2]	推定平均必要量	推奨量	目安量	耐容上限量[2]
0〜5（月）	−	−	40	−	−	−	40	−
6〜11（月）	−	−	60	−	−	−	60	−
1〜2（歳）	80	90	−	200	90	90	−	200
3〜5（歳）	90	110	−	300	90	110	−	300
6〜7（歳）	110	140	−	400	110	140	−	400
8〜9（歳）	130	160	−	500	130	160	−	500
10〜11（歳）	160	190	−	700	160	190	−	700
12〜14（歳）	200	240	−	900	200	240	−	900
15〜17（歳）	220	240	−	900	200	240	−	900
18〜29（歳）	200	240	−	900	200	240	−	900
30〜49（歳）	200	240	−	1,000	200	240	−	1,000
50〜64（歳）	200	240	−	1,000	200	240	−	1,000
65〜74（歳）	200	240	−	900	200	240	−	900
75以上（歳）	200	240	−	900	200	240	−	900
妊　婦（付加量）[3][4]					＋200	＋240	−	−
授乳婦（付加量）					＋80	＋100	−	−

① プテロイルモノグルタミン酸（分子量＝441.40）の重量として示した
② 通常の食品以外の食品に含まれる葉酸（狭義の葉酸）に適用する
③ 妊娠を計画している女性，妊娠の可能性がある女性および妊娠初期の妊婦は，胎児の神経管閉鎖障害のリスク低減のために，通常の食品以外の食品に含まれる葉酸（狭義の葉酸）を400µg/日摂取することが望まれる
④ 付加量は，中期および後期にのみ設定した

(表11つづき)

| 性別 | パントテン酸 (mg/日) | | ビオチン (μg/日) | | ビタミンC (mg/日)[1] | | | | | |
| | 男性 | 女性 | 男性 | 女性 | 男性 | | | 女性 | | |
年齢等	目安量	目安量	目安量	目安量	推定平均必要量	推奨量	目安量	推定平均必要量	推奨量	目安量
0～5（月）	4	4	4	4	—	—	40	—	—	40
6～11（月）	5	5	5	5	—	—	40	—	—	40
1～2（歳）	3	4	20	20	35	40	—	35	40	—
3～5（歳）	4	4	20	20	40	50	—	40	50	—
6～7（歳）	5	5	30	30	50	60	—	50	60	—
8～9（歳）	6	5	30	30	60	70	—	60	70	—
10～11（歳）	6	6	40	40	70	85	—	70	85	—
12～14（歳）	7	6	50	50	85	100	—	85	100	—
15～17（歳）	7	6	50	50	85	100	—	85	100	—
18～29（歳）	5	5	50	50	85	100	—	85	100	—
30～49（歳）	5	5	50	50	85	100	—	85	100	—
50～64（歳）	6	5	50	50	85	100	—	85	100	—
65～74（歳）	6	5	50	50	80	100	—	80	100	—
75以上（歳）	6	5	50	50	80	100	—	80	100	—
妊婦		5		50				+10	+10	—
授乳婦		6		50				+40	+45	—

[1] L–アスコルビン酸（分子量＝176.12）の重量で示した．特記事項：推定平均必要量は，ビタミンCの欠乏症である壊血病を予防するに足る最小量からではなく，心臓血管系の疾病予防効果および抗酸化作用の観点から算定
※ ビタミンCの妊婦と授乳婦の数値は付加量を示す

表12　多量ミネラルの食事摂取基準

| 性別 | ナトリウム〔mg/日，（　）は食塩相当量［g/日]〕[1] | | | | | | カリウム （mg/日） | | | |
| | 男性 | | | 女性 | | | 男性 | | 女性 | |
年齢等	推定平均必要量	目安量	目標量	推定平均必要量	目安量	目標量	目安量	目標量	目安量	目標量
0～5（月）	—	100 (0.3)	—	—	100 (0.3)	—	400	—	400	—
6～11（月）	—	600 (1.5)	—	—	600 (1.5)	—	700	—	700	—
1～2（歳）	—	—	(3.0未満)	—	—	(3.0未満)	900	—	900	—
3～5（歳）	—	—	(3.5未満)	—	—	(3.5未満)	1,000	1,400以上	1,000	1,400以上
6～7（歳）	—	—	(4.5未満)	—	—	(4.5未満)	1,300	1,800以上	1,200	1,800以上
8～9（歳）	—	—	(5.0未満)	—	—	(5.0未満)	1,500	2,000以上	1,500	2,000以上
10～11（歳）	—	—	(6.0未満)	—	—	(6.0未満)	1,800	2,200以上	1,800	2,000以上
12～14（歳）	—	—	(7.0未満)	—	—	(6.5未満)	2,300	2,400以上	1,900	2,400以上
15～17（歳）	—	—	(7.5未満)	—	—	(6.5未満)	2,700	3,000以上	2,000	2,600以上
18～29（歳）	600 (1.5)	—	(7.5未満)	600 (1.5)	—	(6.5未満)	2,500	3,000以上	2,000	2,600以上
30～49（歳）	600 (1.5)	—	(7.5未満)	600 (1.5)	—	(6.5未満)	2,500	3,000以上	2,000	2,600以上
50～64（歳）	600 (1.5)	—	(7.5未満)	600 (1.5)	—	(6.5未満)	2,500	3,000以上	2,000	2,600以上
65～74（歳）	600 (1.5)	—	(7.5未満)	600 (1.5)	—	(6.5未満)	2,500	3,000以上	2,000	2,600以上
75以上（歳）	600 (1.5)	—	(7.5未満)	600 (1.5)	—	(6.5未満)	2,500	3,000以上	2,000	2,600以上
妊婦				600 (1.5)	—	(6.5未満)			2,000	2,600以上
授乳婦				600 (1.5)	—	(6.5未満)			2,200	2,600以上

[1] 高血圧および慢性腎臓病（CKD）の重症化予防のための食塩相当量の量は，男女とも6.0 g/日未満とした

（表12つづき）

性別	男性				女性			
カルシウム（mg/日）								
年齢等	推定平均必要量	推奨量	目安量	耐容上限量	推定平均必要量	推奨量	目安量	耐容上限量
0～5（月）	－	－	200	－	－	－	200	－
6～11（月）	－	－	250	－	－	－	250	－
1～2（歳）	350	450	－	－	350	400	－	－
3～5（歳）	500	600	－	－	450	550	－	－
6～7（歳）	500	600	－	－	450	550	－	－
8～9（歳）	550	650	－	－	600	750	－	－
10～11（歳）	600	700	－	－	600	750	－	－
12～14（歳）	850	1,000	－	－	700	800	－	－
15～17（歳）	650	800	－	－	550	650	－	－
18～29（歳）	650	800	－	2,500	550	650	－	2,500
30～49（歳）	600	750	－	2,500	550	650	－	2,500
50～64（歳）	600	750	－	2,500	550	650	－	2,500
65～74（歳）	600	750	－	2,500	550	650	－	2,500
75以上（歳）	600	700	－	2,500	500	600	－	2,500
妊婦（付加量）					＋0	＋0	－	－
授乳婦（付加量）					＋0	＋0	－	－

性別	男性				女性			
マグネシウム（mg/日）								
年齢等	推定平均必要量	推奨量	目安量	耐容上限量[1]	推定平均必要量	推奨量	目安量	耐容上限量[1]
0～5（月）	－	－	20	－	－	－	20	－
6～11（月）	－	－	60	－	－	－	60	－
1～2（歳）	60	70	－	－	60	70	－	－
3～5（歳）	80	100	－	－	80	100	－	－
6～7（歳）	110	130	－	－	110	130	－	－
8～9（歳）	140	170	－	－	140	160	－	－
10～11（歳）	180	210	－	－	180	220	－	－
12～14（歳）	250	290	－	－	240	290	－	－
15～17（歳）	300	360	－	－	260	310	－	－
18～29（歳）	280	340	－	－	230	270	－	－
30～49（歳）	310	370	－	－	240	290	－	－
50～64（歳）	310	370	－	－	240	290	－	－
65～74（歳）	290	350	－	－	230	280	－	－
75以上（歳）	270	320	－	－	220	260	－	－
妊婦（付加量）					＋30	＋40	－	－
授乳婦（付加量）					＋0	＋0	－	－

[1] 通常の食品以外からの摂取量の耐容上限量は，成人の場合350 mg/日，小児では5 mg/kg体重/日とした．それ以外の通常の食品からの摂取の場合，耐容上限量は設定しない

（表12つづき）

性 別	男 性		女 性	
	リン（mg/日）			
年齢等	目安量	耐容上限量	目安量	耐容上限量
0〜5（月）	120	−	120	−
6〜11（月）	260	−	260	−
1〜2（歳）	500	−	500	−
3〜5（歳）	700	−	700	−
6〜7（歳）	900	−	800	−
8〜9（歳）	1,000	−	1,000	−
10〜11（歳）	1,100	−	1,000	−
12〜14（歳）	1,200	−	1,000	−
15〜17（歳）	1,200	−	900	−
18〜29（歳）	1,000	3,000	800	3,000
30〜49（歳）	1,000	3,000	800	3,000
50〜64（歳）	1,000	3,000	800	3,000
65〜74（歳）	1,000	3,000	800	3,000
75以上（歳）	1,000	3,000	800	3,000
妊　婦			800	−
授乳婦			800	−

表13 **微量ミネラルの食事摂取基準**

性 別	男 性				女 性					
	鉄（mg/日）									
					月経なし		月経あり			
年齢等	推定平均必要量	推奨量	目安量	耐容上限量	推定平均必要量	推奨量	推定平均必要量	推奨量	目安量	耐容上限量
0〜5（月）	−	−	0.5	−	−	−	−	−	0.5	−
6〜11（月）	3.5	5.0	−	−	3.5	4.5	−	−	−	−
1〜2（歳）	3.0	4.5	−	25	3.0	4.5	−	−	−	20
3〜5（歳）	4.0	5.5	−	25	4.0	5.5	−	−	−	25
6〜7（歳）	5.0	5.5	−	30	4.5	5.5	−	−	−	30
8〜9（歳）	6.0	7.0	−	35	6.0	7.5	−	−	−	35
10〜11（歳）	7.0	8.5	−	35	7.0	8.5	10.0	12.0	−	35
12〜14（歳）	8.0	10.0	−	40	7.0	8.5	10.0	12.0	−	40
15〜17（歳）	8.0	10.0	−	50	5.5	7.0	8.5	10.5	−	40
18〜29（歳）	6.5	7.5	−	50	5.5	6.5	8.5	10.5	−	40
30〜49（歳）	6.5	7.5	−	50	5.5	6.5	9.0	10.5	−	40
50〜64（歳）	6.5	7.5	−	50	5.5	6.5	9.0	11.0	−	40
65〜74（歳）	6.0	7.5	−	50	5.0	6.0	−	−	−	40
75以上（歳）	6.0	7.0	−	50	5.0	6.0	−	−	−	40
妊婦（付加量）										
初期					＋2.0	＋2.5	−	−	−	−
中期・後期					＋8.0	＋9.5	−	−	−	−
授乳婦（付加量）					＋2.0	＋2.5	−	−	−	−

（表13つづき）

亜鉛（mg/日）								
性　別	男　性				女　性			
年齢等	推定平均必要量	推奨量	目安量	耐容上限量	推定平均必要量	推奨量	目安量	耐容上限量
0〜5（月）	−	−	2	−	−	−	2	−
6〜11（月）	−	−	3	−	−	−	3	−
1〜2（歳）	3	3	−	−	2	3	−	−
3〜5（歳）	3	4	−	−	3	3	−	−
6〜7（歳）	4	5	−	−	3	4	−	−
8〜9（歳）	5	6	−	−	4	5	−	−
10〜11（歳）	6	7	−	−	5	6	−	−
12〜14（歳）	9	10	−	−	7	8	−	−
15〜17（歳）	10	12	−	−	7	8	−	−
18〜29（歳）	9	11	−	40	7	8	−	35
30〜49（歳）	9	11	−	45	7	8	−	35
50〜64（歳）	9	11	−	45	7	8	−	35
65〜74（歳）	9	11	−	40	7	8	−	35
75以上（歳）	9	10	−	40	6	8	−	30
妊　婦（付加量）					＋1	＋2	−	−
授乳婦（付加量）					＋3	＋4	−	−

銅（mg/日）								
性　別	男　性				女　性			
年齢等	推定平均必要量	推奨量	目安量	耐容上限量	推定平均必要量	推奨量	目安量	耐容上限量
0〜5（月）	−	−	0.3	−	−	−	0.3	−
6〜11（月）	−	−	0.3	−	−	−	0.3	−
1〜2（歳）	0.3	0.3	−	−	0.2	0.3	−	−
3〜5（歳）	0.3	0.4	−	−	0.3	0.3	−	−
6〜7（歳）	0.4	0.4	−	−	0.4	0.4	−	−
8〜9（歳）	0.4	0.5	−	−	0.4	0.5	−	−
10〜11（歳）	0.5	0.6	−	−	0.5	0.6	−	−
12〜14（歳）	0.7	0.8	−	−	0.6	0.8	−	−
15〜17（歳）	0.8	0.9	−	−	0.6	0.7	−	−
18〜29（歳）	0.7	0.9	−	7	0.6	0.7	−	7
30〜49（歳）	0.7	0.9	−	7	0.6	0.7	−	7
50〜64（歳）	0.7	0.9	−	7	0.6	0.7	−	7
65〜74（歳）	0.7	0.9	−	7	0.6	0.7	−	7
75以上（歳）	0.7	0.8	−	7	0.6	0.7	−	7
妊　婦（付加量）					＋0.1	＋0.1	−	−
授乳婦（付加量）					＋0.5	＋0.6	−	−

(表13つづき)

	マンガン（mg/日）				
性　別	男　性		女　性		
年齢等	目安量	耐容上限量	目安量	耐容上限量	
0〜5（月）	0.01	−	0.01	−	
6〜11（月）	0.5	−	0.5	−	
1〜2（歳）	1.5	−	1.5	−	
3〜5（歳）	1.5	−	1.5	−	
6〜7（歳）	2.0	−	2.0	−	
8〜9（歳）	2.5	−	2.5	−	
10〜11（歳）	3.0	−	3.0	−	
12〜14（歳）	4.0	−	4.0	−	
15〜17（歳）	4.5	−	3.5	−	
18〜29（歳）	4.0	11	3.5	11	
30〜49（歳）	4.0	11	3.5	11	
50〜64（歳）	4.0	11	3.5	11	
65〜74（歳）	4.0	11	3.5	11	
75以上（歳）	4.0	11	3.5	11	
妊　婦			3.5	−	
授乳婦			3.5	−	

	ヨウ素（μg/日）							
性　別	男　性				女　性			
年齢等	推定平均必要量	推奨量	目安量	耐容上限量	推定平均必要量	推奨量	目安量	耐容上限量
0〜5（月）	−	−	100	250	−	−	100	250
6〜11（月）	−	−	130	250	−	−	130	250
1〜2（歳）	35	50	−	300	35	50	−	300
3〜5（歳）	45	60	−	400	45	60	−	400
6〜7（歳）	55	75	−	550	55	75	−	550
8〜9（歳）	65	90	−	700	65	90	−	700
10〜11（歳）	80	110	−	900	80	110	−	900
12〜14（歳）	95	140	−	2,000	95	140	−	2,000
15〜17（歳）	100	140	−	3,000	100	140	−	3,000
18〜29（歳）	95	130	−	3,000	95	130	−	3,000
30〜49（歳）	95	130	−	3,000	95	130	−	3,000
50〜64（歳）	95	130	−	3,000	95	130	−	3,000
65〜74（歳）	95	130	−	3,000	95	130	−	3,000
75以上（歳）	95	130	−	3,000	95	130	−	3,000
妊　婦（付加量）					＋75	＋110	−	−[1]
授乳婦（付加量）					＋100	＋140	−	−[1]

[1] 妊婦および授乳婦の耐容上限量は，2,000μg/日とした

（表13つづき）

	セレン（μg/日）							
性　別	男　性				女　性			
年齢等	推定平均必要量	推奨量	目安量	耐容上限量	推定平均必要量	推奨量	目安量	耐容上限量
0～5（月）	−	−	15	−	−	−	15	−
6～11（月）	−	−	15	−	−	−	15	−
1～2（歳）	10	10	−	100	10	10	−	100
3～5（歳）	10	15	−	100	10	10	−	100
6～7（歳）	15	15	−	150	15	15	−	150
8～9（歳）	15	20	−	200	15	20	−	200
10～11（歳）	20	25	−	250	20	25	−	250
12～14（歳）	25	30	−	350	25	30	−	300
15～17（歳）	30	35	−	400	20	25	−	350
18～29（歳）	25	30	−	450	20	25	−	350
30～49（歳）	25	30	−	450	20	25	−	350
50～64（歳）	25	30	−	450	20	25	−	350
65～74（歳）	25	30	−	450	20	25	−	350
75以上（歳）	25	30	−	400	20	25	−	350
妊　婦（付加量）					＋5	＋5	−	−
授乳婦（付加量）					＋15	＋20	−	−

	クロム（μg/日）				モリブデン（μg/日）							
性　別	男　性		女　性		男　性				女　性			
年齢等	目安量	耐容上限量	目安量	耐容上限量	推定平均必要量	推奨量	目安量	耐容上限量	推定平均必要量	推奨量	目安量	耐容上限量
0～5（月）	0.8	−	0.8	−	−	−	2	−	−	−	2	−
6～11（月）	1.0	−	1.0	−	−	−	5	−	−	−	5	−
1～2（歳）	−	−	−	−	10	10	−	−	10	10	−	−
3～5（歳）	−	−	−	−	10	10	−	−	10	10	−	−
6～7（歳）	−	−	−	−	10	15	−	−	10	15	−	−
8～9（歳）	−	−	−	−	15	20	−	−	15	15	−	−
10～11（歳）	−	−	−	−	15	20	−	−	15	20	−	−
12～14（歳）	−	−	−	−	20	25	−	−	20	25	−	−
15～17（歳）	−	−	−	−	25	30	−	−	20	25	−	−
18～29（歳）	10	500	10	500	20	30	−	600	20	25	−	500
30～49（歳）	10	500	10	500	25	30	−	600	20	25	−	500
50～64（歳）	10	500	10	500	25	30	−	600	20	25	−	500
65～74（歳）	10	500	10	500	20	30	−	600	20	25	−	500
75以上（歳）	10	500	10	500	20	25	−	600	20	25	−	500
妊　婦			10	−					＋0	＋0	−	−
授乳婦			10	−					＋3	＋3	−	−

※ モリブデンの妊婦と授乳婦の数値は付加量を示す

栄養科学イラストレイテッド シリーズ

シリーズの特徴
B5判

● 国試ガイドラインに準拠！基礎からよくわかるオールカラーの教科書
● 章の冒頭にポイントと概略図を明示. 最初に概要が理解できる！
● 章末コラムでは, 学んだ内容を実践でどう活かすかがイメージできる！

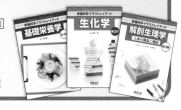

■ 編者プロフィール

田地 陽一（たち よういち）東京家政大学栄養生理学研究室 教授　医学博士

茨城県水戸市出身．東京学芸大学教育学部卒業．同大学大学院修士課程教育学研究科修了，筑波大学大学院博士課程医学研究科修了．大阪歯科大学薬理学講座助手，戸板女子短期大学食物栄養科専任講師・助教授，鎌倉女子大学家政学部管理栄養学科准教授，東京家政大学栄養生理学研究室准教授などを経て2019年より現職．日本栄養・食糧学会参与．日本栄養改善学会評議員．第2回北関東糖尿病フォーラム研究奨励賞受賞．専門分野は「栄養学」「分子生物学」「スポーツ栄養学」など．主な著書（共著）に『改訂新版基礎栄養学』（アイ・ケイコーポレーション），『臨床栄養管理ポケット辞典』（建帛社），『栄養生化学』（メヂカルフレンド社），『管理栄養士国家試験問題の傾向と対策』（アイ・ケイコーポレーション）などがある．

栄養科学イラストレイテッド

基礎栄養学　第4版

2012 年 11 月 20 日　第 1 版 第 1 刷発行	編　集	田地陽一
2014 年　2 月 10 日　第 1 版 第 4 刷発行	発行人	一戸裕子
2014 年 12 月　1 日　第 2 版 第 1 刷発行	発行所	株式会社　羊　土　社
2016 年　2 月　5 日　第 2 版 第 2 刷発行		〒 101-0052
2016 年 12 月 15 日　第 3 版 第 1 刷発行		東京都千代田区神田小川町 2-5-1
2018 年　7 月 30 日　第 3 版 第 3 刷発行		TEL　　03（5282）1211
2020 年　3 月　1 日　第 4 版 第 1 刷発行		FAX　　03（5282）1212
2024 年　2 月 25 日　第 4 版 第 5 刷発行		E-mail　eigyo@yodosha.co.jp
		URL　　www.yodosha.co.jp/

© YODOSHA CO., LTD. 2020
　Printed in Japan

ISBN978-4-7581-1360-1

フルーツデコレーション	根津有加里（Studio COUTURE）
表紙写真撮影	花田真知子
印刷所	大日本印刷株式会社